RÉPUBLIQUE FRANÇAISE

MINISTÈRE DE L'INTÉRIEUR ET DES CULTES

DIRECTION DE L'ASSISTANCE ET DE L'HYGIÈNE PUBLIQUES

BUREAU DE L'HYGIÈNE PUBLIQUE

STATISTIQUE SANITAIRE DES VILLES DE FRANCE

TABLEAUX RÉCAPITULATIFS

RÉSUMÉS GÉNÉRAUX DES PRINCIPAUX DOCUMENTS CONTENUS DANS LES RELEVÉS ANNUELS

DE 1886 À 1898 (13 ans).

NAISSANCES ET MORT-NÉS.

DÉCÈS SUIVANT L'AGE ET LA CAUSE.

par MM. Paul ROUX et Henri REYNIER

À L'OCCASION DE L'EXPOSITION UNIVERSELLE DE 1900.

MELUN
IMPRIMERIE ADMINISTRATIVE

1900

RÉPUBLIQUE FRANÇAISE

MINISTÈRE DE L'INTÉRIEUR ET DES CULTES

DIRECTION DE L'ASSISTANCE ET DE L'HYGIÈNE PUBLIQUES

BUREAU DE L'HYGIÈNE PUBLIQUE

STATISTIQUE SANITAIRE DES VILLES DE FRANCE

TABLEAUX RÉCAPITULATIFS

ET RÉSUMÉS GÉNÉRAUX DES PRINCIPAUX DOCUMENTS CONTENUS DANS LES RELEVÉS ANNUELS

DE 1886 A 1898 (13 ans).

NAISSANCES ET MORT-NÉS.

DÉCÈS SUIVANT L'AGE ET LA CAUSE.

par MM. **Paul ROUX** et **Henri REYNIER**

A L'OCCASION DE L'EXPOSITION UNIVERSELLE DE 1900.

MELUN
IMPRIMERIE ADMINISTRATIVE

1900

RELEVÉS NUMÉRIQUES DE STATISTIQUE SANITAIRE

SOMMAIRE

OBSERVATIONS GÉNÉRALES

La nomenclature des villes composant les divers groupes et les chiffres de population, recensés ou calculés, devant leur être attribués d'après les dénombrements quinquennaux figurent en tête des relevés annuels.

Les conditions dans lesquelles ont été effectuées les modifications résultant des recensements de **1891** et de **1896** sont indiquées également dans les **relevés annuels** en tête des tableaux récapitulatifs. (Voir notamment le relevé de **1894, p. 122**, pour les années **1886 à 1890**, et celui de **1898, p. 138,** pour les années **1891 à 1896**.)

STATISTIQUE SANITAIRE DES VILLES DE FRANCE

I

POPULATION

D'APRÈS LES RECENSEMENTS DE 1886, 1891 ET 1896.

Villes de plus de 5.000 habitants.

I. — RÉPARTITION GÉNÉRALE PAR GROUPES DE VILLES.

Villes de plus de 30.000 habitants.

II. — RÉPARTITION PAR GROUPES D'AGES.

III. — RÉPARTITION PAR VILLES.

IV. — RÉSULTATS GÉNÉRAUX ET RÉCAPITULATIFS.

D'APRÈS LES RECENSEMENTS DE 1886, 1891 ET 1896.

I. — RÉPARTITION GÉNÉRALE PAR GROUPE DE VILLES DE PLUS DE 5.000 HABITANTS

GROUPES DE VILLES	PÉRIODE 1886-90 (5 ans.) 1886 (Recensement.)	1887 (Population calculée.)	1888 (Population calculée.)	1889 (Population calculée.)	1890 (Population calculée.)	PÉRIODE 1891-95 (5 ans.) 1891 (Recensement.)	1892 (Population calculée.)	1893 (Population calculée.)	1894 (Population calculée.)	1895 (Population calculée.)	PÉRIODE 1896-98 (3 ans.) 1896 (Recensement.)	1897	1898
I. Paris	2.260.945	2,293,697	2.326.449	2.359.201	2,391.953	2.424.705	2,442.090	2,459.475	2,476.860	2.494.245	2.511.629		
II. Villes de 100.001 à 467.000 habitants	2.004.285	2.032.104	2.059.923	2.087.742	2.115.561	2.143.380	2.166.405	2.189.430	2.212.455	2.235.480	2.365,238		
III. Villes de 30.001 à 100.000 habitants	2.003.989	2.032.210	2.060.431	2.088.652	2.116.873	2.361.244	2.381.358	2,401,472	2.421.587	2.441.702	2.421.820		
IV. Villes de 20.001 à 30.000 habitants	1.184.985	1.200,400	1.215.814	1.231.228	1,246.643	1.220.019	1.228.094	1.236.169	1,244.245	1.252.324	1.869.369		
V. Villes de 10.001 à 20.000 habitants	1.785.284	1.808.768	1.832.252	1.855.736	1.879.220	1.799.443	1.818.696	1.837.950	1.857.204	1.876.458	1.868.882		
VI. Villes de 5.001 à 10.000 habitants	»	»	»	(*) 2.281.772	(*) 2.281.772	2.269.247	2.288,680	2.308.073	2.327,487	2.346,901	2,311.317		
TOTAUX. Villes de plus de 30.000 habitants	6.269.219	6.358.011	6.446.803	6.535.595	6.624.388	6.929.329	6.989.853	7.050.377	7.110.902	7.171.427	7.298.687		
TOTAUX. Villes de 10.001 à 30.000 habitants	2.970.269	3.009.168	3.048.067	3,086.966	3.125.864	5.288,709	5,335.451	5,382.193	5.428.935	5.475.677	5,549.548		
TOTAUX. Villes de 5.001 à 10.000 habitants	»	»	»	(*) 2.281,772	(*) 2.281.772								
ENSEMBLE	9,239.488	9.367.179	9.494.870	11.904.333	12.032.024	12.218.038	12,325.304	12.432.570	12.539.837	12.647.104	12.848.235		

II. — RÉPARTITION PAR GROUPES D'AGES DANS LES VILLES DE PLUS DE 30.000 HABITANTS

GROUPES DE VILLES	D'AGE	1886	1887	1888	1889	1890	1891	1892	1893	1894	1895	1896	1897	1898
I. Paris	de 0 à 1 an	27,438	27.979	28.520	29.061	29,602	30.146	30.464	30.782	31,100	31.418	31.736		
	de 1 à 19 ans	585.423	593.614	601.805	609.996	618.187	626.379	630.306	634.234	638.162	642.090	646.017		
	de 20 à 39 ans	908.191	922.550	936.909	951.268	965,627	979.987	987.634	995.281	1.002.928	1.010.575	1.018.222		
	de 40 à 59 ans	557,199	562.649	568.099	573.549	578.999	584.450	588.935	593.420	597.906	602.392	606.877		
	de 60 ans et au-dessus	181,726	184.801	187.876	190.951	194.026	197.100	198.852	200.605	202.358	204,111	205.863		
II. Villes de 100,001 à 467,000 habit.	de 0 à 1 an	26,927	27,855	28.783	29.711	30.639	31.568	32.009	32.452	32.895	33.339	35.157		
	de 1 à 19 ans	590.754	600.959	611.164	621.369	631,574	641.781	647.057	652.333	657.609	662,885	698.032		
	de 20 à 39 ans	751.124	759.582	768.040	776.498	784.956	793.415	801.010	808.605	816.201	823.797	871.932		
	de 40 à 59 ans	444.478	452.213	459.948	467.683	475.418	483.153	490.057	496.961	503.866	510.771	542.226		
	de 60 ans et au-dessus	188.141	188.522	188,903	189.284	189.665	190.048	192.837	195.660	198.475	201.285	213.764		
III. Villes de 30.001 à 100,000 habit.	de 0 à 1 an	29.802	30.225	30.648	31.071	31.494	35.421	35.591	35.761	35.931	36,102	36.404		
	de 1 à 19 ans	606.822	615.743	624.664	633.585	642.506	718.858	725.673	732.488	739.304	746.120	747.933		
	de 20 à 39 ans	737.295	750.497	763.699	776,901	790.103	878.621	886.325	894.029	901.734	909.439	899.932		
	de 40 à 59 ans	426.007	430.439	434.871	439.303	443.735	495.185	499.751	504.317	508.883	513.449	506.208		
	de 60 ans et au-dessus	201.084	202.352	203.620	204.888	206.156	230.174	231.395	232,616	233.837	235,058	230.206		

RÉCAPITULATION PAR PÉRIODES

Années.	0 à 1 an.	1 à 19 ans.	20 à 39 ans.	40 à 59 ans.	60 ans et au-dessus.
1886	84.167	1.782.999	2.398.610	1,427.684	570.951
1887	86.059	1.810.346	2,432.629	1,445.301	575.673
1888	87.951	1.887.633	2.468.648	1.462.918	580.390
1889	89.843	1,864.950	2.504.667	1.480.535	585.122
1890	91.735	1.892.267	2.540.686	1.498.152	589.847
MOYENNES ANNUELLES	87,951	1.837.633	2.468.648	1,462.918	580.399
1891	97.133	1,987.018	2.652.023	1,562.788	617.322
1892	98.064	2,003,036	2.675.969	1.578.743	623.104
1893	98.995	2.019.055	2.697.915	1.594,698	628.887
1894	99.926	2.035.075	2.720.863	1.610,655	634.670
1895	100.859	2.051.095	2.743,811	1.626.612	640.454
MOYENNES ANNUELLES	98.995	2.019.056	2.697.916	1.594.698	628.887
1896-1897-1898	103.297	2.092.602	2.790.086	1.655.311	649.838

(*) Chiffres du recensement de 1886.

III. — RÉPARTITION DANS LES VILLES DE PLUS DE 30.000 HABITANTS.

NUMÉROS D'ORDRE	DÉPARTEMENTS par groupement géographique du nord au sud.	NOMS DES VILLES	RECENSEMENT de 1886.	PÉRIODE 1886-91 (5 ans) MOYENNE ANNUELLE	RECENSEMENT de 1891.	PÉRIODE 1891-96 (5 ans) MOYENNE ANNUELLE	RECENSEMENT de 1896.	DIFFÉRENCE ENTRE LES RECENSEMENTS DE 1886 ET DE 1896 (période décennale). AUGMENTATION Nombre.	AUGMENTATION Proportion p. 100.	DIMINUTION Nombre.	DIMINUTION Proportion p. 100.	NOMS DES VILLES	NUMÉROS D'ORDRE
1	Nord	Dunkerque	38.240	39.376	40.513	40.404	40.296	2.056	5,4	»	»	Dunkerque	1
2		Tourcoing	56.986	61.115	65.243	69.318	73.393	16.407	28,8	»	»	Tourcoing	2
3		Roubaix	100.179	107.740	115.300	119.873	124.447	24.268	24,2	»	»	Roubaix	3
4		Lille	186.172	193.248	200.325	207.837	215.350	29.178	15,7	»	»	Lille	4
5		Douai	29.577	29.923	30.270	31.090	31.911	2.334	7,9	»	»	Douai	5
6	Pas-de-Calais	Calais	58.710	57.829	56.949	56.615	56.281	»	»	2.429	4,1	Calais	6
7		Boulogne-sur-Mer	45.074	45.129	45.185	45.808	46.432	1.358	3,0	»	»	Boulogne-sur-Mer	7
8	Somme	Amiens	79.307	81.642	83.977	86.180	88.384	9.077	11,4	»	»	Amiens	8
9	Aisne	Saint-Quentin	47.002	47.419	47.837	48.268	48.699	1.697	3,6	»	»	Saint-Quentin	9
10	Seine-inférieure	Le Havre	111.967	113.784	116.369	117.769	119.178	7.211	6,5	»	»	Le Havre	10
11		Rouen	106.495	109.171	111.847	112.252	112.657	6.162	5,8	»	»	Rouen	11
12	Calvados	Caen	44.178	45.387	46.596	45.990	45.385	1.207	2,7	»	»	Caen	12
13	Manche	Cherbourg	37.013	37.921	38.829	39.897	40.965	3.952	10,7	»	»	Cherbourg	13
14	Ille-et-Vilaine	Rennes	66.139	67.403	68.667	68.841	69.015	2.876	4,3	»	»	Rennes	14
15	Finistère	Brest	70.778	72.555	74.333	73.380	72.428	1.650	2,3	»	»	Brest	15
16	Morbihan	Lorient	39.600	41.040	42.480	41.900	41.321	1.721	4,3	»	»	Lorient	16
17	Loire-inférieure	Saint-Nazaire	24.330	27.545	30.761	30.591	30.421	6.091	25,0	»	»	Saint-Nazaire	17
18		Nantes	126.056	124.316	122.576	123.213	123.850	»	»	2.206	1,7	Nantes	18
19	Maine-et-Loire	Angers	73.044	73.157	73.270	74.672	76.074	3.030	4,1	»	»	Angers	19
20	Sarthe	Le Mans	57.578	57.982	58.386	59.099	59.812	2.236	4,2	»	»	Le Mans	20
21	Indre-et-Loire	Tours	59.211	60.335	61.458	62.498	63.538	4.327	7,3	»	»	Tours	21
22	Loiret	Orléans	60.548	62.543	64.538	65.431	66.325	5.777	9,5	»	»	Orléans	22
23	Seine-et-Oise	Versailles	49.852	50.605	51.358	52.566	53.775	3.923	7,9	»	»	Versailles	23
24	Seine	Boulogne-sur-Seine	29.406	30.808	32.210	34.649	37.088	7.682	26,1	»	»	Boulogne-sur-Seine	24
25		Paris	2.260.945	2.342.825	2.424.705	2.468.167	2.511.629	250.684	11,1	»	»	Paris	25
26		Neuilly-sur-Seine	26.030	27.578	29.127	30.569	32.012	5.982	23,0	»	»	Neuilly-sur-Seine	26
27		Levallois-Perret	34.184	36.863	39.543	42.942	46.342	12.158	35,6	»	»	Levallois-Perret	27
28		Clichy	26.002	28.181	30.360	31.905	33.449	7.447	28,6	»	»	Clichy	28
29		Saint-Ouen	20.812	23.331	25.851	28.177	30.504	9.692	46,6	»	»	Saint-Ouen	29
30		Saint-Denis	46.899	48.625	50.352	52.233	54.115	7.216	15,4	»	»	Saint-Denis	30
31	Aube	Troyes	46.272	48.282	50.293	51.462	52.631	6.359	13,7	»	»	Troyes	31
32	Marne	Reims	97.903	101.655	105.408	106.558	107.709	9.806	10,0	»	»	Reims	32
33	Meurthe-et-Moselle	Nancy	79.091	83.025	86.959	91.553	96.148	17.057	21,6	»	»	Nancy	33
34	Doubs	Besançon	56.303	56.406	56.509	57.259	58.010	1.707	3,0	»	»	Besançon	34
35	Côte-d'or	Dijon	61.941	63.298	64.656	65.903	67.150	5.209	8,4	»	»	Dijon	35
36	Cher	Bourges	42.829	44.130	45.432	44.550	43.668	839	1,9	»	»	Bourges	36
37	Vienne	Poitiers	36.878	37.091	37.305	37.943	38.581	1.703	4,6	»	»	Poitiers	37
38	Charente-inférieure	Rochefort	31.169	32.206	33.243	33.628	34.014	2.845	9,1	»	»	Rochefort	38
39	Gironde	Bordeaux	237.073	244.587	252.102	254.504	256.906	19.833	8,4	»	»	Bordeaux	39
40	Dordogne	Périgueux	29.095	30.065	31.035	31.066	31.096	2.001	6,9	»	»	Périgueux	40
41	Charente	Angoulême	34.367	35.387	36.407	37.155	37.902	3.535	10,3	»	»	Angoulême	41
42	Haute-Vienne	Limoges	68.291	70.910	73.530	75.623	77.716	9.425	13,8	»	»	Limoges	42
43	Puy-de-Dôme	Clermont-Ferrand	46.426	48.102	49.778	49.965	50.152	3.726	8,0	»	»	Clermont-Ferrand	43
44	Allier	Montluçon	26.960	27.736	28.513	30.089	31.666	4.706	17,4	»	»	Montluçon	44
45	Saône-et-Loire	Le Creusot	26.803	27.571	28.339	30.048	31.757	4.954	18,5	»	»	Le Creusot	45
46	Loire	Roanne	29.226	30.303	31.380	32.538	33.697	4.471	15,3	»	»	Roanne	46
47		Saint-Étienne	117.875	125.557	133.240	134.514	135.788	17.913	15,2	»	»	Saint-Étienne	47
48	Rhône	Lyon	400.210	415.630	431.051	448.909	466.767	66.557	16,6	»	»	Lyon	48
49	Isère	Grenoble	51.017	55.557	60.098	61.951	63.805	12.788	25,1	»	»	Grenoble	49
50	Alpes-maritimes	Nice	73.860	85.069	96.279	101.517	106.755	32.895	44,5	»	»	Nice	50
51	Var	Toulon	69.412	73.880	78.349	86.775	95.201	25.789	37,1	»	»	Toulon	51
52	Vaucluse	Avignon	41.007	41.678	42.350	43.469	44.588	3.581	8,7	»	»	Avignon	52
53	Gard	Nîmes	69.898	70.807	71.717	73.013	74.310	4.412	6,3	»	»	Nîmes	53
54	Bouches-du-Rhône	Marseille	376.143	391.531	406.919	427.131	447.344	71.201	18,9	»	»	Marseille	54
55	Hérault	Montpellier	56.726	63.279	69.832	71.746	73.660	16.934	29,8	»	»	Montpellier	55
56		Cette	37.032	36.570	36.107	34.345	32.583	»	»	4.449	12,0	Cette	56
57		Béziers	42.846	43.797	44.749	46.285	47.821	4.975	11,6	»	»	Béziers	57
58	Pyrénées-orientales	Perpignan	34.183	34.030	33.878	34.299	34.721	538	1,6	»	»	Perpignan	58
59	Haute-Garonne	Toulouse	144.712	146.466	148.220	148.616	149.012	4.300	3,0	»	»	Toulouse	59
60	Basses-Pyrénées	Pau	30.162	31.353	32.544	32.787	33.031	2.869	9,5	»	»	Pau	60

IV. — Résultats généraux et récapitulatifs extraits des tableaux qui précèdent.

			Recensement de 1886. Nombre	Recensement de 1891. Nombre	Recensement de 1891. Augmentation. Nombre.	Recensement de 1891. Augmentation. Proportion pr 100.	Recensement de 1896. Nombre	Recensement de 1896. Augmentation. Nombre.	Recensement de 1896. Augmentation. Proportion pr 100.
I Répartition générale.	Nombre de villes.	Villes de plus de 30.000 habit.	51	58	7	»	60	2	»
		Villes de 5.001 à 30.000 habit.	516	508	- 8	»	524	16	»
		Ensemble	567	566	»	»	584	18	»
	Nombre d'habitants.	Villes de plus de 30.000 habit.	6.269.219	6.929.329	660.110	10,5	7.298.687	369.358	5,[illegible]
		Villes de 5.001 à 30.000 habit.	5.252.041	5.288.709	36.668	0,7	5.549.548	260.839	[illegible]
		Ensemble	11.521.260	12.218.038	696.778	6,0	12.848.235	630.197	5,[illegible]
II Répartition par groupes de villes.	Nombre de villes.	Paris	1	1	»	»	1	»	»
		Villes de 100.001 à 467.000 habit.	11	11	»	»	12	1	»
		Villes de 30.001 à 100.000 habit.	39	46	7	»	47	1	»
		Villes de 20.001 à 30.000 habit.	49	50	1	»	56	6	»
		Villes de 10.001 à 20.000 habit.	129	127	- 2	»	134	7	»
		Villes de 5.001 à 10.000 habit.	338	331	- 7	»	334	3	»
		Ensemble	567	566	- 1	»	584	18	»
	Nombre d'habitants.	Paris	2.260.945	2.424.705	163.760	7,2	2.511.629	86.924	3,[illegible]
		Villes de 100.001 à 467.000 habit.	2.004.285	2.143.380	139.105	6,9	2.365.238	221.858	10,[illegible]
		Villes de 30.001 à 100.000 habit.	2.003.989	2.361.244	357.255	17,8	2.421.820	60.576	2,[illegible]
		Villes de 20.001 à 30.000 habit.	1.184.985	1.220.019	35.034	2,9	1.369.349	149.330	[illegible]
		Villes de 10.001 à 20.000 habit.	1.785.984	1.799.443	14.159	0,8	1.868.882	69.439	3,[illegible]
		Villes de 5.001 à 10.000 habit.	2.281.772	2.269.247	- 12.525	- 0,5	2.311.347	42.070	1,[illegible]
		Ensemble	11.521.260	12.218.038	696.778	6,0	12.848.235	630.197	5
III Répartition par groupes d'âges dans les villes de plus de 30,000 habitants.		de 0 à 1 an	84.167	97.133	12.966	15,4	103.297	6.164	6,[illegible]
		de 1 à 19 ans	1.782.999	1.987.018	204.019	11,4	2.092.602	105.584	5,[illegible]
		de 20 à 39 ans	2.396.610	2.652.023	255.413	10,6	2.790.086	138.063	5,[illegible]
		de 40 à 59 ans	1.427.684	1.562.788	135.104	9,5	1.655.311	92.523	5,[illegible]
		de 60 ans et au-dessus	570.951	617.322	46.371	8,1	649.833	32.511	5,[illegible]

IV Répartition par villes de plus de 30.000 habit. Comparaison entre les recensements de 1886 et 1896 (10 ans.) Proportion pour 100 habitants.

	Augmentations.		Diminutions.	
Proportions extrêmes	de 1,6 à 46,6 pr 100		de 1,7 à 12,0 pr 100	
Villes ayant présenté une augmentation supérieure à 20 0/0 (13 villes.)	Tourcoing	28,8		
	Roubaix	21,2		
	Saint-Nazaire	25,0		
	Boulogne-sur-Seine	26,1		
	Neuilly-sur-Seine	23,0		
	Levallois-Perret	35,3		
	Clichy	28,6		
	Saint-Ouen	46,6		
	Nancy	21,6		
	Grenoble	25,1		
	Nice	11,1		
	Toulon	37,1		
	Montpellier	29,8		
Villes ayant présenté une augmentation inférieure à 5 0/0 (13 villes.)	Boulogne-sur-mer	3,9		
	Saint-Quentin	3,6		
	Caen	2,7		
	Rennes	1,3		
	Brest	2,3		
	Lorient	4,3		
	Angers	4,1		
	Le Mans	4,2		
	Besançon	3,0		
	Bourges	1,9		
	Poitiers	1,6		
	Perpignan	1,6		
	Toulouse	3,0		
Villes ayant présenté une diminution (3 villes.)			Calais	[illegible]
			Nantes	[illegible]
			Cette	1[illegible]

STATISTIQUE SANITAIRE DES VILLES DE FRANCE

II

NAISSANCES ET MORT-NÉS

DE 1886 À 1898

(13 ans)

NOMBRES ABSOLUS ET PROPORTIONNELS

Villes de plus de 5.000 habitants.

I. — RÉPARTITION GÉNÉRALE ANNUELLE PAR GROUPES DE VILLES.

Villes de plus de 30.000 habitants.

II. — RÉPARTITION PAR VILLES.

III. — RÉSULTATS GÉNÉRAUX ET RÉCAPITULATIFS.

I. – RÉPARTITION GÉNÉRALE PAR GROUPES DE VILLES DE PLUS DE 5.000 HABITANTS.

GROUPEMENT des VILLES	1887 Nombre absolu	1887 Proportion	1888 Nombre absolu	1888 Proportion	1889 Nombre absolu	1889 Proportion	1890 Nombre absolu	1890 Proportion	1891 Nombre absolu	1891 Proportion	1892 Nombre absolu	1892 Proportion	1893 Nombre absolu	1893 Proportion	1894 Nombre absolu	1894 Proportion	1895 Nombre absolu	1895 Proportion	1896 Nombre absolu	1896 Proportion	1897 Nombre absolu	1897 Proportion	1898 Nombre absolu	1898 Proportion
NAISSANCES — PROPORTIONS POUR 1.000 HABITANTS																								
I. Paris	58.962	25,70	58.674	25,22	59.852	25,37	55.929	23,38	59.077	[illegible]	58.573	24,98	58.039	23,56	57.781	22,32	55.321	22,38	55.796	22,21	55.818	22,22	55.719	22,18
II. Villes de 100.001 à 467.000 habitants	52.697	25,22	52.627	25,54	53.364	25,52	51.166	24,13	53.446	[illegible]	53.082	24,59	53.480	24,42	53.481	24,17	51.034	23,23	56.470	23,87	51.976	23,69	55.735	22,57
III. Villes de 30.001 à 100.000 habitants	49.382	24,40	49.619	24,08	49.584	23,74	47.371	22,37	55.207	[illegible]	54.767	22,99	55.556	23,15	54.023	22,52	53.724	22,40	54.893	22,66	55.109	22,75	55.181	22,78
IV. Villes de 20.001 à 30.000 habitants	27.706	23,08	27.652	22,74	25.544	23,18	27.477	22,03	27.032	[illegible]	26.571	21,63	27.431	22,19	26.892	21,61	26.469	21,13	29.888	21,82	29.091	21,68	29.759	21,73
V. Villes de 10.001 à 20.000 habitants	42.702	23,66	43.469	23,72	43.796	23,66	42.200	22,45	41.327	[illegible]	41.554	22,83	42.019	22,86	42.415	23,83	41.507	23,15	42.588	22,78	42.583	22,78	42.650	22,82
VI. Villes de 5.001 à 10.000 habitants	»	»	»	»	54.635	23,33	53.414	22,47	54.493	[illegible]	54.055	22,61	50.908	24,25	54.596	23,53	53.784	22,91	55.057	23,42	54.986	23,72	54.781	23,79
TOTAUX GÉNÉRAUX — Villes de plus de 10.000 h.	231.020	24,72	232.041	24,44	235.140	24,43	224.143	22,96	236.089	[illegible]	234.547	23,34	237.425	23,53	235.222	23,03	229.015	22,23	239.641	22,74	239.177	22,70	230.065	22,63
TOTAUX GÉNÉRAUX — Villes de plus de 5.000 h.	»	»	»	»	289.775	24,34	277.557	23,07	290.282	[illegible]	288.602	23,41	293.423	23,60	289.818	23,17	282.799	22,30	294.698	22,93	294.163	22,80	293.846	22,87
MORT-NÉS — PROPORTIONS POUR 1.000 HABITANTS																								
I. Paris	4.388	1,91	4.286	1,84	4.415	1,87	4.220	1,76	4.203	[illegible]	4.202	1,72	4.035	1,64	5.380	2,17	5.314	2,13	5.486	2,18	5.329	2,12	5.378	2,14
II. Villes de 100.001 à 467.000 habitants	3.730	1,83	3.742	1,87	3.727	1,78	3.585	1,69	3.773	[illegible]	3.718	1,71	3.841	1,75	3.757	1,69	3.739	1,67	4.025	1,70	3.904	1,65	3.772	1,53
III. Villes de 30.001 à 100.000 habitants	3.059	1,50	3.151	1,52	2.979	1,42	2.890	1,36	3.473	[illegible]	3.537	1,48	3.394	1,41	3.652	1,50	3.062	1,50	3.462	1,43	3.393	1,40	3.103	1,28
IV. Villes de 20.001 à 30.000 habitants	1.550	1,29	1.652	1,36	1.822	1,48	1.718	1,47	1.515	[illegible]	1.560	1,27	1.600	1,29	1.626	1,29	1.559	1,25	1.787	1,30	1.731	1,26	1.706	1,24
V. Villes de 10.001 à 20.000 habitants	2.284	1,26	2.200	1,24	2.322	1,25	2.236	1,19	2.277	[illegible]	2.380	1,30	2.344	1,27	2.505	1,35	2.307	1,26	2.447	1,29	2.535	1,35	2.358	1,26
VI. Villes de 5.001 à 10.000 habitants	»	»	»	»	2.838	1,24	2.589	1,13	2.866	[illegible]	2.765	1,20	2.856	1,23	2.820	1,21	3.028	1,27	2.885	1,23	2.721	1,17	2.772	1,20
TOTAUX GÉNÉRAUX — Villes de plus de 10.000 h.	15.011	1,60	15.100	1,59	15.265	1,58	14.649	1,50	15.281	[illegible]	15.395	1,53	15.214	1,50	16.920	1,65	16.641	1,61	17.177	1,63	16.893	1,66	16.317	1,55
TOTAUX GÉNÉRAUX — Villes de plus de 5.000 h.	»	»	»	»	18.103	1,52	17.238	1,43	18.147	[illegible]	18.460	1,47	18.070	1,45	19.749	1,57	19.669	1,52	20.062	1,56	19.613	1,52	19.080	1,48

II. — RÉPARTITION DANS LES VILLES DE PLUS DE 30.000 HABITANTS
PENDANT LES TROIS PÉRIODES 1887-90, 1891-95, 1896-98. — PROPORTIONS POUR 1.000 HABITANTS

Numéros	Départements par groupement géographique du nord au sud.	Noms des villes	Période 1887-90 (4 ans.) Nombres absolus 1887	1888	1889	1890	Total.	Moyenne annuelle	Proportions	Période 1891-95 (5 ans.) Nombres absolus 1891	1892	1893	1894	1895	Total	Moyenne annuelle	Proportions	Période 1896-98 (3 ans.) Nombres absolus 1896	1897	1898	Total	Moyenne annuelle	Proportions
1		Dunkerque	1.307	1.409	1.344	1.310	5.369	1.317	[illegible]	1.326	[illegible]	1.298	1.291	1.376	6.499	1.300	[illegible]	1.328	1.295	1.410	3.771	1.258	31,2
2		Tourcoing	2.095	2.035	2.138	2.216	8.582	2.120	[illegible]	2.105	2.170	2.239	2.251	2.237	11.115	2.223	[illegible]	2.329	2.290	2.455	7.074	[illegible]	[illegible]
3	Nord	Roubaix	3.756	3.711	3.737	3.719	14.904	3.726	[illegible]	3.825	3.673	3.718	3.703	3.522	18.522	3.704	[illegible]	3.892	3.807	3.729	11.201	3.737	[illegible]
4		Lille	6.038	5.960	6.158	5.840	23.930	5.982	[illegible]	6.063	[illegible]	6.182	6.308	6.170	29.908	6.102	[illegible]	6.316	6.437	6.285	19.038	[illegible]	[illegible]
5		Douai	661	651	665	654	2.635	659	[illegible]	691	731	725	715	731	3.614	723	[illegible]	765	[illegible]	757	2.278	759	[illegible]
6	Pas-de-Calais	Calais	2.100	1.985	1.951	1.935	7.960	1.992	[illegible]	1.858	[illegible]	1.899	1.903	1.771	9.290	1.862	[illegible]	1.705	1.857	1.785	5.297	1.782	31,7
7		Boulogne-sur-Mer	1.308	1.379	1.329	1.299	5.315	1.329	[illegible]	1.326	[illegible]	1.319	1.291	1.272	6.616	1.323	[illegible]	1.389	1.350	1.373	4.113	1.371	[illegible]
8	Somme	Amiens	1.946	1.807	2.000	1.706	7.590	1.897	[illegible]	2.053	1.859	1.906	1.801	1.932	9.619	1.926	[illegible]	1.907	1.925	1.958	5.861	1.953	[illegible]
9	Aisne	Saint-Quentin	1.286	1.225	1.253	1.119	4.873	1.218	[illegible]	1.109	1.221	1.217	1.165	1.280	5.863	1.103	[illegible]	1.109	1.133	1.128	3.382	1.127	[illegible]
10	Seine-Inférieure	Le Havre	3.621	3.689	3.725	3.546	14.583	3.656	[illegible]	3.776	3.915	3.865	3.841	3.098	18.566	3.681	[illegible]	3.671	3.777	3.851	11.250	3.756	[illegible]
11		Rouen	2.997	2.861	2.961	2.752	11.571	2.893	[illegible]	2.771	3.104	2.815	2.964	2.885	14.456	2.887	[illegible]	3.063	2.967	2.860	8.890	[illegible]	[illegible]
12	Calvados	Caen	880	813	843	819	3.356	838	[illegible]	809	849	870	848	785	4.152	830	[illegible]	835	805	798	2.636	864	[illegible]
13	Manche	Cherbourg	829	854	800	820	3.371	853	[illegible]	867	892	912	830	829	4.250	890	[illegible]	915	820	930	2.711	904	[illegible]
14	Ille-et-Vilaine	Rennes	1.652	1.707	1.741	1.500	6.690	1.690	[illegible]	1.517	1.571	1.410	1.305	1.322	7.190	1.438	[illegible]	1.481	1.476	1.250	4.352	1.451	[illegible]
15	Finistère	Brest	2.015	2.008	2.004	1.876	7.903	1.976	[illegible]	2.011	1.981	2.090	1.925	2.030	10.035	2.007	[illegible]	1.980	1.551	1.560	5.504	1.973	[illegible]
16	Morbihan	Lorient	1.090	1.115	1.169	1.109	6.492	1.125	[illegible]	1.210	1.208	1.199	1.085	1.135	5.536	1.100	[illegible]	1.091	1.106	1.085	3.281	1.079	[illegible]
17	Loire-Inférieure	Saint-Nazaire	765	750	800	865	3.325	808	[illegible]	882	[illegible]	[illegible]	815	811	4.256	856	[illegible]	818	845	865	2.506	[illegible]	[illegible]
18		Nantes	2.652	2.535	2.650	2.501	10.257	2.562	[illegible]	2.653	2.595	2.641	2.571	2.529	12.913	2.589	[illegible]	2.506	2.475	2.578	7.506	2.502	[illegible]
19	Maine-et-Loire	Angers	1.394	1.540	1.465	1.426	5.732	1.433	[illegible]	1.440	1.388	1.519	1.418	1.418	7.182	1.437	[illegible]	1.555	1.563	1.511	4.622	1.511	[illegible]
20	Sarthe	Le Mans	1.173	1.122	1.184	1.121	4.600	1.151	[illegible]	1.135	1.110	[illegible]	1.181	1.229	5.876	1.175	[illegible]	1.211	1.254	1.317	3.782	1.261	[illegible]
21	Indre-et-Loire	Tours	1.257	1.206	1.187	1.145	4.785	1.196	[illegible]	1.141	[illegible]	1.110	1.081	1.131	5.661	1.132	[illegible]	1.179	1.111	1.160	3.480	1.160	[illegible]
22	Loiret	Orléans	1.207	1.352	1.300	1.229	5.108	1.292	[illegible]	1.318	1.271	1.298	1.283	1.256	6.420	1.290	[illegible]	1.265	1.271	1.218	3.764	1.254	[illegible]
23	Seine-et-Oise	Versailles	982	987	996	910	3.875	992	[illegible]	1.000	942	1.043	960	900	4.951	991	[illegible]	994	1.012	916	2.902	967	[illegible]
24		Boulogne-sur-Seine	852	870	853	868	3.437	852	[illegible]	980	917	911	866	911	4.478	896	[illegible]	907	975	1.053	2.950	[illegible]	[illegible]
25		Paris	58.942	58.673	59.652	56.929	233.197	58.349	[illegible]	59.077	58.577	58.349	57.781	56.321	289.024	57.908	[illegible]	55.796	55.848	55.719	167.333	55.778	[illegible]
26		Neuilly-sur-Seine	471	500	512	524	2.036	505	[illegible]	528	[illegible]	558	557	556	2.752	550	[illegible]	561	558	552	1.050	[illegible]	[illegible]
27	Seine	Levallois-Perret	1.008	1.086	1.056	1.025	5.184	1.076	[illegible]	1.065	1.101	1.117	1.151	1.098	5.626	1.125	[illegible]	1.219	1.180	1.265	3.637	1.212	[illegible]
28		Clichy	883	950	933	906	3.672	918	[illegible]	1.067	925	929	1.000	1.096	5.065	1.015	[illegible]	1.067	1.062	1.039	3.145	1.048	[illegible]
29		Saint-Ouen	708	650	718	713	2.788	697	[illegible]	789	848	857	865	856	4.275	855	[illegible]	862	914	921	2.698	[illegible]	[illegible]
30		Saint-Denis	1.508	1.407	1.506	1.498	5.919	1.480	[illegible]	1.606	1.605	1.552	1.625	1.569	7.776	1.555	[illegible]	1.562	1.589	1.570	4.730	1.577	[illegible]
31	Aube	Troyes	1.240	1.360	1.345	1.231	5.158	1.280	[illegible]	1.265	1.370	1.256	1.330	1.292	6.626	1.325	25,9	1.968	1.292	1.240	3.792	1.574	21,9
32	Marne	Reims	3.077	2.961	2.953	2.745	11.748	2.937	[illegible]	2.804	2.917	2.150	2.861	2.722	14.325	2.865	[illegible]	2.702	2.798	2.667	8.157	2.719	[illegible]
33	Meurthe-et-Moselle	Nancy	1.981	1.906	1.986	1.865	7.808	1.952	[illegible]	2.056	1.946	2.157	2.065	2.115	10.362	2.073	[illegible]	2.231	2.279	2.471	6.814	2.271	[illegible]
34	Doubs	Besançon	1.126	1.003	1.092	1.035	4.326	1.081	[illegible]	1.060	1.114	1.071	1.065	1.051	5.365	1.073	[illegible]	1.057	1.071	1.061	3.189	1.063	[illegible]
35	Côte-d'Or	Dijon	1.427	1.330	1.371	1.310	5.456	1.364	[illegible]	1.321	1.282	1.355	1.422	1.379	6.806	1.360	27,6	1.520	1.430	1.357	4.066	1.355	[illegible]
36	Cher	Bourges	835	877	879	864	3.404	851	[illegible]	785	753	692	673	670	3.522	705	[illegible]	657	721	719	2.097	699	16,0
37	Vienne	Poitiers	798	756	716	647	2.865	716	[illegible]	651	692	654	651	658	3.294	660	[illegible]	654	692	686	2.031	677	[illegible]
38	Charente-Inférieure	Rochefort	790	771	816	753	3.130	782	[illegible]	730	723	707	727	663	3.560	718	27,3	687	727	695	2.108	703	20,2
39	Gironde	Bordeaux	5.354	5.511	5.388	5.167	21.420	5.355	[illegible]	5.273	5.315	5.318	5.455	5.290	26.626	5.325	[illegible]	5.257	5.300	5.179	15.736	5.242	[illegible]
40	Dordogne	Périgueux	756	729	740	651	2.928	732	[illegible]	689	682	677	619	650	3.456	697	[illegible]	598	612	576	1.786	595	19,1
41	Charente	Angoulême	674	709	722	664	2.796	699	[illegible]	692	689	671	682	685	3.419	684	[illegible]	730	716	670	2.115	705	18,6
42	Haute-Vienne	Limoges	1.606	1.602	1.615	1.561	6.384	1.598	[illegible]	1.601	1.692	1.759	1.742	1.732	8.735	1.747	[illegible]	1.720	1.782	1.788	5.314	1.771	[illegible]
43	Puy-de-Dôme	Clermont-Ferrand	770	708	783	726	3.087	772	[illegible]	748	775	752	796	702	3.851	768	[illegible]	788	794	755	2.337	779	[illegible]
44	Allier	Montluçon	557	633	605	751	2.146	536	[illegible]	597	610	682	677	659	3.291	658	[illegible]	708	685	680	2.073	691	[illegible]
45	Saône-et-Loire	Le Creusot	626	680	730	750	2.790	699	[illegible]	605	771	850	805	770	3.900	780	[illegible]	820	880	810	2.569	853	[illegible]
46	Loire	Roanne	800	700	786	773	3.119	785	[illegible]	815	767	767	771	785	3.865	771	[illegible]	821	855	749	2.425	808	[illegible]
47		Saint-Étienne	2.870	3.127	3.390	3.461	12.837	3.209	[illegible]	3.581	3.218	3.400	3.179	3.066	16.452	3.290	[illegible]	3.160	3.257	3.198	9.615	3.205	[illegible]
48	Rhône	Lyon	8.522	8.642	8.356	8.101	33.321	8.330	[illegible]	8.461	8.540	8.300	8.632	8.153	41.752	8.352	18,6	8.420	8.421	8.081	25.525	8.508	18,2
49	Isère	Grenoble	1.216	1.200	1.265	1.271	4.969	1.250	[illegible]	1.363	1.290	1.291	1.133	1.324	6.960	1.392	22,1	1.305	1.302	1.331	4.126	1.375	[illegible]
50	Alpes-Maritimes	Nice	2.080	2.441	2.273	2.155	8.920	2.230	[illegible]	2.895	2.449	2.455	2.454	2.319	12.092	2.418	22,8	2.632	2.551	2.639	7.822	2.607	[illegible]
51	Var	Toulon	1.837	1.832	1.778	1.811	7.258	1.815	[illegible]	1.880	1.820	1.980	1.981	2.025	9.865	1.973	[illegible]	2.060	2.118	2.181	6.359	2.116	[illegible]
52	Vaucluse	Avignon	852	800	827	876	3.416	854	[illegible]	889	825	855	818	826	4.169	852	19,2	883	837	868	2.588	863	19,2
53	Gard	Nîmes	1.578	1.568	1.458	1.439	6.043	1.511	[illegible]	1.493	1.450	1.519	1.455	1.326	7.172	1.434	15,6	1.555	1.362	1.398	4.215	1.405	18,2
54	Bouches-du-Rhône	Marseille	11.079	11.124	11.178	10.937	44.313	11.078	[illegible]	11.561	11.512	11.520	11.304	11.514	57.401	11.480	[illegible]	12.011	11.520	11.567	35.097	11.680	[illegible]
55		Montpellier	1.458	1.408	1.367	1.386	5.627	1.414	[illegible]	1.420	1.470	1.580	1.566	1.490	7.540	1.508	[illegible]	1.555	1.568	1.602	4.725	1.575	[illegible]
56	Hérault	Cette	1.017	1.005	933	877	3.832	958	[illegible]	987	910	931	700	719	4.223	845	21,6	709	788	771	2.338	780	[illegible]
57		Béziers	924	986	938	931	3.779	945	[illegible]	1.011	1.105	1.165	1.165	1.094	5.540	1.108	22,9	1.065	1.063	1.100	3.216	1.072	22,1
58	Pyrénées-Orientales	Perpignan	969	876	830	794	3.471	866	[illegible]	883	793	751	791	762	3.960	792	22,1	865	818	863	2.546	849	21,2
59	Haute-Garonne	Toulouse	2.846	2.690	2.849	2.592	10.977	2.744	[illegible]	2.666	2.507	2.923	2.870	2.585	13.650	2.730	18,1	2.816	2.795	2.572	8.210	2.738	18,1
60	Basses-Pyrénées	Pau	618	593	590	546	2.347	587	[illegible]	564	590	549	549	587	2.888	578	17,6	621	612	604	1.837	612	18,5

II. — RÉPARTITION DANS LES VILLES DE PLUS DE 30.000 HABITANTS PENDANT LES TROIS PÉRIODES 1887-90, 1891-95 ET 1896-98. — PROPORTIONS POUR 1.000 HABITANTS.

NUMÉROS D'ORDRE	DÉPARTEMENTS par groupement géographique du nord au sud	NOMS DES VILLES	PÉRIODE 1887-90 (4 ans.) Nombres absolus 1887	1888	1889	1890	Total	Moyenne annuelle	PROPORTION	PÉRIODE 1891-95 (5 ans.) Nombres absolus 1891	1892	1893	1894	1895	Total	Moyenne annuelle	PROPORTION	PÉRIODE 1896-98 (3 ans.) Nombres absolus 1896	1897	1898	Total	Moyenne annuelle	PROPORTION	NUMÉROS D'ORDRE
1	Nord	Dunkerque	76	73	80	78	307	77	1,9	76	58	92	73	76	395	79	1,9	71	71	59	201	67	1,7	1
2		Tourcoing	106	114	113	109	442	110	1,5	143	129	113	103	111	599	118	1,7	105	97	115	317	106	1,4	2
3		Roubaix	177	155	206	151	686	171	1,5	182	180	158	176	177	873	175	1,4	168	165	168	501	167	1,3	3
4		Lille	508	454	516	427	1.906	476	2,4	415	433	435	438	417	2.138	428	2,0	481	431	463	1.375	458	2,1	4
5		Douai	30	44	45	56	185	46	1,5	39	64	56	46	51	256	51	1,6	45	59	58	162	57	1,5	5
6	Pas-de-Calais	Calais	101	81	77	56	315	79	1,1	71	69	62	77	57	336	67	1,2	68	80	63	211	71	1,1	6
7		Boulogne-sur-Mer	83	91	86	70	325	81	1,4	82	77	71	78	84	392	78	1,7	79	68	72	217	72	1,5	7
8	Somme	Amiens	124	165	113	142	525	131	1,4	111	125	89	132	132	589	120	1,1	110	114	126	332	111	1,2	8
9	Aisne	Saint-Quentin	108	85	86	76	355	89	1,9	109	81	91	103	101	485	97	2,0	80	91	79	250	83	1,7	9
10	Seine-Inférieure	Le Havre	170	159	155	167	651	163	1,4	185	170	184	178	177	894	179	1,5	165	180	133	478	159	1,2	10
11		Rouen	172	168	159	182	682	170	1,5	181	189	198	170	186	925	185	1,6	180	183	191	564	188	1,7	11
12	Calvados	Caen	61	60	72	58	251	63	1,4	53	56	78	73	69	329	66	1,4	74	54	53	181	60	1,2	12
13	Manche	Cherbourg	65	80	69	73	271	68	1,5	59	41	52	41	51	234	47	1,2	51	75	66	192	64	1,5	13
14	Ille-et-Vilaine	Rennes	156	144	125	123	548	137	2,0	123	147	110	123	105	610	122	1,8	115	117	113	345	115	1,7	14
15	Finistère	Brest	56	38	44	62	200	50	0,7	74	59	65	100	111	415	81	1,1	90	122	87	308	103	1,4	15
16	Morbihan	Lorient	65	32	35	40	151	38	0,9	29	28	28	39	25	149	30	0,7	26	31	23	80	27	0,6	16
17	Loire-Inférieure	Saint-Nazaire	25	54	50	59	193	48	1,7	47	61	59	65	55	279	56	1,8	50	41	52	152	51	1,7	17
18		Nantes	171	176	177	151	675	169	1,5	181	176	195	150	171	874	175	1,4	173	173	154	500	167	1,3	18
19	Maine-et-Loire	Angers	116	112	112	92	432	108	1,5	93	78	65	99	108	433	87	1,2	75	98	65	238	79	1,9	19
20	Sarthe	Le Mans	39	65	67	46	235	59	1,3	35	64	80	61	61	301	61	1,0	66	90	73	229	76	1,4	20
21	Indre-et-Loire	Tours	66	42	38	42	188	47	0,7	67	79	63	75	79	363	73	1,2	76	84	72	232	77	1,2	21
22	Loiret	Orléans	50	69	73	52	244	61	1,0	69	76	73	53	58	319	64	1,6	56	64	53	153	51	1,3	22
23	Seine-et-Oise	Versailles	80	53	51	59	243	61	1,2	60	61	51	63	57	300	61	1,1	49	57	53	159	53	1,9	23
24	Seine	Boulogne-sur-Seine	67	55	59	71	252	63	2,8	67	63	64	63	86	330	66	1,9	95	77	60	231	77	2,1	24
25		Paris	4.388	4.286	4.415	4.220	17.309	4.327	1,7	4.963	4.970	5.035	5.380	5.015	25.173	5.035	1,9	5.396	5.320	5.378	16.193	5.398	2,2	25
26		Neuilly-sur-Seine	30	32	34	34	130	32	1,3	41	47	32	41	35	196	39	1,2	45	39	25	109	36	1,1	26
27		Levallois-Perret	35	17	14	10	76	19	0,5	15	14	5	29	38	101	20	0,5	48	56	61	165	55	1,5	27
28		Clichy	54	65	64	78	261	65	2,3	67	70	61	35	75	328	66	2,1	56	62	50	168	56	1,7	28
29		Saint-Ouen	39	30	52	55	176	44	1,3	43	60	63	46	43	254	51	1,8	60	61	65	186	62	2,0	29
30		Saint-Denis	111	117	99	91	418	104	2,1	112	136	130	150	160	687	137	2,6	139	133	119	391	130	2,4	30
31	Aube	Troyes	108	105	108	85	405	102	2,1	111	109	94	107	123	545	109	2,1	132	104	91	327	109	2,1	31
32	Marne	Reims	201	190	203	209	803	201	2,0	167	190	178	191	175	910	182	1,7	182	179	152	513	171	1,6	32
33	Meurthe-et-Moselle	Nancy	107	135	110	115	467	117	1,5	127	154	105	115	129	610	122	1,4	123	124	112	363	121	1,3	33
34	Doubs	Besançon	95	108	100	102	414	103	1,5	133	115	125	123	125	619	124	2,2	116	95	97	308	103	1,8	34
35	Côte-d'Or	Dijon	83	96	71	85	335	84	1,3	80	83	59	89	73	383	77	1,7	89	83	74	246	82	1,3	35
36	Cher	Bourges	18	24	52	38	132	33	0,7	45	31	31	50	52	189	38	0,8	50	34	35	109	36	0,8	36
37	Vienne	Poitiers	36	29	26	34	125	31	0,8	40	56	42	54	57	229	46	1,2	58	35	43	136	45	1,1	37
38	Charente-Inférieure	Rochefort	41	56	46	51	194	49	1,5	41	43	41	45	42	212	42	1,2	46	41	42	129	43	1,4	38
39	Gironde	Bordeaux	412	386	368	357	1.526	381	1,5	340	397	418	321	385	1.861	388	1,4	340	312	227	979	326	1,4	39
40	Dordogne	Périgueux	36	63	59	41	199	50	1,7	52	56	60	59	54	281	56	1,8	62	64	46	172	57	1,8	40
41	Charente	Angoulême	72	52	57	47	228	57	1,6	55	63	64	50	61	293	59	1,6	65	50	42	157	52	1,4	41
42	Haute-Vienne	Limoges	79	107	86	69	341	85	1,3	79	97	111	113	111	511	102	1,3	132	126	122	380	127	1,6	42
43	Puy-de-Dôme	Clermont-Ferrand	74	79	80	64	297	74	1,5	60	67	57	71	58	313	63	1,3	63	53	77	193	64	1,3	43
44	Allier	Montluçon	37	19	23	40	119	30	1,1	9	15	16	37	26	104	21	0,7	23	30	20	91	30	0,9	44
45	Saône-et-Loire	Le Creusot	38	30	43	34	145	36	1,5	31	40	28	38	36	189	38	1,3	47	30	33	110	37	1,2	45
46	Loire	Roanne	44	47	46	35	172	43	1,1	30	40	29	30	26	149	30	0,9	18	24	15	57	19	0,6	46
47		Saint-Étienne	347	339	377	382	1.445	361	2,6	385	363	362	359	330	1.802	360	2,5	358	336	306	1.000	336	2,6	47
48	Rhône	Lyon	647	630	657	630	2.564	641	1,5	669	653	632	625	616	3.205	641	1,4	608	605	511	1.724	575	1,2	48
49	Isère	Grenoble	122	110	130	98	460	115	2,1	137	132	125	136	123	653	131	2,1	164	135	125	415	138	2,1	49
50	Alpes-Maritimes	Nice	177	195	160	197	729	182	2,4	213	235	233	219	234	1.134	227	2,4	216	242	258	716	239	2,2	50
51	Var	Toulon	75	72	64	102	313	78	1,1	96	100	113	109	111	519	104	1,2	134	135	94	363	121	1,3	51
52	Vaucluse	Avignon	62	78	61	80	281	70	1,7	70	58	87	78	79	372	74	1,7	46	56	63	165	55	1,2	52
53	Gard	Nîmes	114	139	117	131	501	125	1,8	110	129	134	106	137	613	123	1,7	110	99	124	333	111	1,5	53
54	Bouches-du-Rhône	Marseille	819	889	839	793	3.360	840	2,2	811	863	902	910	894	4.380	872	2,6	960	971	906	2.837	952	2,1	54
55	Hérault	Montpellier	100	99	105	88	392	98	1,5	128	119	119	104	130	630	126	1,8	148	126	114	388	128	1,7	55
56		Cette	30	29	38	28	125	31	0,9	48	29	26	28	22	151	30	0,9	29	25	20	75	25	0,8	56
57		Béziers	78	83	92	81	334	83	1,7	77	76	51	53	38	295	59	1,2	13	8	5	26	9	0,2	57
58	Pyrénées-Orientales	Perpignan	56	65	56	49	226	56	1,6	39	38	44	54	55	230	46	1,3	56	56	57	169	56	1,6	58
59	Haute-Garonne	Toulouse	206	183	183	133	705	176	1,5	207	142	168	179	209	905	181	1,9	164	128	133	425	142	0,9	59
60	Basses-Pyrénées	Pau	25	25	20	29	98	24	0,7	33	39	38	29	30	169	34	1,0	23	27	28	78	26	0,8	60

III. — RÉSULTATS GÉNÉRAUX ET RÉCAPITULATIFS EXTRAITS DES DIVERS TABLEAUX QUI PRÉCÈDENT.

	PÉRIODE 1887-90 4 ans (sauf exceptions indiquées)			PÉRIODE 1891-95 5 ans.			PÉRIODE 1896-98 3 ans.		
	Nombres absolus		Proportion p^r 1.000 habit.	Nombres absolus		Proportion p^r 1.000 habit.	Nombres absolus		Proportion p^r 1.000 habit.
	Total	Moyenne annuelle		Total	Moyenne annuelle		Total	Moyenne annuelle	
I Répartition générale par périodes. Villes de plus de 30,000 hab.	[illegible]	150.852	21,92	828.991	165.798	23,52	500.721	166.908	[illegible]
Villes de 10,001 à 30,000 hab.	283.386	70.846	23,11	615.933	123.186	22,49	381.287	127.097	[illegible]
Villes de 5,001 à 10,000 hab. (*)	*108.093	54.125	23,68						
(*) 2 ans.									
Totaux	[illegible]	[illegible]	[illegible]	1.444.924	288.984	23,21	882.707	294.235	[illegible]
Proportions extrêmes	24,72 en 1887 23,07 en 1890			23,74 en 1891 22,36 en 1895			22,93 en 1896 22,87 en 1898		
II Répartition par groupes de villes. I. Paris	233.205	58.301	24,90	280.040	56.008	23,26	167.331	55.777	[illegible]
II. Villes de 100,001 à 467,000 h.	210.951	52.738	25,30	275.423	55.085	21,21	170.208	56.736	[illegible]
III. Villes de 30,001 à 100,000 h.	196.154	49.038	23,61	273.877	54.775	22,51	165.186	55.061	[illegible]
IV. Villes de 20,001 à 30,000 h.	111.372	27.843	22,76	134.395	26.879	21,74	89.328	29.776	[illegible]
V. Villes de 10,001 à 20,000 h.	172.[illegible]	43.[illegible]	23,21	208.912	41.782	22,73	127.821	42.607	[illegible]
VI. Villes de 5,001 à 10,000 h. (*)	*108.[illegible]	54.[illegible]	23,68	276.625	55.325	26,92	165.824	55.[illegible]	[illegible]
(*) 2 ans.									

III Répartition par villes de plus de 30,000 habit. Moyennes annuelles et proportions pour 1,000 habit.

	PÉRIODE 1887-90	PÉRIODE 1891-95	PÉRIODE 1896-98
Moyenne générale annuelle	de 16,0 à 31,7	de 15,4 à 32,5	de 15,3 à 32,[illegible]
Villes ayant présenté une moyenne supérieure à 28 0/00	Dunkerque 31,2	Dunkerque 32,2	Dunkerque ...... [illegible]
	Tourcoing 31,7	Tourcoing 32,1	Tourcoing ...... [illegible]
	Roubaix 31,6	Roubaix 29,5	Roubaix ...... [illegible]
	Lille 30,9	Lille 29,6	Lille ...... [illegible]
	Calais 31,1	Calais 29,5	Calais ...... [illegible]
	Boulogne-sur-mer. 29,1		Boulogne-sur-mer. [illegible]
	Le Havre 32,8	Le Havre 31,3	Le Havre ...... [illegible]
	Saint-Nazaire 29,3		
	Clichy 32,6	Clichy 31,8	Clichy ...... [illegible]
	Saint-Ouen 29,9	Saint-Ouen 29,6	Saint-Ouen ...... [illegible]
	Saint-Denis 30,1	Saint-Denis 29,7	Saint-Denis ...... [illegible]
Villes ayant présenté une moyenne inférieure à 21 0/00	Caen 18,5	Caen 20,1	Caen ...... [illegible]
	Nantes 20,5	Rennes 20,3	Nantes ...... [illegible]
	Angers 19,5	Angers 19,2	Angers ...... [illegible]
	Le Mans 18,5	Le Mans 19,2	
	Tours 19,8	Tours 18,1	Tours ...... [illegible]
	Orléans 20,5	Orléans 19,7	Orléans ...... [illegible]
	Versailles 18,8	Versailles 18,3	Versailles ...... [illegible]
	Neuilly 18,3	Neuilly 18,5	Neuilly ...... [illegible]
	Besançon 19,2	Besançon 18,7	Besançon ...... [illegible]
		Dijon 20,9	Dijon ...... [illegible]
	Bourges 19,3	Bourges 16,5	Bourges ...... [illegible]
	Poitiers 19,3	Poitiers 17,1	Poitiers ...... [illegible]
			Rochefort ...... [illegible]
		Bordeaux 20,9	Bordeaux ...... [illegible]
			Périgueux ...... [illegible]
	Angoulême 19,7	Angoulême 16,1	Angoulême ...... [illegible]
	Clermont-Ferrand. 20,0	Clermont-Ferrand. 15,1	Clermont-Ferrand. [illegible]
	Montluçon 19,3	Lyon 18,5	Lyon ...... [illegible]
	Lyon 20,0	Avignon 19,2	Avignon ...... [illegible]
	Avignon 20,5	Nîmes 18,1	Nîmes ...... [illegible]
	Toulouse 18,7	Toulouse 18,1	Toulouse ...... [illegible]
	Pau 18,7	Pau 17,8	Pau ...... [illegible]

III. — RÉSULTATS GÉNÉRAUX ET RÉCAPITULATIFS EXTRAITS DES DIVERS TABLEAUX QUI PRÉCÈDENT.

	PÉRIODE 1887-90 4 ans (sauf exceptions indiquées)			PÉRIODE 1891-95 5 ans.			PÉRIODE 1896-98 3 ans.		
	Nombres absolus		Proportion p^r 1.000 hab.	Nombres absolus		Proportion p^r 1.000 hab.	Nombres absolus		Proportion p^r 1.000 hab.
	Total.	Moyenne annuelle		Total.	Moyenne annuelle		Total.	Moyenne annuelle	
I Répartition générale par périodes. Villes de plus de 30,000 hab.	44.160	11.040	1,76	59.718	11.944	1,69	37.852	12.617	1,73
Villes de 10,001 à 30,000 hab.	15.874	3.968	1,29	34.077	6.815	1,27	20.912	6.971	1,26
Villes de 5,001 à 10,000 hab. (*)	*5.427	2.713	1,19						
(*) 2 ans.									
Totaux	65.461	17.721	1,59	93.795	18.759	1,51	58.764	19.588	1,52
Proportions extrêmes	1,60 en 1887 1,43 en 1890			1,57 en 1894 1,45 en 1893			1,56 en 1896 1,48 en 1898		
II Répartition par groupes de villes. I. Paris	17.209	4.302	1,85	23.174	4.635	1,89	16.193	5.398	2,15
II. Villes de 100,001 à 467,000 h.	14.782	3.695	1,78	18.825	3.765	1,72	11.701	3.900	1,55
III. Villes de 30,001 à 100,000 h.	12.069	3.017	1,45	17.718	3.543	1,47	9.958	3.319	1,37
IV. Villes de 20,001 à 30,000 h.	6.742	1.685	1,38	7.801	1.562	1,27	5.223	1.741	1,37
V. Villes de 10,001 à 20,000 h.	9.132	2.283	1,24	11.873	2.375	1,25	7.340	2.447	1,20
VI. Villes de 5,001 à 10,000 h. (*)	*5.427	2.713	1,19	11.364	2.870	1,24	8.349	2.783	1,2[illegible]
(*) 2 ans.									

III Répartition par villes de plus de 30,000 hab. Moyennes annuelles et proportions pour 1,000 habit.

	PÉRIODE 1887-90	PÉRIODE 1891-95	PÉRIODE 1896-98
Moyenne générale annuelle	de 0,5 à 2,8	de 0,5 à 2,7	de 0,2 à 2,6
Villes ayant présenté une moyenne supérieure à 1,9 0/00	Lille 2,2	Lille 2,0	Lille 2,1
	Rennes 2,0	Saint-Quentin 2,6	
	Boulogne-s-Seine. 2,0		Boulogne-s-Seine. 2,1
	Clichy 2,7	Clichy 2,1	Paris 2,1
			Saint-Ouen 2,0
	Saint-Denis 2,1	Saint-Denis 2,5	Saint-Denis 2,3
	Troyes 2,1	Troyes 2,1	Troyes 2,1
	Reims 2,0	Besançon 2,2	
	Saint-Étienne 2,8	Saint-Étienne 2,7	Saint-Étienne 2,6
	Grenoble 2,1	Grenoble 2,1	Grenoble 2,1
	Nice 2,1	Nice 2,3	Nice 2,2
	Marseille 2,1	Marseille 2,0	Marseille 2,1
Villes ayant présenté une moyenne inférieure à 1,0 0/00	Brest 0,7		
	Lorient 0,9	Lorient 0,7	Lorient 0,6
	Tours 0,7		Orléans 0,8
	Levallois-Perret. 0,5	Levallois-Perret. 0,5	
	Bourges 0,7	Bourges 0,8	Bourges 0,8
	Poitiers 0,8	Montluçon 0,7	Montluçon 0,9
		Roanne 0,9	Roanne 0,6
	Cette 0,8	Cette 0,9	Cette 0,8
			Béziers 0,7
			Toulouse 0,9
	Pau 0,8		Pau 0,8

III. — TABLEAUX COMPARATIFS DES RÉSULTATS FOURNIS POUR LES VILLES DE PLUS DE 5.000 HABITAN[TS] ET POUR LA FRANCE ENTIÈRE.

ANNÉES	POPULATION PRÉSENTE Recensée.	POPULATION PRÉSENTE Calculée.	NAISSANCES Nombre absolu.	NAISSANCES Proportion pour 1.000 h.	MORT-NÉS Nombre absolu.	MORT-NÉS Proportion pour 1.000 h.	DÉCÈS Nombre absolu.	DÉCÈS Propo[rtion] pour 1.[000 h.]
I. — STATISTIQUE CONCERNANT L'ENSEMBLE DE LA FRANCE.								
1886	37.930.759	»	912.838	24,0	43.623	1,1	860.222	22
1887	»	37.971.284	899.333	23,7	42.930	1,1	842.797	22
1888	»	38.011.809	882.639	23,2	42.070	1,1	837.867	22
1889	»	38.052.334	880.570	23,1	42.499	1,1	794.933	20
1890	»	38.092.859	838.059	22,0	40.535	1,0	876.505	23
1891	38.133.385	»	866.377	22,7	42.472	1,1	876.882	23
1892	»	38.160.510	855.847	22,4	41.925	1,1	875.888	22
1893	»	38.187.635	874.672	22,9	42.394	1,1	867.526	22
1894	»	38.214.760	855.388	22,3	42.046	1,1	815.620	21
1895	»	38.241.885	834.173	21,8	41.572	1,0	851.986	22
1896	38.269.011	»	865.586	22,6	42.054	1,1	771.884	20
1897	»	»	859.107	22,4	42.249	1,1	751.019	19
1898	»	»	843.933	22,0	39.805	1,0	810.073	21

II. — COMPARAISON DES TROIS PÉRIODES 1886-90, 1891-95 ET 1896-98 D'APRÈS LES MOYENNES ANNUELLES.

NOMBRES ABSOLUS ET PROPORTIONS POUR 1.000 HABITANTS.

	POPULATION MOYENNE servant de base.	NAISSANCES Moyenne.	NAISSANCES Proportion.	MORT-NÉS Moyenne.	MORT-NÉS Proportion.	DÉCÈS Moyenne.	DÉCÈS Propor[tion.]
1re PÉRIODE : 1886-1890.							
Villes de plus de 30.000 hab.	6.446.803	159.852	24,6	11.040	1,7	159.926	24
Villes de 10.001 à 30.000 h.	3.048.067	70.880	23,1	3.968	1,2	75.261	24
Communes au-dessous de 10.000 habitants	28.516.219	651.950	22,8	27.323	0,9	607.278	21
France entière	38.011.809	882.088	23,2	42.331	1,1	842.465	22
2e PÉRIODE : 1891-1895.							
Villes de plus de 30.000 hab.	7.050.377	165.798	23,5	11.944	1,7	164.266	23
Villes de 5.001 à 30.000 hab.	5.382.193	123.186	22,9	6.815	1,2	128.071	23
Communes au-dessous de 5.000 habitants	25.755.065	568.307	22,0	23.323	0,9	565.243	21
France entière	38.187.635	857.291	22,4	42.082	1,1	857.580	22
3e PÉRIODE : 1896-1898.							
Villes de plus de 30.000 hab.	7.208.687	166.908	22,8	12.617	1,7	154.321	21
Villes de 5.001 à 30.000 hab.	5.549.548	127.327	22,9	6,971	1,2	120.171	21
Communes au-dessous de 5.000 habitants	25.420.776	561.973	22,1	21.781	0,8	503.167	19
France entière	38.209.011	856.208	22,3	41.369	1,0	777.659	20

STATISTIQUE SANITAIRE DES VILLES DE FRANCE

III

DÉCÈS

DE 1886 A 1898

(13 ans)

NOMBRES ABSOLUS ET PROPORTIONNELS.

Villes de plus de 5.000 habitants.

I. — RÉPARTITION GÉNÉRALE ANNUELLE PAR GROUPES DE VILLES.

Villes de plus de 30.000 habitants.

II. — RÉPARTITION ANNUELLE PAR GROUPES DE VILLES ET PAR AGES.

III. — RÉPARTITION MENSUELLE.

IV. — RÉPARTITION PAR VILLES.

V. — RÉSULTATS GÉNÉRAUX ET RÉCAPITULATIFS.

TOTAL DES DÉCÈS DE 1886 A 1898.

I. — RÉPARTITION GÉNÉRALE PAR GROUPES DE VILLES DE PLUS DE 5,000 HABITANTS

PROPORTIONS POUR 1,000 HABITANTS

GROUPES DE VILLES	1886 Nombre absolu.	1886 Proportion	1887 Nombre absolu.	1887 Proportion	1888 Nombre absolu.	1888 Proportion	1889 Nombre absolu.	1889 Proportion	1890 Nombre absolu.	1890 Proportion
I. Paris	55.110	24,37	52.836	23,03	51.230	22,02	54.083	22,95	54.586	[illegible]
II. Villes de 100,001 à 467,000 habitants	55.200	27,54	52.460	25,81	53.062	25,75	49.618	23,76	56.759	[illegible]
III. Villes de 30,001 à 100,000 habitants	55.988	27,94	53.490	26,22	51.437	24,96	48.509	23,22	55.303	[illegible]
IV. Villes de 20,001 à 30,000 habitants	30.082	25,38	30.058	25,04	29.001	23,92	28.249	22,94	31.459	[illegible]
V. Villes de 10,001 à 20,000 habitants	47.249	26,40	45.049	24,90	45.365	24,76	42.481	22,70	47.522	[illegible]
VI. Villes de 5,001 à 10,000 habitants	»	»	»	»	»	»	51.500	22,57	56.682	[illegible]
Totaux généraux — Villes de plus de 10.000 h.	243.629	26,37	233.893	24,97	230.165	24,24	222.640	22,12	245.600	[illegible]
Totaux généraux — Villes de plus de 5.000 h.	»	»	»	»	»	»	274.140	23,03	302.201	[illegible]

GROUPES DE VILLES	1891 Nombre absolu.	1891 Proportion	1892 Nombre absolu.	1892 Proportion	1893 Nombre absolu.	1893 Proportion	1894 Nombre absolu.	1894 Proportion	1895 Nombre absolu.	1895 Proportion	1896 Nombre absolu.	1896 Proportion	1897 Nombre absolu.	1897 Proportion	1898 Nombre absolu.	1898 Proportion
I. Paris	52.258	21,55	54.530	22,32	52.955	21,32	49.235	19,86	51.693	20,72	47.929	19,08	46.988	18,71	49.574	19,73
II. Villes de 100,001 à 467,000 habitants	54.672	25,40	55.050	25,41	56.033	25,57	52.220	23,60	53.809	24,07	52.079	22,50	52.065	22,51	53.735	22,72
III. Villes de 30,001 à 100,000 habitants	58.892	24,94	57.709	24,23	60.553	25,21	54.357	22,44	57.412	23,51	52.245	21,57	51.735	21,37	55.695	22,90
IV. Villes de 20,001 à 30,000 habitants	29.814	24,44	29.508	24,09	29.843	24,14	27.751	22,30	29.029	23,18	28.644	20,91	29.553	21,58	30.604	22,39
V. Villes de 10,001 à 20,000 habitants	46.417	25,62	45.890	25,12	45.467	24,73	42.805	23,06	45.531	24,26	41.417	22,06	41.419	22,00	43.616	23,34
VI. Villes de 5,001 à 10,000 habitants	54.666	24,03	53.656	22,44	55.187	23,30	50.871	21,45	54.335	23,15	47.760	20,66	47.160	20,50	50.874	22,01
Totaux généraux — Villes de plus de 10.000 h.	241.753	24,29	242.588	24,17	244.818	24,18	226.338	22,16	237.474	23,05	222.914	21,15	221.580	21,02	233.284	22,14
Totaux généraux — Villes de plus de 5.000 h.	296.419	24,24	296.244	24,06	300.005	24,13	277.209	22,09	291.809	23,16	270.674	21,08	268.646	20,91	284.158	22,11

II. — PROPORTION PAR GROUPES D'AGES DANS LES VILLES DE PLUS DE 30.000 HABITANTS

PROPORTIONS POUR 1,000 INDIVIDUS DE CHAQUE GROUPE

GROUPES DE VILLES	D'AGE	1886 Nombre absolu.	1886 Proportion	1887 Nombre absolu.	1887 Proportion	1888 Nombre absolu.	1888 Proportion	1889 Nombre absolu.	1889 Proportion	1890 Nombre absolu.	1890 Proportion
I. Paris	de 0 à 1 an	»	»	8.663	309,0	8.985	315,0	8.418	289,6	8.371	[illegible]
	de 1 à 19 ans	»	»	9.730	16,3	8.485	13,6	9.276	15,2	9.866	[illegible]
	de 20 à 39 ans	»	»	10.366	11,2	9.758	10,4	10.205	10,7	10.330	[illegible]
	de 40 à 59 ans	»	»	11.701	20,7	11.463	20,0	12.184	21,2	11.995	[illegible]
	de 60 ans et au-dessus	»	»	12.376	66,9	12.839	68,3	14.000	73,3	14.006	[illegible]
II. Villes de 101.000 à 467.000 habit.	de 0 à 1 an	»	»	9.943	356,9	10.691	371,5	9.656	324,9	10.736	[illegible]
	de 1 à 19 ans	»	»	9.300	15,4	9.810	16,0	8.400	13,5	10.189	[illegible]
	de 20 à 39 ans	»	»	8.086	10,9	7.741	10,0	7.327	9,4	8.395	[illegible]
	de 40 à 59 ans	»	»	9.850	21,7	9.675	21,0	9.329	19,9	10.729	[illegible]
	de 60 ans et au-dessus	»	»	15.281	81,5	15.125	80,0	14.006	78,7	16.710	[illegible]
III. Villes de 30.001 à 100,000 habit.	de 0 à 1 an	»	»	9.918	328,2	9.443	308,1	8.465	272,4	9.529	[illegible]
	de 1 à 19 ans	»	»	9.557	15,5	8.751	14,9	7.726	12,1	9.657	[illegible]
	de 20 à 39 ans	»	»	8.321	11,9	8.346	10,9	7.848	14,1	8.633	[illegible]
	de 40 à 59 ans	»	»	9.054	21,9	8.720	20,9	8.580	19,5	9.540	[illegible]
	de 60 ans et au-dessus	»	»	16.640	82,2	16.477	79,4	15.800	77,5	17.944	[illegible]

GROUPES DE VILLES	D'AGE	1891 Nombre absolu.	1891 Proportion	1892 Nombre absolu.	1892 Proportion	1893 Nombre absolu.	1893 Proportion	1894 Nombre absolu.	1894 Proportion	1895 Nombre absolu.	1895 Proportion	1896 Nombre absolu.	1896 Proportion	1897 Nombre absolu.	1897 Proportion	1898 Nombre absolu.	1898 Proportion
I. Paris	de 0 à 1 an	7.922	262,7	8.562	281,3	7.894	256,7	7.121	228,9	7.660	244,0	6.327	193,3	6.500	205,8	7.093	223,4
	de 1 à 19 ans	8.537	13,6	8.925	14,1	8.158	12,8	7.511	11,8	7.415	11,5	6.677	10,3	6.385	9,8	6.903	10,8
	de 20 à 39 ans	9.799	9,9	10.098	10,2	9.818	9,8	9.590	9,5	9.866	9,7	9.457	9,2	8.811	8,6	9.249	9,0
	de 40 à 59 ans	11.870	20,3	12.469	21,1	12.541	21,1	12.053	20,1	12.339	20,4	11.823	19,4	11.819	19,4	11.978	19,7
	de 60 ans et au-dessus	14.430	71,6	14.481	72,8	14.544	72,5	12.900	63,7	14.408	70,5	13.665	66,0	13.480	65,4	14.264	69,2
II. Villes de 101.000 à 467.000 habit.	de 0 à 1 an	9.832	311,4	10.350	327,3	10.226	315,1	9.557	290,5	10.197	305,8	9.422	267,9	9.750	277,3	10.215	290,5
	de 1 à 19 ans	9.361	15,5	9.301	15,3	9.326	15,2	8.343	12,6	7.739	11,7	8.104	11,6	7.444	10,6	7.413	10,6
	de 20 à 39 ans	8.070	10,1	8.177	10,2	8.391	10,3	8.197	10,4	8.060	9,8	8.290	9,5	7.979	9,6	8.016	9,4
	de 40 à 59 ans	10.481	21,6	10.798	22,0	11.067	22,3	10.507	20,8	10.458	20,5	10.678	19,6	10.331	19,6	10.678	19,5
	de 60 ans et au-dessus	17.228	90,6	16.433	85,2	16.990	86,8	15.616	78,6	17.305	85,9	16.425	76,8	16.361	77,4	17.413	81,5
III. Villes de 30.001 à 100,000 habit.	de 0 à 1 an	9.853	278,1	9.819	275,8	10.158	284,9	8.740	263,2	9.789	271,1	8.390	230,4	8.973	256,4	9.951	273,3
	de 1 à 19 ans	9.036	12,5	8.875	12,2	9.932	13,5	7.968	10,6	7.628	10,3	7.406	10,9	6.984	9,3	7.490	10,0
	de 20 à 39 ans	9.406	10,4	9.167	10,3	9.404	10,5	8.753	9,7	8.982	9,8	8.878	9,8	8.368	9,2	8.706	9,6
	de 40 à 59 ans	10.541	21,2	10.617	21,2	11.477	22,1	10.531	20,6	10.563	20,6	10.116	19,9	9.837	19,4	10.354	20,5
	de 60 ans et au-dessus	20.266	88,0	19.231	83,1	19.882	85,5	18.428	78,8	20.330	86,3	17.370	75,4	17.593	74,4	19.194	82,3

Récapitulation par périodes (Nombres absolus.)

Années	0 à 1 an.	1 à 19 ans.	20 à 39 ans.	40 à 59 ans.	60 ans et au-dessus.
1886	»	»	»	»	»
1887	28.524	28.587	26.773	30.605	44.295
1888	29.119	26.746	25.845	29.858	45.131
1889	26.539	25.402	25.380	30.098	44.796
1890	28.636	29.710	27.358	32.264	48.663
Totaux (4 ans)	112.818	110.445	105.356	122.820	181.894

Années	0 à 1 an.	1 à 19 ans	20 à 39 ans.	40 à 59 ans.	60 ans et au-dessus.
1891	27.607	26.994	27.065	32.502	51.624
1892	28.731	27.102	27.442	33.884	50.145
1893	28.278	27.416	27.613	34.785	51.416
1894	25.418	23.792	26.537	33.091	46.944
1895	27.651	22.872	26.938	33.390	52.063
Totaux (5 ans)	137.685	128.116	135.595	167.742	252.192

Années	0 à 1 an.	1 à 19 ans.	20 à 39 ans.	40 à 59 ans.	60 ans et au-dessus.
1896	24.139	22.337	26.620	33.017	47.440
1897	25.223	20.812	25.158	31.981	47.634
1898	27.256	21.806	25.971	33.010	50.871
Totaux (3 ans)	76.618	65.045	77.749	97.608	145.945

III. — RÉPARTITION MENSUELLE POUR L'ENSEMBLE DES VILLES DE PLUS DE 30.000 HABITANTS (Groupes I, II et III réunis).

PROPORTIONS POUR 100.000 HABITANTS.

MOIS	1886 Nombre	1886 Proportion	1887 Nombre	1887 Proportion	1888 Nombre	1888 Proportion	1889 Nombre	1889 Proportion	1890 Nombre	1890 Proportion	1891 Nombre	1891 Proportion	1892 Nombre	1892 Proportion
Janvier	15.777	251,00	15.965	240,09	15.598	260,86	13.515	212,91	22.738	313,25	17.719	255,71	20.085	[illegible]
Février	14.340	228,88	14.081	221,47	14.368	222,57	12.675	193,99	14.127	213,36	14.896	214,54	14.010	[illegible]
Mars	17.502	250,17	16.086	253,00	16.267	252,33	14.255	216,59	15.815	238,74	16.362	231,59	15.655	[illegible]
Avril	14.723	234,80	14.270	225,04	14.192	220,15	13.060	199,83	13.450	203,05	15.028	217,02	13.629	[illegible]
Mai	14.578	232,53	13.370	210,29	13.057	202,53	11.983	183,05	13.116	197,99	13.731	198,16	13.704	[illegible]
Juin	11.927	190,25	12.398	195,00	11.408	177,58	10.959	167,08	11.808	178,25	11.980	173,03	12.166	[illegible]
Juillet	13.480	215,02	12.531	193,94	11.312	175,57	12.100	185,14	11.203	178,02	11.800	170,29	13.068	[illegible]
Août	13.260	211,51	13.616	211,16	12.658	197,00	11.904	192,16	13.075	196,92	12.002	174,07	14.316	[illegible]
Septembre	12.481	199,08	11.283	177,46	11.321	176,07	11.106	169,90	11.538	172,67	11.650	168,12	12.434	[illegible]
Octobre	12.102	194,00	11.805	185,67	12.467	193,38	11.538	176,54	11.763	177,57	11.861	171,21	12.009	[illegible]
Novembre	12.078	192,66	11.365	178,73	10.992	170,50	11.131	170,07	11.954	160,45	13.580	195,98	11.064	[illegible]
Décembre	13.981	223,01	12.917	203,16	12.509	190,52	17.464	207,21	15.341	215,21	14.729	212,59	13.631	[illegible]
Totaux	160.298	2.552,01	158.786	2.497,51	155.709	2.415,22	152.210	2.328,96	160.628	2.315,37	165.922	2.303,60	167.308	[illegible]

MOIS	1893 Nombre	1893 Proportion	1894 Nombre	1894 Proportion	1895 Nombre	1895 Proportion	1896 Nombre	1896 Proportion	1897 Nombre	1897 Proportion	1898 Nombre	1898 Proportion
Janvier	17.985	245,16	16.756	235,64	17.225	240,18	13.861	190,23	14.650	197,98	15.925	218,19
Février	13.226	187,50	13.252	180,36	18.546	257,21	13.870	190,03	12.823	175,00	14.026	192,17
Mars	15.083	213,06	15.346	215,81	16.281	227,03	13.955	191,20	13.565	186,27	14.968	205,08
Avril	17.926	254,25	13.791	193,94	13.306	185,53	13.436	184,09	13.173	180,90	13.851	189,77
Mai	15.038	213,29	13.065	183,58	12.497	174,26	13.571	186,22	12.785	174,89	12.498	171,24
Juin	14.588	206,91	11.963	168,23	11.272	156,76	11.950	163,73	11.870	162,63	11.413	156,37
Juillet	15.105	214,24	12.986	182,62	12.732	177,54	13.706	187,79	12.901	176,76	11.923	163,53
Août	13.469	191,03	12.138	170,69	12.294	171,43	12.275	168,23	12.492	171,15	15.216	208,47
Septembre	11.311	160,43	10.918	153,55	12.515	174,51	10.478	143,56	10.678	146,30	12.609	172,76
Octobre	11.060	156,87	11.317	159,15	12.278	171,21	11.060	151,53	10.873	148,97	12.081	165,52
Novembre	11.916	168,98	10.665	149,98	11.721	163,45	11.789	160,83	11.225	153,79	11.435	156,67
Décembre	13.502	191,51	13.596	191,20	12.378	172,60	13.265	181,77	13.963	191,31	13.039	178,65
Totaux	169.508	2.404,26	156.782	2.190,76	162.915	2.271,71	150.153	2.026,36	150.808	2.066,24	159.009	2.178,52

IV. — RÉPARTITION DES DÉCÈS DANS LES VILLES DE PLUS DE 30.000 HABITANTS

PENDANT LES TROIS PÉRIODES 1886-90, 1891-95 ET 1896-98. — PROPORTION POUR 1.000 HABITANTS.

NUMÉROS d'ordre	DÉPARTEMENTS par groupement géographique du nord au sud.	NOMS DES VILLES	PÉRIODE 1886-90 (5 ans.) Nombres absolus 1886	1887	1888	1889	1890	Total.	Moyenne annuelle	PROPORTION	PÉRIODE 1891-95 (5 ans.) Nombres absolus 1891	1892	1893	1894	1895	Total.	Moyenne annuelle.	PROPORTION	PÉRIODE 1896-98 (3 ans.) Nombres absolus 1896	1897	1898	Total.	Moyenne annuelle.	PROPORTION
1	Nord	Dunkerque	1.040	954	1.006	1.020	1.050	5.080	1.018	[illegible]	1.008	1.110	1.104	964	1.065	5.311	1.062	25,8	821	825	910	2.566	855	21,2
2		Tourcoing	1.402	1.155	1.381	1.374	1.739	7.051	1.410	[illegible]	1.407	1.726	1.585	1.565	1.516	7.798	1.568	22,3	1.391	1.421	1.419	4.231	1.410	19,2
3		Roubaix	2.447	2.271	2.516	2.287	2.557	11.968	2.390	[illegible]	2.520	2.953	2.566	2.295	2.626	12.951	2.500	21,6	2.487	2.502	2.456	7.385	2.462	15,8
4		Lille	5.116	4.602	4.974	4.784	5.067	24.600	4.928	[illegible]	5.246	5.326	5.232	4.709	5.581	26.094	5.219	25,1	4.853	4.886	5.145	14.884	4.961	23,0
5		Douai	643	572	645	506	633	2.950	592	19,8	577	637	629	554	615	3.002	600	19,3	538	561	650	1.749	583	18,3
6	Pas-de-Calais	Calais	1.094	1.390	1.308	1.483	1.323	6.792	1.358	[illegible]	1.229	1.193	1.330	1.163	1.241	6.155	1.231	21,7	1.149	1.051	1.369	3.559	1.186	21,1
7		Boulogne-sur-Mer	1.158	1.060	1.070	921	1.233	5.476	1.095	[illegible]	1.101	1.258	1.070	972	1.065	5.466	1.093	23,9	1.026	966	1.165	3.157	1.052	22,6
8	Somme	Amiens	2.161	1.860	2.018	1.797	1.888	9.737	1.947	[illegible]	1.943	1.906	1.992	1.848	1.993	9.682	1.936	22,5	1.798	1.865	1.989	5.652	1.884	21,3
9	Aisne	Saint-Quentin	1.217	1.065	1.028	929	1.159	5.398	1.078	[illegible]	951	1.062	1.050	1.002	1.009	5.076	1.011	20,9	981	1.019	1.092	3.092	1.031	21,2
10	Seine-Inférieure	Le Havre	3.318	3.572	3.950	2.984	3.608	17.632	3.526	[illegible]	3.527	3.949	3.662	3.478	3.235	17.851	3.570	30,5	3.230	3.052	3.424	9.710	3.236	27,3
11		Rouen	3.887	3.591	3.576	3.262	3.541	17.859	3.572	[illegible]	3.702	3.769	3.706	3.502	3.648	18.025	3.605	32,8	3.202	3.180	3.221	9.603	3.201	29,6
12	Calvados	Caen	1.387	1.210	1.250	1.149	1.281	6.297	1.259	[illegible]	1.413	1.256	1.171	1.189	1.225	6.254	1.251	27,2	1.152	1.092	1.121	3.365	1.122	24,7
13	Manche	Cherbourg	1.073	1.030	985	917	981	4.986	997	[illegible]	1.057	1.059	961	1.163	1.069	5.297	1.059	26,5	1.001	883	902	2.786	929	22,7
14	Ille-et-Vilaine	Rennes	2.308	2.086	1.846	1.712	2.075	10.027	2.005	[illegible]	1.989	1.751	2.147	1.845	1.778	9.510	1.902	27,6	1.740	1.663	1.775	5.178	1.726	25,0
15	Finistère	Brest	2.306	2.720	2.317	1.909	2.328	11.580	2.312	[illegible]	2.380	2.246	2.306	1.980	2.231	11.453	2.259	30,8	1.898	2.025	2.062	5.985	1.995	27,5
16	Morbihan	Lorient	1.106	1.013	1.296	1.084	1.233	5.808	1.142	[illegible]	1.079	1.119	1.137	965	1.022	5.322	1.064	25,4	965	933	981	2.879	960	23,2
17	Loire-Inférieure	Saint-Nazaire	651	613	507	607	891	3.280	658	[illegible]	728	608	662	571	578	3.148	630	20,6	566	577	588	1.731	577	15,9
18		Nantes	2.961	3.007	2.935	2.963	3.189	14.885	2.977	[illegible]	3.213	2.994	3.713	2.976	2.956	16.003	3.200	26,0	2.882	2.710	2.606	8.198	2.733	22,1
19	Maine-et-Loire	Angers	2.158	1.928	1.918	1.774	1.991	9.795	1.959	[illegible]	2.213	1.821	1.941	1.900	2.019	9.954	1.991	36,7	1.733	1.767	1.855	5.355	1.785	33,5
20	Sarthe	Le Mans	1.713	1.460	1.541	1.434	1.522	7.670	1.534	[illegible]	1.539	1.458	1.754	1.560	1.671	7.988	1.596	26,8	1.510	1.553	1.649	4.712	1.571	26,3
21	Indre-et-Loire	Tours	1.383	1.401	1.451	1.329	1.684	7.229	1.446	[illegible]	1.520	1.474	1.365	1.363	1.406	7.267	1.453	23,2	1.374	1.415	1.499	4.288	1.429	22,3
22	Loiret	Orléans	1.515	1.495	1.402	1.387	1.576	7.375	1.476	[illegible]	1.573	1.523	1.517	1.355	1.539	7.507	1.501	22,9	1.370	1.363	1.428	4.161	1.387	20,9
23	Seine-et-Oise	Versailles	1.312	1.320	1.149	1.173	1.382	6.336	1.267	[illegible]	1.319	1.204	1.282	1.109	1.296	6.217	1.253	24,2	1.111	1.140	1.146	3.397	1.132	21,0
24		Boulogne-sur-Seine	762	759	933	891	886	4.231	846	[illegible]	927	963	976	882	944	4.692	938	27,1	947	907	902	2.756	918	21,5
25	Seine	Paris	55.110	52.636	51.230	51.087	53.508	267.825	53.565	[illegible]	52.258	54.536	52.985	49.205	51.023	260.047	52.129	21,1	47.929	46.988	49.575	144.491	48.164	15,2
26		Neuilly-sur-Seine	540	554	611	683	651	3.039	608	[illegible]	611	680	574	559	606	3.120	696	20,5	558	610	638	1.806	602	15,8
27		Levallois-Perret	858	1.007	961	1.065	1.106	4.997	999	[illegible]	1.087	1.135	1.188	1.038	1.154	5.602	1.132	26,3	1.000	994	1.178	3.172	1.057	22,7
28		Clichy	682	769	880	736	793	3.860	772	[illegible]	717	871	867	771	835	4.061	812	25,4	770	771	800	2.341	780	20,3
29		Saint-Ouen	516	618	563	619	708	3.124	625	[illegible]	658	861	727	600	679	3.515	723	25,6	674	721	897	2.292	764	25,0
30		Saint-Denis	1.653	1.619	1.194	1.226	1.383	7.302	1.460	[illegible]	1.257	1.347	1.327	1.172	1.299	6.402	1.280	24,1	1.122	1.146	1.177	3.445	1.148	21,2
31	Aube	Troyes	1.600	1.198	1.251	1.218	1.538	6.806	1.361	[illegible]	1.319	1.373	1.451	1.324	1.359	6.906	1.381	26,8	1.363	1.234	1.212	3.809	1.270	24,1
32	Marne	Reims	2.949	2.531	3.000	2.452	2.894	13.826	2.769	[illegible]	2.560	2.860	2.695	2.735	2.753	13.583	2.717	25,5	2.351	2.554	2.763	7.668	2.556	23,7
33	Meurthe-et-Moselle	Nancy	1.875	1.850	1.929	1.857	2.034	9.545	1.909	[illegible]	2.034	2.100	2.209	1.910	2.311	10.714	2.143	23,4	2.015	2.018	2.240	6.273	2.091	21,7
34	Doubs	Besançon	1.599	1.293	1.310	1.231	1.658	6.596	1.397	[illegible]	1.389	1.308	1.469	1.225	1.214	6.610	1.322	23,1	1.165	1.198	1.185	3.548	1.183	20,4
35	Côte-d'Or	Dijon	1.371	1.335	1.294	1.236	1.471	7.007	1.401	[illegible]	1.413	1.380	1.496	1.322	1.429	7.040	1.408	21,4	1.260	1.347	1.406	4.013	1.338	19,9
36	Cher	Bourges	818	856	716	855	867	4.154	831	[illegible]	832	716	784	767	755	3.854	791	17,7	758	802	951	2.511	837	19,2
37	Vienne	Poitiers	875	907	776	720	879	4.157	831	[illegible]	850	863	875	692	730	3.998	799	21,0	683	743	817	2.243	748	19,4
38	Charente-Inférieure	Rochefort	838	897	731	665	775	3.906	781	[illegible]	770	684	777	677	733	3.651	730	21,7	665	607	650	1.922	651	19,1
39	Gironde	Bordeaux	5.834	5.951	5.788	5.341	5.020	28.536	5.707	[illegible]	6.364	5.630	5.829	5.378	5.570	28.781	5.756	22,6	5.189	5.183	5.381	15.753	5.251	19,4
40	Dordogne	Périgueux	719	822	636	692	798	3.677	735	[illegible]	747	708	661	599	676	3.580	718	23,1	640	550	649	1.839	613	19,7
41	Charente	Angoulême	774	837	736	691	856	3.894	779	[illegible]	819	897	791	722	724	3.753	751	20,2	684	651	744	2.079	693	18,3
42	Haute-Vienne	Limoges	1.796	1.733	1.578	1.429	1.739	8.270	1.655	[illegible]	2.025	1.831	1.774	1.760	1.880	9.289	1.855	24,5	1.731	1.717	1.914	5.362	1.787	22,9
43	Puy-de-Dôme	Clermont-Ferrand	1.181	1.155	987	1.027	1.167	5.517	1.103	[illegible]	1.183	957	1.103	1.106	1.126	5.455	1.091	21,8	1.028	956	1.092	3.076	1.025	20,4
44	Allier	Montluçon	553	555	299	446	524	2.377	475	[illegible]	518	498	587	557	495	2.653	531	17,6	529	458	551	1.538	513	16,2
45	Saône-et-Loire	Le Creusot	608	422	654	412	504	2.530	504	[illegible]	628	456	565	471	578	2.694	539	17,9	565	519	507	1.591	507	17,2
46	Loire	Roanne	717	790	796	619	719	3.561	712	[illegible]	696	722	715	754	702	3.589	718	22,1	663	758	729	2.150	716	21,8
47		Saint-Étienne	3.090	2.983	2.873	2.974	3.362	14.891	2.978	[illegible]	3.442	3.087	2.957	3.094	2.967	15.157	3.051	22,5	2.905	2.831	2.995	8.731	2.910	21,1
48	Rhône	Lyon	9.446	8.885	9.014	8.797	9.832	45.974	9.195	[illegible]	9.371	9.313	9.605	9.090	9.153	46.522	9.304	20,7	8.676	8.782	9.403	26.861	8.957	19,2
49	Isère	Grenoble	1.318	1.391	1.224	1.263	1.512	6.656	1.331	[illegible]	1.373	1.353	1.258	1.364	1.352	6.680	1.324	21,1	1.210	1.293	1.298	3.791	1.264	19,8
50	Alpes-Maritimes	Nice	2.214	2.521	2.062	2.178	1.950	10.925	2.185	[illegible]	2.367	2.105	2.255	1.923	1.937	10.567	2.113	29,8	2.003	2.077	2.375	6.455	2.152	20,2
51	Var	Toulon	2.509	1.907	1.757	1.731	2.160	9.913	1.983	[illegible]	2.177	2.104	2.278	1.991	2.062	10.612	2.122	21,1	2.259	2.045	2.224	6.528	2.176	22,9
52	Vaucluse	Avignon	1.130	1.282	1.062	1.106	1.254	5.834	1.167	[illegible]	1.161	1.119	1.107	1.101	1.156	5.644	1.129	25,9	1.095	948	1.129	3.172	1.057	23,7
53	Gard	Nîmes	1.748	1.843	1.730	1.700	1.954	9.108	1.822	[illegible]	1.600	1.832	1.899	1.654	1.741	8.739	1.748	27,9	1.581	1.638	1.704	4.923	1.641	22,9
54	Bouches-du-Rhône	Marseille	13.114	10.956	10.871	10.819	12.970	58.740	11.748	[illegible]	11.493	11.567	12.134	11.533	11.630	58.326	11.665	27,3	11.902	11.068	10.388	33.358	11.119	24,9
55	Hérault	Montpellier	1.721	1.977	1.868	1.734	2.082	9.382	1.856	[illegible]	1.783	1.812	2.141	1.813	1.921	9.510	1.902	26,5	1.732	1.887	1.857	5.476	1.825	24,8
56		Cette	954	1.081	1.153	883	951	5.022	1.005	[illegible]	965	804	981	728	731	4.034	907	23,5	931	980	800	2.411	804	21,8
57		Béziers	1.055	1.062	1.332	1.178	1.256	5.883	1.177	[illegible]	1.134	1.138	1.237	1.230	1.254	5.992	1.199	25,7	1.069	1.153	1.295	3.457	1.166	24,4
58	Pyrénées-Orientales	Perpignan	942	943	1.029	812	918	4.604	921	[illegible]	892	758	921	760	803	4.108	822	21,0	800	685	735	2.220	740	21,3
59	Haute-Garonne	Toulouse	3.863	3.914	3.563	3.275	4.139	18.754	3.751	[illegible]	3.513	3.642	3.703	3.580	3.570	18.008	3.601	21,7	3.239	3.301	3.567	10.107	3.369	22,5
60	Basses-Pyrénées	Pau	674	719	731	680	712	3.509	702	[illegible]	778	735	705	634	683	3.536	707	21,6	710	624	715	2.049	683	26,7

V. — RÉSULTATS GÉNÉRAUX ET RÉCAPITULATIFS EXTRAITS DES DIVERS TABLEAUX QUI PRÉCÈDENT.

		PÉRIODE 1886-90 5 ans (sauf exceptions indiquées).			PÉRIODE 1891-95 5 ans.			PÉRIODE 1896-98 3 ans.		
		NOMBRES ABSOLUS		Proportion p' 1.000 habit.	NOMBRES ABSOLUS		Proportion p' 1.000 habit.	NOMBRES ABSOLUS		Proportion p' 1.000 habit.
		Total.	Moyenne annuelle.		Total.	Moyenne annuelle.		Total.	Moyenne annuelle.	
I Répartition générale par périodes (1).	Villes de plus de 30.000 hab..	799.631	159.926	21,80	821.330	164.266	23,30	462.965	154.321	21,[illegible]
	Villes de 10.001 à 30.000 hab	376.305	75.261	21,69	640.356	128.071	23,79	360.513	120.171	21,[illegible]
	Villes de 5.001 à 10.000 hab. (*) 2 ans.	*108.182	54.091	23,70						
	TOTAUX	1.284.118	289.278	21,56	1.461.686	292.337	23,51	823.478	274.492	[illegible]
	Proportions extrêmes	26,37 en 1886 23,03 en 1889			24,24 en 1891 22,09 en 1894			22,11 en 1898 20,91 en 1897		
II Répartition par groupes de villes.	I. Paris	267.825	53.565	23,02	260.647	52.129	21,19	144.491	48.164	19,[illegible]
	II. Villes de 100.001 à 467.000 h.	267.079	53.416	25,93	271.760	54.352	21,82	158.799	52.926	22,[illegible]
	III. Villes de 300.001 à 100.000 h.	264.727	52.945	25,70	288.923	57.785	24,06	159.695	53.231	22,[illegible]
	IV. Villes de 20.001 à 30.000 h.	148.939	29.788	24,50	146.031	29.206	23,63	88.861	29.620	21,[illegible]
	V. Villes de 10.001 à 20.000 h.	227.366	45.473	21,82	225.610	45.122	21,55	125.852	41.951	22,[illegible]
	VI. Villes de 5.001 à 10.000 h. (*) 2 ans.	*108.182	54.091	23,70	268.715	53.743	23,28	145.800	48.600	21,[illegible]
III Répartition par groupes d'âges dans les villes de plus de 30.000 habit. (proport. p. 1.000 de ch. groupe)	de 0 à 1 an	*112.818	28.204	317,26	137.685	27.537	278,16	76.618	25.539	247,[illegible]
	de 1 à 19 ans	110.445	27.611	11,91	128.116	25.623	12,69	65.045	21.682	10,[illegible]
	de 20 à 39 ans	105.356	26.339	10,59	135.595	27.119	10,95	77.749	25.916	[illegible]
	de 40 à 59 ans	122.820	30.705	20,86	167.742	33.548	21,04	97.608	32.536	19,[illegible]
	de 60 ans et au-dessus (*) 1re période : 4 ans (1887-90).	181.894	45.473	78,03	252.192	50.438	80,20	145.945	48.648	71,[illegible]
IV Répartition par saisons dans les villes de plus de 30.000 habit.	Hiver (décemb., janv., févr.). (*) Moins décembre 1885.	*209.853	44.822	6,95	235.424	47.085	6,68	124.564	41.521	[illegible]
	Printemps (mars, avril, mai)	215.804	43.161	6,69	220.847	44.169	6,26	121.812	40.604	[illegible]
	Été (juin, juillet, août)	183.439	36.688	5,69	191.911	38.382	5,44	113.770	37.923	[illegible]
	Automne (sept., oct., nov.)	174.954	34.991	5,43	176.341	35.268	5,00	102.158	34.052	[illegible]

V Répartition par villes de plus de 30.000 habit. Moyennes annuelles et proportions pour 1.000 habit.		PÉRIODE 1886-90	PÉRIODE 1891-95	PÉRIODE 1896-98
	Moyenne générale annuelle	de 17,1 à 32,7	de 17.6 à 32,8	de 16,2 à 28,6
	Villes ayant présenté une moyenne supérieure à 27,0 0/00.	Le Havre 30,6	Le Havre 30,5	Le Havre .... 2[illegible]
		Rouen 32,7	Rouen 32,8	Rouen .... 2[illegible]
		Caen 28,2	Caen 27,2	
		Rennes 29,7	Rennes 27,6	
		Brest 31,1	Brest 30,8	Brest .... 2[illegible]
		Lorient 28,3		
		Boulogne-s-Seine.. 27,5	Boulogne-s-Seine. 27,1	
		Clichy 27,4		
		Saint-Denis 30,0		
		Troyes 28,2		
		Reims 27,2		
		Avignon 28,0		
		Marseille 30,0	Marseille 27,3	
		Montpellier 29,1		
		Cette 27,5		
		Perpignan 27,1		
	Villes ayant présenté une moyenne inférieure à 19,5 0/00.			Tourcoing .... 19,[illegible]
			Douai 19,3	Douai .... 18,[illegible]
				Saint-Nazaire .... 19,[illegible]
				Paris .... 19,[illegible]
				Neuilly-sur-Seine. 18,[illegible]
		Bourges 18,8	Bourges 18,8	Bourges .... 19,[illegible]
				Poitiers .... 19,[illegible]
				Rochefort .... 19,[illegible]
				Angoulême .... 18,[illegible]
		Montluçon 17,1	Montluçon 17,6	Montluçon .... 16,[illegible]
		Le Creusot 18,3	Le Creusot 17,9	Le Creusot .... 17,[illegible]
				Lyon .... 19,[illegible]

(1) Voir page 20 la comparaison de la mortalité des villes avec celle de la France entière.

STATISTIQUE SANITAIRE DES VILLES DE FRANCE

IV

DÉCÈS PAR FIÈVRE TYPHOÏDE

DE 1886 A 1898

(13 ans)

NOMBRES ABSOLUS ET PROPORTIONNELS

Villes de plus de 5.000 habitants.

I. — RÉPARTITION GÉNÉRALE ANNUELLE PAR GROUPES DE VILLES.

Villes de plus de 30.000 habitants.

II. — RÉPARTITION ANNUELLE PAR GROUPES DE VILLES ET PAR AGES.

III. — RÉPARTITION MENSUELLE.

IV — RÉPARTITION PAR VILLES.

V. — RÉSULTATS GÉNÉRAUX ET RÉCAPITULATIFS.

DÉCÈS PAR FIÈVRE TYPHOÏDE DE 1886 À 1898.

GROUPES de villes	GROUPES d'âge	1886 Nombre absolu.	1886 Proportion.	1887 Nombre absolu.	1887 Proportion.	1888 Nombre absolu.	1888 Proportion.	1889 Nombre absolu.	1889 Proportion.	1890 Nombre absolu.	1890 Proportion.	1891 Nombre absolu.	1891 Proportion.	1892 Nombre absolu.	1892 Proportion.	1893 Nombre absolu.	1893 Proportion.	1894 Nombre absolu.	1894 Proportion.	1895 Nombre absolu.	1895 Proportion.	1896 Nombre absolu.	1896 Proportion.	1897 Nombre absolu.	1897 Proportion.	1898 Nombre absolu.	1898 Proportion.
I. — RÉPARTITION GÉNÉRALE PAR GROUPE DE VILLES DE PLUS DE 5,000 HABITANTS — Proportions pour 10.000 habitants																											
I. Paris		954	4,2	1.385	6,0	756	3,2	1.008	4,2	656	2,7	476	1,9	691	2,8	570	2,3	697	2,8	271	1,1	262	1,0	249	1,0	256	1,0
II. Villes de 101.000 à 467.000 habitants		1.148	5,7	1.704	8,4	1.314	6,3	953	4,5	1.098	5,3	1.006	4,6	1.061	4,8	902	4,1	896	4,0	821	3,7	554	2,5	937	4,0	812	3,4
III. Villes de 30.001 à 100.000 habitants		1.364	6,8	1.364	6,7	1.381	6,7	1.190	5,7	1.110	5,3	1.027	4,3	1.115	4,7	988	4,1	757	3,1	817	3,3	845	3,5	744	3,1	851	3,5
IV. Villes de 20.001 à 30.000 habitants		676	5,7	709	5,9	597	4,9	635	5,1	544	4,3	530	4,3	609	4,9	533	4,3	326	2,6	365	2,9	356	2,6	410	3,0	429	3,1
V. Villes de 10.001 à 20.000 habitants		788	4,4	1.041	5,7	974	5,3	797	4,3	806	4,3	707	3,0	758	4,2	705	3,8	537	2,9	471	2,5	410	2,2	417	2,2	518	2,8
VI. Villes de 5.001 à 10.000 habitants		»	»	»	»	»	»	779	3,4	829	3,6	800	3,5	896	3,9	814	3,5	657	2,8	622	2,6	512	2,2	425	1,8	534	2,3
Totaux généraux.	Villes de plus de 10.000 h.	4.930	5,3	6.200	6,6	5.022	5,3	4.583	4,7	4.304	4,4	3.748	3,7	4.234	4,2	3.098	3,6	3.213	3,1	2.745	2,7	2.457	2,3	2.757	2,6	2.860	2,7
	Villes de plus de 5.000 h.	»	»	»	»	»	»	5.362	4,5	5.133	4,5	4.546	3,7	5.130	4,2	4.512	3,6	3.870	3,1	3.367	2,7	2.969	2,3	3.182	2,5	3.400	2,6
II. — RÉPARTITION PAR GROUPES D'AGES DANS LES VILLES DE PLUS DE 30.000 HABITANTS — Proportions pour 10.000 individus de chaque groupe																											
I. Paris	de 0 à 1 an	»	»	14	5,0	6	2,1	2	0,7	7	2,4	1	0,3	2	0,7	1	0,3	2	0,6	-	-	2	0,6	11	3,5	12	3,8
	de 1 à 19 ans	»	»	541	9,1	303	5,0	376	6,2	259	[illegible]	204	3,3	294	4,7	226	3,6	297	4,6	116	1,8	94	1,4	95	1,5	108	1,7
	de 20 à 39 ans	»	»	700	7,6	352	3,8	505	5,3	294	[illegible]	221	2,2	311	3,1	277	2,8	324	3,2	117	1,2	135	1,3	113	1,1	102	1,0
	de 40 à 59 ans	»	»	115	2,0	75	1,3	101	1,8	80	1,5	37	0,6	76	1,3	61	1,0	66	1,1	31	0,5	24	0,4	24	0,4	26	0,4
	de 60 ans et au-dessus	»	»	15	0,8	20	1,1	24	1,3	16	0,8	13	0,7	8	0,4	5	0,2	8	0,4	7	0,3	7	0,3	6	0,3	8	0,4
II. Villes de 100.001 à 467.000 habit.	de 0 à 1 an	»	»	14	5,0	10	3,5	12	4,0	9	[illegible]	9	2,8	5	1,6	5	1,5	4	1,2	4	1,2	4	1,1	7	2,0	8	2,3
	de 1 à 19 ans	»	»	606	11,1	551	9,0	410	6,6	474	[illegible]	381	5,9	358	5,5	326	5,0	323	4,9	313	4,7	211	3,0	443	6,3	294	4,2
	de 20 à 39 ans	»	»	743	9,8	551	7,2	368	4,7	452	[illegible]	456	5,7	484	6,0	392	4,8	436	5,3	415	5,0	291	3,3	307	4,5	409	4,7
	de 40 à 59 ans	»	»	219	4,8	160	3,5	124	2,6	114	2,1	127	2,6	173	3,5	147	2,9	109	2,2	70	1,4	64	1,2	78	1,1	81	1,5
	de 60 ans et au-dessus	»	»	59	3,1	42	2,2	39	2,1	49	2,5	33	1,7	41	2,1	32	1,6	24	1,2	19	0,9	14	0,6	12	0,6	20	0,9
III. Villes de 30.001 à 100.000 habit.	de 0 à 1 an	»	»	13	4,3	9	2,9	12	3,9	7	[illegible]	10	2,8	12	3,4	3	0,8	5	1,7	5	1,4	3	0,8	4	1,1	5	1,4
	de 1 à 19 ans	»	»	456	7,4	402	7,9	407	6,4	400	[illegible]	348	4,8	362	5,0	313	4,3	257	3,5	204	3,0	304	4,4	255	3,4	278	3,7
	de 20 à 39 ans	»	»	714	9,5	686	9,0	659	8,5	575	[illegible]	550	6,2	599	6,7	542	6,1	413	4,6	435	4,8	448	5,0	412	4,6	472	5,2
	de 40 à 59 ans	»	»	135	3,1	151	3,5	82	1,9	85	[illegible]	96	1,9	111	2,2	102	2,0	65	1,3	65	1,3	80	1,6	59	1,2	76	1,5
	de 60 ans et au-dessus	»	»	46	2,3	43	2,1	30	1,5	43	[illegible]	23	1,0	31	1,3	28	1,2	17	0,7	18	0,8	10	0,4	14	0,6	20	0,9

Récapitulation par périodes. (Nombres absolus.)

Années.	0 à 1 an.	1 à 19 ans.	20 à 39 ans.	40 à 59 ans.	60 ans et au-dessus.
1886	»	»	»	»	»
1887	41	1.663	2.457	469	120
1888	25	1.346	1.589	386	100
1889	26	1.190	1.532	307	95
1890	23	1.133	1.321	279	108
Totaux (4 ans)	115	5.335	6.599	1.441	426

Années.	0 à 1 an.	1 à 19 ans.	20 à 39 ans.	40 à 59 ans.	60 ans et au-dessus.
1891	20	933	1.227	260	69
1892	19	1.014	1.394	360	80
1893	9	865	1.211	316	65
1894	11	877	1.178	240	49
1895	9	723	967	160	44
Totaux (5 ans)	68	4.412	5.972	1.336	307

Années.	0 à 1 an.	1 à 19 ans.	20 à 39 ans.	40 à 59 ans.	60 ans et au-dessus.
1896	9	609	874	168	31
1897	22	793	922	161	32
1898	25	680	983	183	48
Totaux (3 ans)	56	2.082	2.779	512	111

III. — RÉPARTITION MENSUELLE POUR L'ENSEMBLE …LLES DE PLUS DE 30.000 HABITANTS (Groupes I, II et III réunis).

PROPORTIONS P… HABITANTS.

MOIS	1886 Nombre.	1886 Proportion.	1887 Nombre.	1887 Proportion.	1888 Nombre.	1888 Proportion.	1889 Nombre.	1889 Proportion.	1890 Nombre.	1890 Proportion.	1891 Nombre.	1891 Proportion.	1892 Nombre.	1892 Proportion.	1893 Nombre.	1893 Proportion.	1894 Nombre.	1894 Proportion.	1895 Nombre.	1895 Proportion.	1896 Nombre.	1896 Proportion.	1897 Nombre.	1897 Proportion.	1898 Nombre.	1898 Proportion.	MOIS
Janvier	277	4,42	335	5,27	376	5,83	259	3,90	271	4,00	244	3,51	188		202	2,86	139	1,95	92	1,28	163	2,23	111	1,52	99	1,36	Janvier
Février	264	4,21	288	4,58	250	3,88	201	3,08	158	2,31	196	2,88	187		170	2,41	131	1,84	97	1,35	137	1,88	87	1,19	92	1,26	Février
Mars	273	4,35	393	6,21	265	4,11	216	3,35	219	3,30	208	3,00	154		150	2,25	384	5,40	80	1,12	139	1,90	122	1,67	100	1,37	Mars
Avril	216	3,44	298	4,69	249	3,86	172	2,68	190	2,87	162	2,34	147		208	2,95	205	2,88	108	1,51	96	1,32	99	1,36	89	1,22	Avril
Mai	232	3,70	243	3,82	240	3,82	162	2,48	189	2,85	152	2,19	162		150	2,25	132	1,86	134	1,87	134	1,83	264	3,61	102	1,40	Mai
Juin	232	3,70	223	3,51	207	3,21	197	3,01	205	3,09	151	2,18	221		163	2,31	149	2,10	147	2,05	110	1,51	175	2,40	102	1,40	Juin
Juillet	228	3,64	314	4,94	263	4,08	282	4,31	190	2,87	189	2,73	299		249	3,53	198	2,78	136	1,90	200	2,74	186	2,55	129	1,77	Juillet
Août	341	5,44	508	7,99	320	4,96	368	5,63	280	4,23	224	3,23	357		315	4,47	271	3,81	184	2,57	195	2,67	223	3,06	183	2,51	Août
Septembre	299	4,77	554	8,70	369	5,72	295	4,51	288	4,35	237	3,42	361		288	4,08	237	3,33	242	3,37	140	1,92	211	2,89	223	3,05	Septembre
Octobre	385	6,14	433	6,81	343	5,32	304	4,65	319	4,82	264	3,81	341		226	3,20	195	2,74	300	4,18	148	2,03	206	2,82	306	4,19	Octobre
Novembre	329	5,25	331	5,21	280	4,34	276	4,22	299	4,51	265	3,82	265		195	2,76	146	2,05	227	3,16	131	1,79	136	1,86	245	3,36	Novembre
Décembre	390	6,22	529	8,32	283	4,39	416	6,37	261	3,94	218	3,15	237		131	1,86	163	2,29	162	2,26	98	1,34	110	1,51	249	3,41	Décembre
Totaux	3.466	55,28	4.430	60,99	3.451	53,58	3 151	48,21	2.864	43,23	2.509	36,20	2.867	41…	2.460	34,89	2.350	33,05	1.909	26,62	1.691	23,16	1.930	26,44	1.919	26,29	Totaux

IV. — RÉPARTITION DANS LES VILLES DE PLUS DE 30.000 HABITANTS

PENDANT LES TROIS PÉRIODES 1886-90, 1891-95 ET 1896-98. — PROPORTIONS POUR 10.000 HABITANTS.

Numéros d'ordre	Départements par groupement géographique du nord au sud	Noms des villes	Période 1886-90 (5 ans) — Nombres absolus 1886	1887	1888	1889	1890	Total	Moyenne annuelle	Proportion	Période 1891-95 (5 ans) — Nombres absolus 1891	1892	1893	1894	1895	Total	Moyenne annuelle	Proportion	Période 1896-98 (3 ans) — Nombres absolus 1896	1897	1898	Total	Moyenne annuelle	Proportion	Numéros d'ordre
1	Nord	Dunkerque	12	9	10	10	15	56	11	[illegible]	14	19	23	14	8	78	16	3,0	10	3	11	24	8	2,0	1
2		Tourcoing	13	11	31	20	25	100	20	[illegible]	20	18	14	8	15	74	15	2,2	16	11	9	36	12	1,6	2
3		Roubaix	27	26	28	28	36	145	29	[illegible]	34	30	46	19	26	155	31	2,5	11	21	17	49	16	1,3	3
4		Lille	39	35	22	51	48	195	39	2,9	22	18	59	36	36	171	34	1,6	13	8	26	47	16	0,7	4
5		Douai	13	15	10	6	10	54	11	[illegible]	8	14	12	9	5	48	10	3,2	3	5	2	10	3	0,9	5
6	Pas-de-Calais	Calais	10	31	23	20	27	111	22	5,7	21	12	26	15	5	79	16	2,8	3	10	18	31	10	1,8	6
7		Boulogne-sur-Mer	1	16	26	19	21	84	17	[illegible]	15	9	12	13	7	56	11	2,4	4	3	14	21	8	1,7	7
8	Somme	Amiens	27	44	29	25	39	159	32	3,9	30	33	39	17	20	139	28	3,2	16	25	24	65	22	2,5	8
9	Aisne	Saint-Quentin	10	9	6	8	29	62	12	[illegible]	16	12	3	4	5	39	8	1,6	6	13	10	29	10	2,0	9
10	Seine-Inférieure	Le Havre	82	409	298	91	113	983	197	17,2	94	175	120	270	151	800	160	13,5	57	42	46	135	45	3,3	10
11		Rouen	50	121	87	51	102	411	82	7,5	83	207	86	52	75	503	101	9,0	38	33	31	102	34	3,0	11
12	Calvados	Caen*	»	17	23	16	21	»	»	»	15	20	12	4	9	60	12	2,6	14	5	22	41	14	3,1	12
13	Manche	Cherbourg*	»	57	68	97	42	»	»	»	52	43	30	24	26	145	29	7,3	39	50	64	153	51	12,1	13
14	Ille-et-Vilaine	Rennes	33	31	35	27	29	155	31	4,5	25	28	25	21	20	118	24	3,5	28	17	33	78	26	3,8	14
15	Finistère	Brest	65	82	80	68	43	298	60	6,1	120	57	71	20	34	321	64	8,6	16	16	36	68	23	3,2	15
16	Morbihan	Lorient	58	40	113	89	101	391	78	15,9	30	20	16	38	45	151	30	7,1	34	33	47	114	38	9,2	16
17	Loire-Inférieure	Saint-Nazaire	2	24	10	14	12	62	12	[illegible]	7	10	2	9	8	36	7	2,3	3	3	5	11	4	1,3	17
18		Nantes	39	87	62	73	90	351	70	[illegible]	98	63	62	45	40	308	62	5,0	51	29	50	130	43	5,5	18
19	Maine-et-Loire	Angers*	10	5	17	11	3	»	»	»	5	2	2	4	2	»	»	»	»	»	»	»	»	»	19
20	Sarthe	Le Mans	44	12	32	11	20	110	22	4,1	13	17	8	11	39	88	18	3,0	12	45	18	75	25	4,2	20
21	Indre-et-Loire	Tours	53	54	35	41	26	209	42	7,9	19	25	26	23	10	112	22	3,5	26	16	16	58	19	3,9	21
22	Loiret	Orléans	23	9	12	20	21	85	17	[illegible]	27	24	13	21	10	95	19	2,9	20	24	16	60	20	3,5	22
23	Seine-et-Oise	Versailles	33	20	14	22	22	111	22	[illegible]	36	16	30	11	10	103	21	3,9	9	9	8	26	9	1,7	23
24	Seine	Boulogne-sur-Seine	13	7	17	25	18	80	16	5,5	11	23	15	8	13	70	14	1,9	5	6	7	18	6	1,5	24
25		Paris	954	1.386	756	1.008	656	4.759	952	[illegible]	436	691	570	697	271	2.706	541	2,2	202	209	256	767	256	1,0	25
26		Neuilly-sur-Seine	9	8	12	23	9	61	12	4,3	7	8	11	4	2	32	6	2,0	1	7	2	10	3	0,9	26
27		Levallois-Perret	18	31	20	25	18	112	22	[illegible]	11	20	25	22	11	87	17	3,9	5	3	9	17	6	1,3	27
28		Clichy	5	17	10	20	10	62	12	[illegible]	10	14	10	19	8	61	12	3,8	6	-	5	11	4	1,2	28
29		Saint-Ouen	4	37	10	5	9	65	13	5,6	22	23	10	4	1	60	12	4,2	3	5	6	14	5	1,5	29
30		Saint-Denis	15	32	21	21	20	109	22	[illegible]	17	35	35	12	12	114	23	4,4	11	11	15	37	12	2,2	30
31	Aube	Troyes	78	25	20	32	33	188	38	[illegible]	9	52	30	22	16	129	26	5,0	106	46	18	170	57	10,8	31
32	Marne	Reims	63	52	25	54	28	202	40	[illegible]	19	24	28	31	57	159	32	3,0	14	16	46	76	25	2,3	32
33	Meurthe-et-Moselle	Nancy	56	32	38	52	22	199	40	[illegible]	66	67	63	47	69	312	62	6,5	77	18	25	120	40	4,1	33
34	Doubs	Besançon	141	18	39	41	7	216	43	7,0	14	19	20	35	18	112	22	3,8	15	15	8	38	13	2,2	34
35	Côte-d'Or	Dijon	38	19	13	9	16	95	19	[illegible]	8	14	16	13	33	86	17	2,6	11	3	16	30	11	1,6	35
36	Cher	Bourges	14	21	21	14	5	75	15	[illegible]	9	10	5	4	2	30	6	1,5	1	7	17	25	8	1,8	36
37	Vienne	Poitiers*	2	»	»	21	22	»	»	»	»	»	3	8	1	»	»	»	3	13	2	18	6	1,5	37
38	Charente-Inférieure	Rochefort	21	27	23	11	25	107	21	6,5	6	9	5	4	12	36	7	2,1	5	7	8	21	7	2,0	38
39	Gironde	Bordeaux	159	222	157	82	119	739	142	5,4	82	71	83	65	78	379	76	3,9	42	49	41	132	44	1,7	39
40	Dordogne	Périgueux	13	20	9	12	6	60	12	[illegible]	4	15	8	-	7	34	7	2,2	3	2	6	11	4	1,3	40
41	Charente	Angoulême	36	132	53	31	14	266	53	[illegible]	4	11	12	10	5	61	8	2,1	25	13	12	50	17	4,5	41
42	Haute-Vienne	Limoges	24	18	23	59	35	169	30	[illegible]	27	21	31	10	7	96	19	2,5	12	5	22	39	13	1,7	42
43	Puy-de-Dôme	Clermont-Ferrand	58	30	15	13	16	132	26	5,4	12	33	26	15	12	98	20	4,0	15	11	12	38	13	2,6	43
44	Allier	Montluçon	6	-	16	14	11	47	9	[illegible]	3	3	10	6	11	33	7	2,3	1	1	4	6	2	0,6	44
45	Saône-et-Loire	Le Creusot	7	5	10	5	8	35	7	[illegible]	11	9	10	3	3	35	7	2,3	2	6	4	12	4	1,2	45
46	Loire	Roanne	8	4	2	2	1	17	3	[illegible]	12	7	10	4	10	43	9	2,8	2	3	7	12	4	1,9	46
47		Saint-Étienne	22	39	25	50	40	176	35	[illegible]	35	65	36	26	35	185	38	2,8	24	35	43	102	34	2,5	47
48	Rhône	Lyon	165	125	87	117	101	575	115	[illegible]	113	89	127	115	76	520	104	2,2	79	101	136	316	105	2,2	48
49	Isère	Grenoble	14	24	18	11	30	97	19	3,4	23	23	13	17	10	86	17	2,7	21	11	13	45	15	2,3	49
50	Alpes-Maritimes	Nice	35	49	90	80	35	289	58	6,5	20	80	28	12	21	161	32	3,1	18	41	153	212	71	6,6	50
51	Var	Toulon	57	30	22	49	81	248	50	[illegible]	83	93	105	93	105	479	96	11,1	98	89	95	282	94	6,6	51
52	Vaucluse	Avignon	25	44	28	16	26	139	28	[illegible]	28	16	16	9	17	84	17	3,2	37	23	36	96	32	7,2	52
53	Gard	Nîmes	53	68	58	52	65	266	53	7,3	44	47	39	33	29	192	38	5,2	24	35	30	89	30	4,5	53
54	Bouches-du-Rhône	Marseille	385	472	385	330	313	1.885	377	[illegible]	325	287	216	215	227	1.270	254	5,9	185	510	184	879	293	6,5	54
55	Hérault	Montpellier	48	74	79	68	33	302	60	[illegible]	25	33	39	25	26	149	30	4,2	41	52	54	147	49	5,9	55
56		Cette	41	63	46	20	37	186	37	10,1	18	17	14	9	20	77	15	4,4	27	22	19	68	23	7,1	56
57		Béziers	33	52	55	37	42	219	44	[illegible]	23	17	19	13	14	92	18	3,9	7	14	24	45	15	5,1	57
58	Pyrénées-Orientales	Perpignan	33	27	27	30	29	146	29	[illegible]	30	21	17	10	16	94	19	5,5	7	20	15	42	14	4,2	58
59	Haute-Garonne	Toulouse	157	133	148	36	108	582	116	7,5	91	51	30	32	30	234	47	3,8	40	50	43	153	51	3,4	59
60	Basses-Pyrénées	Pau	16	12	6	9	12	55	12	[illegible]	4	14	8	3	12	41	8	2,1	5	5	3	13	4	1,2	60

(*) Renseignements incomplets pour tout ou partie des périodes.

V. — RÉSULTATS GÉNÉRAUX ET RÉCAPITULATIFS EXTRAITS DES DIVERS TABLEAUX QUI PRÉCÈDENT.

		PÉRIODE 1886-1890 5 ans (sauf exceptions indiquées.)			PÉRIODE 1891-1895 5 ans.			PÉRIODE 1896-1898 3 ans.		
		NOMBRES ABSOLUS		Proportion pr 10.000 habit.	NOMBRES ABSOLUS		Proportion pr 10.000 habit.	NOMBRES ABSOLUS		Proportion pr 10.000 habit.
		Total.	Moyenne annuelle		Total.	Moyenne annuelle		Total.	Moyenne annuelle	
I Répartition générale par périodes.	Villes de plus de 30,000 hab.	17.382	3.476	*3,4*	12.095	2.419	*3,4*	5.540	1.846	2,[illegible]
	Villes de 10.001 à 30,000 hab.	7.657	1.531	*5,0*	9.330	1.866	*3,5*	4.011	1.337	[illegible]
	Villes de 5.001 à 10.000 hab. (*) 2 ans.	*1.608	804	*3,5*						
	TOTAUX	26.647	5.811	*4,0*	21.425	4.285	*3,4*	9.551	3.183	2,[illegible]
	Proportions extrêmes	6,6 en 1887 4,3 et 4,5 en 1889-90			4,2 en 1892 2,7 en 1895			2,6 en 1898 2,3 en 1896		
	Proportion par rapport au nombre des décès de toutes causes.	2,0 0/0 1 sur 48,5			1,5 0/0 1 sur 68,5			1,1 0/0 1 sur 86,9.		
II Répartition par groupes de villes.	I. Paris	4.759	952	*4,1*	2.705	541	*2,2*	767	255	*1,0*
	II. Villes de 100,001 à 467,000 h.	6.214	1.243	*6,0*	4.686	937	*4,3*	2.333	778	*3,4*
	III. Villes de 30.001 à 100,000 h.	6.409	1.282	*6,2*	4.704	941	*3,9*	2.440	813	*3,5*
	IV. Villes de 20,001 à 30,000 h.	3.161	632	*5,2*	2.363	472	*3,8*	1.195	398	*2,9*
	V. Villes de 10,001 à 20,000 h.	4.496	899	*4,9*	3.178	636	*3,4*	1.343	448	*2,4*
	VI. Villes de 5.001 à 10.000 h. (*) 2 ans.	*1.608	804	*3,5*	3.789	758	*3,3*	1.471	490	*2,1*
III Répartition par groupes d'âge dans les villes de plus de 30.000 habit. Proport. p. 10.000 de ch. groupe	de 0 à 1 an	*145	29	*3,3*	68	13	*1,3*	56	18	*1,7*
	de 1 à 19 ans	5.335	1.334	*7,2*	4.412	882	*4,4*	2.082	694	*3,3*
	de 20 à 39 ans	6.599	1.650	*6,6*	5.972	1.194	*4,4*	2.779	926	*3,4*
	de 40 à 59 ans	1.441	360	*2,4*	1.336	267	*1,7*	512	171	*1,0*
	de 60 ans et au-dessus (*) 1re période : 4 ans (1887-1890).	426	106	*1,8*	307	61	*0,9*	111	37	*0,5*
IV Répartition par saisons dans les villes de plus de 30.000 habit.	Hiver (décemb., janv., fév.) (*) Moins décembre 1885.	*4.292	938	*1,4*	2.605	521	*0,7*	1.059	353	*0,5*
	Printemps (mars, avril, mai)	3.568	713	*1,1*	2.554	511	*0,7*	1.145	381	*0,5*
	Été (juin, juillet, août)	4.158	831	*1,3*	3.253	650	*0,9*	1.503	501	*0,7*
	Automne (sept., oct., nov.)	5.103	1.021	*1,6*	3.787	757	*1,1*	1.746	582	*0,8*
V Répartition par villes de plus de 30.000 habit. Moyennes annuelles et proportions pour 10,000 habit.	Moyenne générale annuelle	de 1,0 à 19,0			de 1,3 à 13,6			de 0,6 à 12,4		
	Villes ayant présenté une moyenne supérieure à 8,0	Le Havre 17,3 Brest 8,1 Lorient 10,0 Angoulême 15,0 Marseille 9,6 Montpellier 9,5 Cette 10,1 Béziers 10,0 Perpignan 8,5			Le Havre 13,6 Rouen 9,0 Brest 8,6 Toulon 11,1			Cherbourg 12,4 Lorient 9,[illegible] Troyes 10,8 Toulon 9,9		
	Villes ayant présenté une moyenne inférieure à 1,5	Roanne 1,0			Bourges 1,3			Roubaix 1,3 Lille 0,7 Douai 0,9 Saint-Nazaire 1,3 Paris 1,0 Neuilly 0,9 Levallois-Perret 1,3 Clichy 1,3 Périgueux 1,3 Montluçon 0,6 Le Creusot 1,[illegible] Roanne 1,[illegible] Pau 1,[illegible]		

STATISTIQUE SANITAIRE DES VILLES DE FRANCE

V

DÉCÈS PAR DIPHTÉRIE

(CROUP, ANGINE COUENNEUSE)

DE 1886 À 1898

(13 ans)

NOMBRES ABSOLUS ET PROPORTIONNELS

Villes de plus de 5.000 habitants.

I. — RÉPARTITION GÉNÉRALE ANNUELLE PAR GROUPES DE VILLES.

Villes de plus de 30.000 habitants.

II. — RÉPARTITION ANNUELLE PAR GROUPES DE VILLES ET PAR AGES.

III. — RÉPARTITION MENSUELLE.

IV. — RÉPARTITION PAR VILLES.

V. — RÉSULTATS GÉNÉRAUX ET RÉCAPITULATIFS.

DÉCÈS PAR DIPHTÉRIE DE 1886 À 1898.

I. — RÉPARTITION GÉNÉRALE PAR GROUPES DE VILLES DE PLUS DE 5.000 HABITANTS

PROPORTIONS POUR 100.000 HABITANTS

GROUPES DE VILLES	1886 Nombre absolu.	1886 Proportion	1887 Nombre absolu.	1887 Proportion	1888 Nombre absolu.	1888 Proportion	1889 Nombre absolu.	1889 Proportion	1890 Nombre absolu.	1890 Proportion	1891 Nombre absolu.	1891 Proportion	1892 Nombre absolu.	1892 Proportion	1893 Nombre absolu.	1893 Proportion	1894 Nombre absolu.	1894 Proportion	1895 Nombre absolu.	1895 Proportion	1896 Nombre absolu.	1896 Proportion	1897 Nombre absolu.	1897 Proportion	1898 Nombre absolu.	1898 Proportion
I. Paris	1.512	6,6	1.585	6,9	1.729	7,4	1.706	7,2	1.668	[illegible]	1.361	5,6	1.408	5,7	1.266	5,1	1.009	4,1	435	1,7	444	1,8	298	1,2	259	1,0
II. Villes de 100.001 à 467.000 habitants	1.294	6,4	1.426	7,0	1.372	6,6	1.243	5,9	1.651	[illegible]	1.480	6,9	1.398	6,4	1.287	5,8	1.050	4,7	546	2,4	454	1,9	317	1,3	301	1,3
III. Villes de 30.001 à 100.000 habitants	1 022	5,1	1.084	5,3	1.147	5,5	1.242	5,9	982	[illegible]	1.085	4,5	978	4,1	1.244	5,2	821	3,4	405	1,6	441	1,8	282	1,2	338	1,4
IV. Villes de 20.001 à 30.000 habitants	330	4,5	664	5,5	700	5,7	761	6,2	600	[illegible]	685	5,6	643	5,2	664	5,4	450	3,6	179	1,4	205	1,5	174	1,3	159	1,2
V. Villes de 10.001 à 20.000 habitants	701	3,9	1.176	6,5	1.070	5,8	940	5,0	960	[illegible]	812	4,5	719	3,9	750	4,1	598	3,2	262	1,4	248	1,3	194	1,0	242	1,3
VI. Villes de 5.001 à 10.000 habitants	»	»	»	»	»	»	1.096	4,8	989	[illegible]	950	4,1	877	3,8	1.020	4,4	846	3,6	436	1,8	415	1,8	285	1,2	289	1,2
TOTAUX GÉNÉRAUX — Villes de plus de 10.000 h.	5.059	5,4	5.985	6,3	6.018	6,3	5.892	6,1	5.861	[illegible]	5.423	5,4	5.141	5,1	5.211	5,1	3.928	3,8	1.827	1,8	1.792	1,7	1.265	1,2	1.299	1,2
TOTAUX GÉNÉRAUX — Villes de plus de 5.000 h.	»	»	»	»	»	»	6.988	5,9	6.850	[illegible]	6.373	5,2	6.018	4,9	6.231	5,0	4.774	2,8	2.263	1,8	2.207	1,7	1.550	1,3	1.588	1,2

II. — RÉPARTITION PAR GROUPES D'AGES DANS LES VILLES DE PLUS DE 30.000 HABITANTS

PROPORTIONS POUR 10.000 INDIVIDUS DE CHAQUE GROUPE

GROUPES DE VILLES	D'AGE	1886 Nombre absolu.	1886 Proportion	1887 Nombre absolu.	1887 Proportion	1888 Nombre absolu.	1888 Proportion	1889 Nombre absolu.	1889 Proportion	1890 Nombre absolu.	1890 Proportion	1891 Nombre absolu.	1891 Proportion	1892 Nombre absolu.	1892 Proportion	1893 Nombre absolu.	1893 Proportion	1894 Nombre absolu.	1894 Proportion	1895 Nombre absolu.	1895 Proportion	1896 Nombre absolu.	1896 Proportion	1897 Nombre absolu.	1897 Proportion	1898 Nombre absolu.	1898 Proportion
I. Paris	de 0 à 1 an	»	»	141	50,4	219	76,8	122	42,9	118	[illegible]	80	26,5	87	28,0	66	21,4	54	17,4	31	9,9	44	13,9	36	11,3	26	8,2
	de 1 à 19 ans	»	»	1.412	23,8	1.476	24,5	1.538	25,2	1.514	[illegible]	1.255	20,0	1.287	20,5	1.163	18,3	928	14,5	385	6,0	378	5,8	252	3,9	221	3,5
	de 20 à 39 ans	»	»	21	0,2	26	0,3	25	0,7	18	[illegible]	18	0,2	23	0,2	24	0,2	21	0,2	11	0,1	12	0,1	5	0,6	6	0,1
	de 40 à 59 ans	»	»	5	0,1	5	0,1	15	0,3	8	[illegible]	5	0,1	3	0,0	8	0,1	6	0,1	5	0,1	8	0,1	3	0,0	2	0,0
	de 60 ans et au-dessus	»	»	6	0,3	8	0,2	6	0,3	10	[illegible]	3	0,1	3	0,1	5	0,2	5	0,2	8	0,1	7	0,3	2	0,1	4	0,2
II. Villes de 100.001 à 467.000 habit.	de 0 à 1 an	»	»	131	47,0	128	44,5	142	47,8	156	[illegible]	118	37,4	112	35,0	97	29,9	74	22,5	45	13,5	46	13,1	42	11,9	44	12,5
	de 1 à 19 ans	»	»	1.251	20,8	1.209	19,8	1.067	17,2	1.458	[illegible]	1.320	20,6	1.256	19,4	1.140	17,6	932	14,5	489	7,4	394	5,6	260	3,7	251	3,6
	de 20 à 39 ans	»	»	23	0,3	20	0,3	17	0,2	24	[illegible]	27	0,3	17	0,2	28	0,3	14	0,2	8	0,1	6	0,1	11	0,1	4	0,0
	de 40 à 59 ans	»	»	11	0,2	11	0,2	11	0,2	7	[illegible]	11	0,2	7	0,1	11	0,2	6	0,1	3	0,1	5	0,1	3	0,0	2	0,0
	de 60 ans et au-dessus	»	»	10	0,5	4	0,2	6	0,3	6	[illegible]	4	0,2	6	0,3	5	0,2	4	0,2	1	0,0	3	0,1	1	0,0	-	-
III. Villes de 30.001 à 100.000 habit.	de 0 à 1 an	»	»	208	68,8	135	44,0	150	48,3	107	[illegible]	112	31,6	119	33,4	135	37,7	76	21,1	41	11,4	46	12,6	29	8,0	25	6,9
	de 1 à 19 ans	»	»	834	13,5	948	15,2	1.021	16,1	808	[illegible]	910	12,7	821	11,3	1.058	14,4	706	9,5	339	4,5	351	4,7	242	3,2	291	3,9
	de 20 à 39 ans	»	»	14	0,2	43	0,6	35	0,4	32	[illegible]	34	0,4	24	0,3	34	0,4	26	0,3	10	0,1	27	0,3	9	0,1	15	0,2
	de 40 à 59 ans	»	»	12	0,3	11	0,2	18	0,4	16	[illegible]	17	0,3	8	0,2	9	0,2	8	0,2	9	0,2	14	0,3	1	0,0	4	0,1
	de 60 ans et au-dessus	»	»	16	0,8	10	0,5	18	0,9	19	[illegible]	12	0,5	6	0,3	8	0,3	5	0,2	6	0,2	3	0,1	1	0,0	3	0,1

RÉCAPITULATION PAR PÉRIODES. (Nombres absolus.)

Années.	0 à 1 an.	1 à 19 ans.	20 à 39 ans.	40 à 59 ans.	60 ans et au-dessus.
1886	»	»	»	»	»
1887	480	3.497	58	28	32
1888	482	3.633	89	27	17
1889	414	3.626	77	44	30
1890	381	3.780	74	31	35
TOTAUX (4 ans)	1.757	14.536	298	130	114
1891	310	3.485	79	33	19
1892	318	3.364	64	18	15
1893	298	3.367	86	28	18
1894	204	2.581	61	20	14
1895	117	1.213	29	17	10
TOTAUX (5 ans)	1.247	14.010	319	116	76
1896	136	1.118	45	27	13
1897	107	754	25	7	4
1898	95	763	25	8	7
TOTAUX (3 ans)	338	2.635	95	42	24

III. – RÉPARTITION MENSUELLE POUR L'ENSEMBLE DES VILLES DE PLUS DE 30.000 HABITANTS (Groupes I, II et III réunis).

PROPORTIONS POUR 100.000 HABITANTS.

MOIS	1886 Nombre.	1886 Proportion.	1887 Nombre.	1887 Proportion.	1888 Nombre.	1888 Proportion.	1889 Nombre.	1889 Proportion.	1890 Nombre.	1890 Proportion.	1891 Nombre.	1891 Proportion.	1892 Nombre.	1892 Proportion.
Janvier	463	7,38	441	6,94	465	7,21	464	7,10	317	4,78	407	[illegible]	329	4,71
Février	398	6,35	408	6,42	454	7,04	415	6,35	386	5,83	456	[illegible]	390	5,58
Mars	425	6,78	476	7,53	458	7,10	499	7,64	442	6,67	440	[illegible]	362	5,18
Avril	388	6,19	415	6,53	428	6,64	424	6,49	400	6,04	379	[illegible]	352	5,04
Mai	367	5,85	374	5,88	423	6,56	360	5,51	399	6,02	329	[illegible]	340	4,86
Juin	246	3,92	266	4,21	288	4,47	299	4,57	343	5,18	276	[illegible]	275	3,93
Juillet	266	4,24	241	3,79	278	4,31	267	4,09	330	4,98	240	[illegible]	263	3,76
Août	205	3,27	238	3,74	234	3,63	262	4,00	263	3,96	225	[illegible]	237	3,39
Septembre	153	2,44	195	3,07	175	2,67	235	3,60	250	3,77	185	[illegible]	226	3,23
Octobre	256	4,08	255	4,01	285	4,42	219	3,35	325	4,91	225	[illegible]	255	3,65
Novembre	272	4,34	328	5,16	319	4,95	325	4,97	354	5,34	307	[illegible]	334	4,78
Décembre	389	6,20	413	6,50	431	6,68	418	6,39	493	7,44	382	[illegible]	416	5,95
Totaux	3.828	61,06	4.105	64,59	4.238	65,80	4.191	64,12	4.301	64,92	3.926	[illegible]	3.779	54,06

MOIS	1893 Nombre.	1893 Proportion.	1894 Nombre.	1894 Proportion.	1895 Nombre.	1895 Proportion.	1896 Nombre.	1896 Proportion.	1897 Nombre.	1897 Proportion.	1898 Nombre.	1898 Proportion.
Janvier	429	6,08	364	5,12	189	2,63	150	2,05	111	1,52	101	1,38
Février	381	5,40	316	4,44	166	2,31	162	2,22	99	1,36	110	1,51
Mars	468	6,64	361	5,08	142	1,98	129	1,77	103	1,41	94	1,29
Avril	397	5,63	304	4,28	140	1,95	143	1,96	107	1,47	90	1,23
Mai	362	5,13	312	4,39	100	1,39	147	2,01	80	1,10	65	0,89
Juin	309	4,38	220	3,09	73	1,02	92	1,26	53	0,73	60	0,82
Juillet	232	3,29	189	2,66	78	1,09	96	1,32	52	0,71	61	0,84
Août	218	3,09	151	2,12	74	1,03	85	1,16	41	0,56	49	0,67
Septembre	177	2,51	142	2,00	67	0,93	66	0,90	39	0,53	45	0,62
Octobre	205	2,91	129	1,81	85	1,19	69	0,95	56	0,77	61	0,84
Novembre	267	3,78	190	2,67	102	1,42	84	1,15	58	0,79	63	0,86
Décembre	352	4,99	202	2,84	170	2,37	116	1,59	98	1,34	99	1,36
Totaux	3.797	53,85	2.880	40,50	1.386	19,32	1.339	18,30	897	12,29	898	12,30

IV. — RÉPARTITION DANS LES VILLES DE PLUS DE 30.000 HABITANTS

PENDANT LES TROIS PÉRIODES 1886-90, 1891-95, 1896-98. — PROPORTIONS POUR 10.000 HABITANTS.

NUMÉROS D'ORDRE	DÉPARTEMENTS par groupement géographique du nord au sud.	NOMS DES VILLES	Période 1886-90 (5 ans.) Nombres absolus 1886	1887	1888	1889	1890	Total.	Moyenne annuelle	PROPORTION	Période 1891-95 (5 ans.) Nombres absolus 1891	1892	1893	1894	1895	Total.	Moyenne annuelle	PROPORTION	Période 1896-98 (3 ans.) Nombres absolus 1896	1897	1898	Total.	Moyenne annuelle	PROPORTION	NUMÉROS D'ORDRE
1	Nord	Dunkerque	25	23	18	37	29	132	26	[illegible]	18	14	59	34	9	122	24	5,9	10	4	3	17	6	1,5	1
2		Tourcoing	3	25	19	75	78	201	40	[illegible]	80	78	75	21	6	260	52	7,5	11	9	8	28	9	1,2	2
3		Roubaix	66	70	57	46	20	239	48	[illegible]	57	127	107	56	23	368	80	6,7	26	21	15	62	21	1,7	3
4		Lille	45	87	92	123	103	450	90	[illegible]	98	117	114	110	46	485	97	4,7	31	27	37	95	32	1,5	4
5		Douai	7	5	16	20	13	61	12	[illegible]	15	7	3	7	3	35	7	2,2	1	1	2	4	1	0,3	5
6	Pas-de-Calais	Calais	35	16	46	28	25	137	27	[illegible]	14	5	16	30	10	75	15	2,6	27	8	9	44	15	2,7	6
7		Boulogne-sur-Mer	25	32	18	21	35	130	26	[illegible]	27	15	37	26	14	119	24	5,2	19	8	5	32	11	2,1	7
8	Somme	Amiens	75	72	41	29	13	233	47	[illegible]	22	20	57	42	31	181	36	4,2	31	16	3	50	17	1,9	8
9	Aisne	Saint-Quentin	9	6	18	5	23	61	12	[illegible]	6	10	5	22	11	54	11	2,3	12	8	12	32	11	2,2	9
10	Seine-Inférieure	Le Havre	80	50	57	51	59	291	58	[illegible]	43	50	55	59	31	238	46	3,9	25	21	10	56	19	1,6	10
11		Rouen	67	46	63	59	45	279	56	[illegible]	43	37	90	160	144	474	95	8,5	49	26	18	93	31	2,7	11
12	Calvados	*Caen**	3	3	6	3	4	»	»	[illegible]	21	22	19	19	9	90	18	3,9	3	1	4	8	3	0,7	12
13	Manche	*Cherbourg**	5	10	8	10	4	»	»	[illegible]	12	16	42	34	10	114	23	5,8	10	4	2	16	5	1,2	13
14	Ille-et-Vilaine	Rennes	66	22	10	20	19	136	27	[illegible]	51	30	57	24	14	176	35	5,1	16	11	13	50	13	1,9	14
15	Finistère	Brest	32	37	61	35	30	194	39	[illegible]	62	68	67	53	18	268	54	6,7	27	28	14	69	21	2,2	15
16	Morbihan	Lorient	73	35	20	21	11	160	33	[illegible]	13	8	22	20	15	78	16	3,8	8	3	2	13	4	1,0	16
17	Loire-Inférieure	Saint-Nazaire	22	9	25	30	46	132	26	[illegible]	42	7	25	8	1	83	17	5,5	7	5	4	15	5	1,6	17
18		Nantes	96	75	56	35	50	312	62	[illegible]	28	32	65	37	19	181	36	2,2	26	7	11	44	15	1,2	18
19	Maine-et-Loire	*Angers**	42	16	9	10	1	»	»	[illegible]	2	3	1	3	»	»	»	»	»	»	1	»	»	»	19
20	Sarthe	Le Mans	24	27	75	62	35	220	44	[illegible]	68	27	11	8	5	[illegible]	20	4,1	8	6	3	17	6	1,6	20
21	Indre-et-Loire	Tours	8	10	29	37	36	120	24	[illegible]	29	26	12	30	14	111	22	4,5	12	6	2	20	7	1,1	21
22	Loiret	Orléans	17	16	25	59	22	139	28	[illegible]	24	31	26	21	13	115	23	4,5	9	9	9	27	9	1,3	22
23	Seine-et-Oise	Versailles	19	50	21	12	13	115	23	[illegible]	18	16	14	8	7	63	13	2,1	10	4	2	16	5	0,9	23
24	Seine	Boulogne-sur-Seine	4	17	17	11	25	74	15	[illegible]	21	12	28	6	7	74	15	4,1	3	5	6	14	5	1,3	24
25		Paris	1.512	1.583	1.729	1.706	1.698	8.200	1.640	[illegible]	1.261	1.408	1.266	1.088	435	5.473	1.095	4,4	511	238	250	1.001	334	1,3	25
26		Neuilly-sur-Seine	5	8	5	11	10	40	8	[illegible]	29	20	8	7	1	65	13	4,2	4	-	2	6	2	0,6	26
27		Levallois-Perret	20	65	38	45	22	200	40	[illegible]	17	28	50	21	5	121	24	5,6	7	3	5	15	5	1,1	27
28		Clichy	20	30	52	23	15	149	30	[illegible]	23	24	45	18	13	123	25	7,8	7	5	6	18	6	1,5	28
29		Saint-Ouen	15	20	26	27	18	106	21	[illegible]	23	31	26	9	3	96	19	6,7	5	2	10	17	6	2,9	29
30		Saint-Denis	17	20	30	47	26	169	35	[illegible]	18	9	27	25	12	91	18	3,1	12	13	6	31	10	1,3	30
31	Aube	Troyes	8	23	32	36	32	131	26	[illegible]	31	38	16	14	10	112	22	4,3	17	6	4	27	9	1,7	31
32	Marne	Reims	56	65	106	73	81	370	76	[illegible]	80	62	50	40	34	216	53	4,4	43	18	15	76	25	2,3	32
33	Meurthe-et-Moselle	Nancy	15	14	25	31	13	98	20	[illegible]	13	24	36	52	23	155	31	3,1	7	7	17	31	10	1,9	33
34	Doubs	Besançon	15	17	10	24	48	114	23	[illegible]	20	22	24	11	2	85	17	3,0	5	5	22	32	11	1,9	34
35	Côte-d'Or	Dijon	17	23	18	14	7	79	16	[illegible]	4	11	10	21	9	55	11	1,7	7	16	16	37	12	1,8	35
36	Cher	Bourges	11	7	10	44	21	93	18	[illegible]	12	18	13	8	5	56	11	4,3	6	-	2	8	3	0,7	36
37	Vienne	*Poitiers**	8	2	»	»	»	»	»	[illegible]	»	»	9	4	2	»	»	»	7	10	31	58	16	4,1	37
38	Charente-Inférieure	Rochefort	23	23	6	4	8	64	13	[illegible]	36	23	20	5	3	85	17	5,0	10	3	6	19	6	1,8	38
39	Gironde	Bordeaux	61	174	173	105	110	643	127	[illegible]	77	67	80	59	24	307	61	2,1	10	23	35	68	23	0,9	39
40	Dordogne	Périgueux	40	25	24	19	20	100	20	[illegible]	20	2	6	5	2	35	7	2,2	2	1	6	9	3	1,0	40
41	Charente	Angoulême	3	9	18	8	13	51	10	[illegible]	17	12	11	10	6	56	11	3,0	5	6	4	15	5	1,3	41
42	Haute-Vienne	Limoges	28	25	31	16	11	111	22	[illegible]	10	21	34	22	18	127	25	3,3	13	13	9	35	12	1,5	42
43	Puy-de-Dôme	Clermont-Ferrand	-	4	17	28	31	80	16	[illegible]	23	22	32	14	4	95	19	3,8	2	5	3	9	3	0,6	43
44	Allier	Montluçon	43	-	3	8	6	62	12	[illegible]	10	7	33	7	8	65	9	3,0	7	5	6	17	6	1,9	44
45	Saône-et-Loire	Le Creusot	31	12	11	8	3	65	13	[illegible]	1	1	3	4	.	9	2	6,7	4	-	1	5	2	0,6	45
46	Loire	Roanne	14	9	-	2	10	35	7	[illegible]	16	27	3	3	6	55	11	3,4	5	3	3	11	4	1,3	46
47		Saint-Étienne	76	137	94	72	58	437	87	[illegible]	28	50	84	34	16	210	42	3,7	20	17	33	70	23	1,7	47
48	Rhône	Lyon	145	173	173	220	335	1.046	210	[illegible]	259	276	219	110	69	933	187	1,2	56	65	45	166	55	1,2	48
49	Isère	Grenoble	84	95	85	111	66	441	89	[illegible]	25	13	37	38	17	130	26	1,5	19	3	5	27	9	1,1	49
50	Alpes-Maritimes	Nice	94	81	93	79	30	377	75	[illegible]	15	38	56	37	13	159	32	1,1	4	15	15	32	11	1,0	50
51	Var	Toulon	65	128	62	96	41	338	67	[illegible]	27	16	18	11	8	66	16	1,8	21	6	12	39	13	1,4	51
52	Vaucluse	Avignon	2	1	9	22	62	96	15	[illegible]	16	12	29	4	14	73	15	3,4	3	4	3	10	3	0,7	52
53	Gard	Nîmes	15	16	26	42	65	164	29	[illegible]	17	18	25	17	4	82	16	2,2	9	5	21	35	12	1,6	53
54	Bouches-du-Rhône	Marseille	581	524	508	303	675	2.611	522	[illegible]	779	573	565	336	122	2.175	435	10,2	161	54	62	267	89	2,9	54
55	Hérault	Montpellier	27	61	60	56	40	244	49	[illegible]	39	37	41	17	13	147	29	1,9	15	11	8	34	11	1,5	55
56		Cette	52	20	37	44	41	194	39	[illegible]	31	61	51	15	8	165	33	9,5	2	3	20	25	8	2,5	56
57		Béziers	23	37	23	32	30	145	29	[illegible]	53	29	22	18	2	115	23	5,9	9	5	3	17	6	1,2	57
58	Pyrénées-Orientales	Perpignan	22	20	31	25	18	116	23	[illegible]	26	13	5	9	4	51	10	2,9	4	8	2	14	5	1,4	58
59	Haute-Garonne	Toulouse	44	85	58	45	60	262	52	[illegible]	30	27	29	68	21	165	31	2,1	17	22	6	45	15	1,6	59
60	Basses-Pyrénées	Pau	15	2	16	6	16	55	11	[illegible]	16	6	5	5	-	32	6	1,8	3	1	3	7	2	0,6	60

(*) Renseignements incomplets pour tout ou partie des périodes.

V. — RÉSULTATS GÉNÉRAUX ET RÉCAPITULATIFS EXTRAITS DES DIVERS TABLEAUX QUI PRÉCÈDENT.

		PÉRIODE 1886-90 5 ans (sauf exceptions indiquées).			PÉRIODE 1891-95 5 ans.			PÉRIODE 1896-9 3 ans.		
		NOMBRES ABSOLUS		Proportion p^r 10.000 habit.	NOMBRES ABSOLUS		Proportion p^r 10.000 habit.	NOMBRES ABSOLUS		Pro-portion p^r 10.000 hab.
		Total.	Moyenne annuelle		Total.	Moyenne annuelle		Total.	Moyenne annuelle	
I Répartition générale par périodes.	Villes de plus de 30.000 hab...	20.663	4.133	6,4	15.768	3.154	4,5	3.134	1.045	
	Villes de 10.001 à 30.000 hab..	8.102	1.620	5,3	9.891	1.978	3.7	2.211	737	
	Villes de 5.001 à 10.000 hab... (*) 2 ans	*2.085	1.042	4,6						
	TOTAUX.......	30.850	6.795	5,8	25.659	5.132	4,1	5.345	1.782	
	Proportions extrêmes...	6,3 en 1887-88 5,7 en 1890			5,2 en 1891 1,8 en 1895			1,7 en 1896 1,2 en 1897-9		
	Proportion par rapport au nombre des décès de toutes causes..	2,3 o/o 1 sur 43,7			1,7 o/o 1 sur 57,1			0,6 o/o 1 sur 156,2		
II Répartition par groupes de villes.	I. Paris................	8.200	1.640	7,0	5.474	1.095	4,4	1.001	334	
	II. Villes de 100.001 à 467.000 h.	6.986	1.397	6,8	5.761	1.152	5,3	1.072	357	
	III. Villes de 30.001 à 100.000 h.	5.477	1.095	5,3	4.533	907	3,8	1.061	354	
	IV. Villes de 20.001 à 30.000 h..	3.255	651	5,3	2.621	524	4,2	538	179	
	V. Villes de 10.001 à 20.000 h..	4.847	969	5,3	3.141	628	3,4	684	228	
	VI. Villes de 5.001 à 10.000 h.. (*) 2 ans.	*2.085	1.042	4,6	4.129	826	3,6	989	330	
III Répartition par groupes d'âges dans les villes de plus de 30.000 habit. Proport. p. 10.000 de ch. groupe	de 0 à 1 an...............	*1.757	439	49,4	1.247	249	25,1	338	113	
	de 1 à 19 ans............	14.536	3.634	19,6	14.010	2.802	13,9	2.635	878	
	de 20 à 39 ans...........	298	74	0,3	319	64	0,2	95	32	
	de 40 à 59 ans...........	130	32	0,2	116	23	0,1	42	14	
	de 60 ans et au-dessus....... (*) 1re période : 4 ans (1887-90).	114	28	0,3	76	15	0,2	24	8	
IV Répartition par saisons dans les villes de plus de 30.000 hab.	Hiver (décemb., janv., fév.).. (*) Moins décembre 1885.	5.865	1.255	1,9	5.338	1.068	1,5	1.117	372	
	Printemps (mars, avril, mai)...	6.280	1.256	1,9	4.788	957	1,3	958	319	
	Été (juin, juillet, août).......	4.027	805	1,2	3.069	614	0,9	589	196	
	Automne (sept., oct., nov.)...	3.998	800	1,2	2.896	579	0,8	541	180	
V Répartition par villes de plus de 30.000 hab. Moyennes annuelles et proportions pour 10.000 hab.	Moyenne générale annuelle...	de 2,3 à 15,9.			de 0,7 à 10,2.			de 0,3 à 4,1		
	Villes ayant présenté une moyenne supérieure à 6,9.......	Lorient......... 8,0 Saint-Nazaire..... 9,1 Le Mans......... 7,6 Paris........... 7,0 Levallois-Perret.. 10,8 Clichy.......... 10,6 Saint-Ouen....... 9,0 Saint-Denis...... 7,0 Reims........... 7,3 Grenoble........ 15,9 Nice............ 8,8 Toulon.......... 9,1 Marseille........ 13,3 Montpellier...... 7,7 Cette........... 10,7			Tourcoing........ 7,5 Rouen........... 8,5 Clichy........... 7,8 Marseille........ 10,2 Cette............ 9,6					
	Villes ayant présenté une moyenne inférieure à 1,0.........				Le Creusot....... 0,7			Douai.......... Versailles....... Neuilly.......... Bourges......... Bordeaux....... Clermont-Ferrand. Le Creusot...... Avignon......... Pau............		

VI

DÉCÈS PAR ROUGEOLE

DE 1886 À 1898

(13 ans)

NOMBRES ABSOLUS ET PROPORTIONNELS.

Villes de plus de 5.000 habitants.

I. — RÉPARTITION GÉNÉRALE ANNUELLE PAR GROUPES DE VILLES.

Villes de plus de 30.000 habitants.

II. — RÉPARTITION ANNUELLE PAR GROUPES DE VILLES ET PAR AGES.

III. — RÉPARTITION PAR VILLES.

IV. — RÉSULTATS GÉNÉRAUX ET RÉCAPITULATIFS.

DÉCÈS PAR ROUGEOLE DE 1886 À 1898.

I. — RÉPARTITION GÉNÉRALE PAR GROUPES DE VILLES DE PLUS DE 5.000 HABITANTS

PROPORTIONS POUR 10.000 HABITANTS

GROUPES DE VILLES	1886 Nombre absolu.	1886 Proportion	1887 Nombre absolu.	1887 Proportion	1888 Nombre absolu.	1888 Proportion	1889 Nombre absolu.	1889 Proportion	1890 Nombre absolu.	1890 Proportion
I. Paris	1.210	5,3	1.628	7,1	913	3,9	1.100	5,0	1.495	[illegible]
II. Villes de 100.001 à 467.000 habitants	648	3,2	1.065	5,2	1.228	5,9	908	4,3	1.029	[illegible]
III. Villes de 30.001 à 100.000 habitants	580	2,9	1.784	8,7	521	2,5	261	1,2	1.704	[illegible]
IV. Villes de 20.001 à 30.000 habitants	345	2,9	766	6,4	465	3,8	455	3,7	707	[illegible]
V. Villes de 10.001 à 20.000 habitants	313	1,7	747	4,1	490	2,6	556	3,0	816	[illegible]
VI. Villes de 5.001 à 10.000 habitants	»	»	»	»	»	»	524	2,3	1.445	[illegible]
Totaux généraux — Villes de plus de 10.000 h.	3.096	3,3	5.990	6,4	3.619	3,8	3.370	3,5	[illegible]	[illegible]
Totaux généraux — Villes de plus de 5.000 h.	»	»	»	»	»	»	3.894	3,3	7.196	[illegible]

GROUPES DE VILLES	1891 Nombre absolu.	1891 Proportion	1892 Nombre absolu.	1892 Proportion	1893 Nombre absolu.	1893 Proportion	1894 Nombre absolu.	1894 Proportion	1895 Nombre absolu.	1895 Proportion	1896 Nombre absolu.	1896 Proportion	1897 Nombre absolu.	1897 Proportion	1898 Nombre absolu.	1898 Proportion
I. Paris	983	4,0	909	3,7	677	2,7	993	4,0	679	2,7	658	2,6	821	3,3	876	2,5
II. Villes de 100.001 à 467.000 habitants	734	3,4	628	2,8	994	4,5	649	2,9	346	1,5	873	3,7	562	2,4	645	2,7
III. Villes de 30.001 à 100.000 habitants	625	2,6	329	1,4	1.239	5,1	500	2,1	450	1,8	566	2,3	581	2,4	553	2,3
IV. Villes de 20.001 à 30.000 habitants	405	2,3	234	1,9	335	2,7	278	2,2	93	0,7	263	1,9	295	2,2	181	1,3
V. Villes de 10.001 à 20.000 habitants	384	2,1	218	1,2	615	3,3	320	1,7	142	0,7	551	2,9	254	1,4	253	1,4
VI. Villes de 5.001 à 10.000 habitants	686	3,0	387	1,7	802	3,5	316	1,3	385	1,6	379	1,6	318	1,4	320	1,4
Totaux généraux — Villes de plus de 10.000 h.	3.127	3,1	2.318	2,3	3.860	3,8	2.740	2,7	1.710	1,7	2.911	2,8	2.513	2,4	2.508	2,4
Totaux généraux — Villes de plus de 5.000 h.	3.813	3,1	2.705	2,2	4.662	3,7	3.056	2,4	2.095	1,6	3.290	2,6	2.831	2,2	2.828	2,2

II. — RÉPARTITION PAR GROUPES D'AGES DANS LES VILLES DE PLUS DE 30.000 HABITANTS

PROPORTIONS POUR 10.000 INDIVIDUS DE CHAQUE GROUPE

GROUPES DE VILLES	D'AGE	1886 Nombre absolu.	1886 Proportion	1887 Nombre absolu.	1887 Proportion	1888 Nombre absolu.	1888 Proportion	1889 Nombre absolu.	1889 Proportion	1890 Nombre absolu.	1890 Proportion
I. Paris	de 0 à 1 an	»	»	385	127,6	271	55,9	299	102,9	370	[illegible]
	de 1 à 19 ans	»	»	1.233	20,8	634	10,5	879	14,4	1.106	[illegible]
	de 20 à 39 ans	»	»	6	0,1	9	0,1	6	0,1	14	[illegible]
	de 40 à 59 ans	»	»	3	0,0	-	-	4	0,1	-	-
	de 60 ans et au-dessus	»	»	1	0,0	1	0,5	2	0,1	5	[illegible]
II. Villes de 101.001 à 467.000 habit.	de 0 à 1 an	»	»	242	86,9	320	111,2	225	75,7	274	[illegible]
	de 1 à 19 ans	»	»	705	13,2	890	14,6	679	10,9	749	[illegible]
	de 20 à 39 ans	»	»	24	0,3	13	0,2	4	0,0	5	[illegible]
	de 40 à 59 ans	»	»	8	0,1	-	-	-	-	-	-
	de 60 ans et au-dessus	»	»	1	0,0	1	0,0	-	-	1	[illegible]
III. Villes de 30.001 à 100.000 habit.	de 0 à 1 an	»	»	445	156,9	118	38,5	76	24,5	427	[illegible]
	de 1 à 19 ans	»	»	1.283	20,8	368	5,5	170	2,7	1.234	[illegible]
	de 20 à 39 ans	»	»	56	0,7	32	0,4	12	0,1	38	[illegible]
	de 40 à 59 ans	»	»	1	0,0	2	0,0	-	-	3	[illegible]
	de 60 ans et au-dessus	»	»			1	0,0	3	0,1	2	[illegible]

GROUPES DE VILLES	D'AGE	1891 Nombre absolu.	1891 Proportion	1892 Nombre absolu.	1892 Proportion	1893 Nombre absolu.	1893 Proportion	1894 Nombre absolu.	1894 Proportion	1895 Nombre absolu.	1895 Proportion	1896 Nombre absolu.	1896 Proportion	1897 Nombre absolu.	1897 Proportion	1898 Nombre absolu.	1898 Proportion
I. Paris	de 0 à 1 an	233	77,3	241	79,1	162	53,6	271	87,1	177	56,3	167	52,6	194	61,1	226	71,2
	de 1 à 19 ans	736	11,7	663	10,5	512	8,1	714	11,2	500	7,8	483	7,5	618	9,6	643	9,9
	de 20 à 39 ans	10	0,1	4	0,0	2	0,0	4	0,0	1	0,0	6	0,1	9	0,1	6	0,1
	de 40 à 59 ans	3	0,0	1	0,0	1	0,0	3	0,0	1	0,0	-	-	-	-	1	0,0
	de 60 ans et au-dessus	1	0,0	-		-	-	1	0,0	-	-	2	0,1	-	-	-	-
II. Villes de 101.001 à 467.000 habit.	de 0 à 1 an	200	63,4	165	51,5	282	86,9	188	57,1	112	33,6	205	58,3	150	42,7	200	56,9
	de 1 à 19 ans	526	8,2	460	7,1	705	10,8	449	6,8	233	3,5	657	9,4	409	5,8	437	6,2
	de 20 à 39 ans	5	0,1	3	0,0	5	0,1	11	0,1	1	0,0	10	0,1	1	0,0	8	0,1
	de 40 à 59 ans	-	-	-	-	1	0,0	1	0,0	-	-	1	0,0	2	0,0	-	-
	de 60 ans et au-dessus	-	-	-	-	-			-	-	-	-	-	-		-	-
III. Villes de 30.001 à 100.000 habit.	de 0 à 1 an	114	32,2	104	29,2	313	87,5	150	29,0	147	56,7	162	45,5	153	42,9	165	45,3
	de 1 à 19 ans	426	5,9	217	3,0	890	12,3	334	4,5	285	3,8	392	5,2	420	5,6	373	5,0
	de 20 à 39 ans	85	1,0	6	0,1	25	0,3	26	0,3	16	0,2	11	0,1	7	0,1	15	0,2
	de 40 à 59 ans	-	-	2	0,0	2	-		-	2	0,0	-	-	1	0,0		-
	de 60 ans et au-dessus	-	-	-	-	-	-	-	-	-	-	1	0,0	-	-	-	-

Récapitulation par périodes (Nombres absolus.)

Années	0 à 1 an.	1 à 19 ans.	20 à 39 ans.	40 à 59 ans.	60 ans et au-dessus.
1886	»	»	»	»	»
1887	1.071	3.311	86	7	2
1888	709	1.896	54	2	3
1889	600	1.728	22	4	5
1890	1.071	3.080	57	3	8
Totaux (4 ans)	3.451	10.024	219	16	18

Années	0 à 1 an.	1 à 19 ans.	20 à 39 ans.	40 à 59 ans.	60 ans et au-dessus
1891	547	1.688	100	3	1
1892	510	1.340	13	3	
1893	757	2.116	33	4	-
1894	599	1.497	41	4	1
1895	430	1.018	18	3	-
Totaux (5 ans)	2.849	7.659	205	17	2

Années	0 à 1 an.	1 à 19 ans.	20 à 39 ans.	40 à 59 ans.	60 ans et au-dessus.
1896	534	1.532	27	1	3
1897	497	1.447	17	3	-
1898	591	1.453	29	1	-
Totaux (3 ans)	1.622	4.432	73	5	3

III. – RÉPARTITION DANS LES VILLES DE PLUS DE 30.000 HABITANTS PENDANT LES TROIS PÉRIODES 1886-90, 1891-95, 1896-98 – PROPORTIONS POUR 10.000 HABITANTS.

NUMÉROS D'ORDRE	DÉPARTEMENTS par GROUPEMENT GÉOGRAPHIQUE du nord au sud.	NOMS DES VILLES	PÉRIODE 1886-90 (5 ans.) NOMBRES ABSOLUS 1886	1887	1888	1889	1890	Total.	Moyenne annuelle	PROPORTION	PÉRIODE 1891-95 (5 ans.) NOMBRES ABSOLUS 1891	1892	1893	1894	1895	Total.	Moyenne annuelle	PROPORTION	PÉRIODE 1896-98 (3 ans.) NOMBRES ABSOLUS 1896	1897	1898	Total.	Moyenne annuelle	PROPORTION	NUMÉROS D'ORDRE
1	Nord	Dunkerque	2	22	1	32	29	86	17	[illegible]	11	8	19	-	87	205	41	10,1	5	-	37	41	14	3,5	1
2		Tourcoing	2	8	21	12	96	142	28	[illegible]	18	74	11	34	26	158	32	4,6	45	34	13	92	31	4,2	2
3		Roubaix	9	41	60	113	50	286	57	[illegible]	40	70	31	38	17	196	39	2,9	135	70	88	292	97	7,8	3
4		Lille	58	310	218	96	100	782	156	[illegible]	118	27	304	16	173	638	127	6,1	89	105	107	301	100	6,5	4
5		Douai	13	3	7	22	18	63	13	[illegible]	10	21	12	4	-	47	9	2,9	8	7	16	31	10	3,1	5
6	Pas-de-Calais	Calais	91	10	38	2	29	170	34	[illegible]	2	1	79	-	16	98	20	2,5	4	1	87	92	31	5,5	6
7		Boulogne-sur-Mer	47	43	9	1	117	217	43	[illegible]	1	5	73	-	-	79	16	2,2	77	-	25	102	34	7,4	7
8	Somme	Amiens	47	9	42	1	36	135	27	[illegible]	2	12	2	2	2	20	4	0,5	24	1	10	35	12	1,3	8
9	Aisne	Saint-Quentin	3	55	8	10	10	86	17	[illegible]	2	3	2	7	-	14	3	0,6	1	-	-	1	0,3	0,0	9
10	Seine-Inférieure	Le Havre	15	1	61	3	168	248	50	[illegible]	11	3	77	28	5	124	25	2,1	73	1	143	217	72	6,1	10
11		Rouen	12	45	43	100	15	218	44	[illegible]	25	10	48	22	4	116	23	2,9	40	15	3	58	19	1,7	11
12	Calvados	Caen*	»	13	2	»	7	»	»	[illegible]	-	-	4	2	-	6	1	0,2	2	1	-	3	1	0,2	12
13	Manche	Cherbourg*	»	100	3	1	77	»	»	[illegible]	6	-	4	44	-	54	11	[illegible]	53	4	-	25	9	[illegible]	13
14	Ille-et-Vilaine	Rennes	3	63	3	1	77	147	29	[illegible]	1	1	30	4	-	36	7	1,9	19	-	1	20	7	1,0	14
15	Finistère	Brest	1	76	-	-	128	205	41	[illegible]	21	1	128	-	43	193	39	5,2	8	5	3	16	5	0,7	15
16	Morbihan	Lorient	81	5	12	4	104	206	41	[illegible]	18	20	49	4	12	98	20	4,8	24	19	4	47	16	3,9	16
17	Loire-Inférieure	Saint-Nazaire	-	1	-	2	65	68	14	[illegible]	3	1	1	1	-	6	1	0,4	5	23	-	33	11	3,6	17
18		Nantes	6	37	22	1	70	136	27	[illegible]	20	-	36	3	3	62	12	1,0	58	2	1	61	20	1,6	18
19	Maine-et-Loire	Angers*	5	6	7	1	3	»	»	[illegible]	»	2	»	»	»	»	»	»	3	3	»	»	»	»	19
20	Sarthe	Le Mans	9	4	-	11	16	40	8	[illegible]	1	3	8	7	1	20	4	0,7	1	21	5	27	9	1,5	20
21	Indre-et-Loire	Tours	8	90	20	3	34	165	33	[illegible]	6	18	10	50	5	89	18	2,9	46	4	53	101	34	5,3	21
22	Loiret	Orléans	3	22	-	3	33	61	12	[illegible]	18	2	31	-	8	59	12	1,8	22	2	4	28	9	1,3	22
23	Seine-et-Oise	Versailles	-	23	3	6	31	63	13	[illegible]	5	6	13	8	12	44	9	1,7	6	9	2	17	6	1,1	23
24	Seine	Boulogne-sur-Seine	25	13	41	11	41	131	26	[illegible]	9	17	25	4	47	102	20	5,8	24	21	13	58	19	5,1	24
25		Paris	1.210	1.628	915	1.190	1.495	6.438	1.288	[illegible]	983	909	677	903	679	4.251	858	3,1	658	821	876	2.355	785	3,1	25
26		Neuilly-sur-Seine	3	5	7	21	1	40	8	[illegible]	11	1	13	-	7	32	6	2,0	10	2	8	20	7	2,2	26
27		Levallois-Perret	9	61	15	7	20	112	22	[illegible]	22	6	11	6	10	55	12	2,8	9	13	30	52	17	3,6	27
28		Clichy	22	42	37	14	19	134	27	[illegible]	6	12	16	17	8	61	12	3,8	7	45	26	77	26	7,8	28
29		Saint-Ouen	7	31	5	16	38	97	19	[illegible]	3	11	8	1	1	24	5	1,8	9	9	35	53	18	5,9	29
30		Saint-Denis	14	41	19	34	55	163	33	[illegible]	24	14	21	10	14	83	17	3,2	10	21	10	41	14	2,6	30
31	Aube	Troyes	19	12	6	1	10	48	10	[illegible]	1	-	10	-	8	19	4	0,8	-	2	2	4	1	0,2	31
32	Marne	Reims	81	27	183	36	67	394	79	[illegible]	70	114	7	222	11	424	85	8,0	29	5	106	140	47	4,4	32
33	Meurthe-et-Moselle	Nancy	15	37	36	4	50	142	28	[illegible]	35	25	51	10	63	184	37	4,6	2	41	21	64	21	2,2	33
34	Doubs	Besançon	2	72	25	1	66	166	33	[illegible]	34	1	14	-	-	49	10	1,7	7	26	3	36	12	2,1	34
35	Côte-d'or	Dijon	5	-	25	6	3	39	8	[illegible]	9	1	10	-	9	29	6	0,9	6	3	-	9	3	0,1	35
36	Cher	Bourges	1	43	5	4	3	56	11	[illegible]	-	-	2	5	2	9	2	0,4	-	2	11	13	4	0,9	36
37	Vienne	Poitiers*	»	72	»	»	65	»	»	[illegible]	»	»	»	»	»	»	»	»	9	9	-	18	6	1,5	37
38	Charente-Inférieure	Rochefort	-	136	6	1	57	190	38	[illegible]	2	-	-	38	2	42	8	2,1	-	-	39	39	13	3,8	38
39	Gironde	Bordeaux	5	197	99	46	63	410	82	[illegible]	98	119	66	55	2	335	67	2,6	93	21	51	165	55	2,1	39
40	Dordogne	Périgueux	1	53	1	1	50	106	21	[illegible]	6	1	33	16		50	10	3,2	17	-	3	21	7	2,2	40
41	Charente	Angoulême	17	31	2	1	62	113	23	[illegible]	6	5	35	1	6	53	11	3,6	17	3	12	32	11	2,9	41
42	Haute-Vienne	Limoges	30	99	51	27	10	217	43	[illegible]	138	1	19	125	29	312	62	8,2	3	41	27	71	24	3,0	42
43	Puy-de-Dôme	Clermont-Ferrand	-	38	1	4	4	47	9	[illegible]	5	-	2	3		10	2	0,4	1	4	-	5	2	0,4	43
44	Allier	Montluçon	2	-	2	6	6	16	3	[illegible]	1	-	2	21	-	24	5	1,7	3	3	-	6	2	0,6	44
45	Saône-et-Loire	Le Creusot	61	1	17	17	8	104	21	[illegible]	5	2	10	9	-	36	7	2,3	7	3	4	14	5	1,6	45
46	Loire	Roanne	8	-	7	1	2	18	4	[illegible]	2	13	-	15	-	30	6	1,8	2	10	-	12	4	1,2	46
47		Saint-Étienne	89	48	48	70	11	266	53	[illegible]	91	32	3	66	2	194	39	2,9	104	9	19	132	44	3,2	47
48	Rhône	Lyon	165	69	181	86	68	549	110	[illegible]	59	63	117	78	50	367	69	1,5	64	30	44	138	46	1,0	48
49	Isère	Grenoble	20	9	1	1	86	117	23	[illegible]	21	1	2	23	-	47	9	1,1	-	32	2	34	11	1,7	49
50	Alpes-maritimes	Nice	6	143	8	35	11	201	40	[illegible]	10	2	40	17	4	73	15	1,5	33	29	-	62	21	2,0	50
51	Var	Toulon	49	-	32	2	29	112	22	[illegible]	113	2	40	12	10	177	35	1,8	56	3	8	67	22	2,3	51
52	Vaucluse	Avignon	1	26	19	1	11	58	12	[illegible]	2	6	9	10	11	38	8	1,8	12	4		16	5	1,1	52
53	Gard	Nîmes	1	59	2	4	94	160	32	[illegible]	3	1	51	12	4	71	14	1,3	-	20	6	26	9	1,2	53
54	Bouches-du-Rhône	Marseille	192	210	331	324	295	1.352	270	[illegible]	179	206	241	116	82	822	164	3,4	140	200	14	354	118	2,6	54
55	Hérault	Montpellier	1	137	2	-	119	259	52	[illegible]	-	15	144	6	1	166	33	4,6	1	86	5	92	31	4,2	55
56		Cette	24	186	4	18	18	249	50	[illegible]	17	-	85	2	-	103	21	6,1	2	20	3	25	8	2,5	56
57		Béziers	23	7	50	20	92	192	38	[illegible]	4	21	29	-	7	61	12	2,6	-	6	2	8	3	0,6	57
58	Pyrénées-orientales	Perpignan	4	23	1	1	12	41	8	[illegible]	23	-	26	-	2	51	10	2,9	27	12	3	42	14	4,0	58
59	Haute-Garonne	Toulouse	53	80	2	30	82	237	47	[illegible]	13	5	67	9	-	94	19	1,3	15	17	9	41	14	0,5	59
60	Basses-Pyrénées	Pau	1	1	35	-	-	37	7	[illegible]	-	6	5	-	-	11	2	0,6	6	2	19	27	9	2,7	60

(*) Renseignements incomplets pour tout ou partie des périodes.

IV. — RÉSULTATS GÉNÉRAUX ET RÉCAPITULATIFS EXTRAITS DES DIVERS TABLEAUX QUI PRÉCÈDENT.

		PÉRIODE 1886-1890 5 ans (sauf exceptions indiquées.)			PÉRIODE 1891-1895 5 ans.			PÉRIODE 1896-18[illegible] 3 ans.		
		NOMBRES ABSOLUS		Proportion p^r 10.000 habit.	NOMBRES ABSOLUS		Proportion p^r 10.000 habit.	NOMBRES ABSOLUS		Pro[portion p^r 10.000 habit.]
		Total	Moyenne annuelle		Total	Moyenne annuelle		Total	Moyenne annuelle	
I Répartition générale par périodes.	Villes de plus de 30.000 hab.	16.166	3.233	*5,0*	10.732	2.146	*3,0*	6.135	2.045	2,[illegible]
	Villes de 10.001 à 30.000 hab.	5.660	1.132	*3,7*	5.599	1.120	*2,1*	2.814	938	*1,*[illegible]
	Villes de 5.001 à 10.000 hab. (*) 2 ans.	*1.969	984	*4,3*						
	Totaux	23.795	5.349	*4,5*	16.331	3.266	*2,6*	8.940	2.983	2,[illegible]
	Proportions extrêmes	6,4 en 1887 3,3 en 1886-89			3,7 en 1893 1,6 en 1895			2,6 en 1896 2,2 en 1897-98		
	Proportion par rapport au nombre des décès de toutes causes.	1,8 o/o 1 sur 54,3			1,1 o/o 1 sur 90			1,1 o/o 1 sur 92,5		
II Répartition par groupes de villes.	I. Paris	6.438	1.288	*5,5*	4.241	847	*3,4*	2.355	785	3,[illegible]
	II. Villes de 100.001 à 467.000 h.	4.878	976	*4,7*	3.348	670	*3,1*	2.080	693	2,[illegible]
	III. Villes de 30.001 à 100.000 h.	4.850	970	*4,7*	3.143	629	*2,6*	1.700	567	2,[illegible]
	IV. Villes de 20.001 à 30.000 h.	2.738	547	*4,5*	1.344	269	*2,2*	739	246	*1,*[illegible]
	V. Villes de 10.001 à 20.000 h.	2.922	584	*3,2*	1.679	336	*1,8*	1.058	353	*1,*[illegible]
	VI. Villes de 5.001 à 10.000 h. (*) 2 ans.	*1.969	984	*4,3*	2.576	515	*2,2*	1.017	339	*1,*[illegible]
III Répartition par groupes d'âges dans les villes de plus de 30.000 habit. Proport. p. 10.000 de ch. groupe	de 0 à 1 an	*3.451	863	*97,1*	2.849	570	*57,6*	1.622	540	52,[illegible]
	de 1 an à 19 ans	10.024	2.506	*13,5*	7.659	1.532	*7,6*	4.432	1.477	*7,*[illegible]
	de 20 à 39 ans	219	55	*0,2*	205	41	*0,1*	73	24	*0,*[illegible]
	de 40 à 59 ans	16	4	*0,0*	17	3	*0,0*	5	2	*0,*[illegible]
	de 60 ans et au-dessus (*) 1re période : 4 ans (1887-90).	18	4	*0,0*	2	–	–	3	1	*0,*[illegible]
IV Répartition par villes de plus de 30.000 habit. Moyennes annuelles et proportions pour 10.000 habit.	Moyenne générale annuelle	de 1,0 à 13,7			de 0,3 à 10,1			de 0,0 à 7,8		
	Villes ayant présenté une moyenne supérieure à 6,9				Dunkerque		*10,1*	Roubaix		[illegible]
		Lille		*8,1*	Lille		*6,1*	Lille		[illegible]
		Boulogne-sur-mer		*9,5*				Boulogne-sur-mer		[illegible]
		Lorient		*10,0*				Le Havre		[illegible]
		Boulogne (Seine)		*8,4*						
		Clichy		*9,6*				Clichy		[illegible]
		Saint-Ouen		*8,1*						
		Saint-Denis		*6,8*						
		Reims		*7,8*	Reims		*8,0*			
		Rochefort		*11,8*						
		Périgueux		*7,0*						
		Angoulême		*6,5*						
		Limoges		*6,1*	Limoges		*8,2*			
		Le Creusot		*7,6*						
		Marseille		*6,9*						
		Montpellier		*8,2*						
		Cette		*13,7*	Cette		*6,1*			
		Béziers		*8,7*						
	Villes ayant présenté une moyenne inférieure à 1,0				Amiens		*0,5*			
					Saint-Quentin		*0,6*	Saint-Quentin		[illegible]
					Saint-Nazaire		*0,3*	Brest		[illegible]
					Le Mans		*0,7*			
					Troyes		*0,8*	Troyes		[illegible]
					Dijon		*0,9*	Dijon		[illegible]
					Bourges		*0,4*	Bourges		[illegible]
					Clermont-Ferrand		*0,4*	Clermont-Ferrand		[illegible]
								Montluçon		[illegible]
								Béziers		[illegible]
					Pau		*0,6*	Toulouse		[illegible]

STATISTIQUE SANITAIRE DES VILLES DE FRANCE

VII

DÉCÈS PAR VARIOLE

DE 1886 A 1898

(13 ans)

NOMBRES ABSOLUS ET PROPORTIONNELS

Villes de plus de 5.000 habitants.

I. — RÉPARTITION GÉNÉRALE ANNUELLE PAR GROUPES DE VILLES.

Villes de plus de 30.000 habitants.

II. — RÉPARTITION ANNUELLE PAR GROUPES DE VILLES ET PAR AGES.

III. — RÉPARTITION PAR VILLES.

IV. — RÉSULTATS GÉNÉRAUX ET RÉCAPITULATIFS.

DÉCÈS PAR VARIOLE DE 1886 A 1898.

I. — RÉPARTITION GÉNÉRALE PAR GROUPES DE VILLES DE PLUS DE 5.000 HABITANTS

PROPORTIONS POUR 10.000 HABITANTS

GROUPES DE VILLES	1886 Nombre absolu	1886 Proportion	1887 Nombre absolu	1887 Proportion	1888 Nombre absolu	1888 Proportion	1889 Nombre absolu	1889 Proportion	1890 Nombre absolu	1890 Proportion
I. Paris	208	0,9	394	1,7	258	1,1	130	0,5	76	[illegible]
II. Villes de 100.001 à 467.000 habitants	2.366	11,8	390	1,9	452	2,2	444	2,1	767	[illegible]
III. Villes de 30.001 à 100.000 habitants	427	2,1	1.173	5,7	1.317	6,4	568	2,7	110	[illegible]
IV. Villes de 20.001 à 30.000 habitants	214	1,8	381	3,1	294	2,4	279	2,2	108	[illegible]
V. Villes de 10.001 à 20.000 habitants	142	0,8	488	2,7	1.322	7,2	228	1,2	221	[illegible]
VI. Villes de 5.001 à 10.000 habitants	»	»	»	»	»	»	487	2,1	255	[illegible]
Totaux généraux. Villes de plus de 10.000 h.	3.332	2,6	2.826	2,9	3.648	3,8	1.649	1,7	1.282	[illegible]
Totaux généraux. Villes de plus de 5.000 h.	»	»	»	»	»	»	2.136	1,8	1.537	[illegible]

GROUPES DE VILLES	1891 Nombre absolu	1891 Proportion	1892 Nombre absolu	1892 Proportion	1893 Nombre absolu	1893 Proportion	1894 Nombre absolu	1894 Proportion	1895 Nombre absolu	1895 Proportion	1896 Nombre absolu	1896 Proportion	1897 Nombre absolu	1897 Proportion	1898 Nombre absolu	1898 Proportion
I. Paris	39	0,1	42	0,2	260	1,1	166	1,6	47	0,1	22	0,1	12	0,1	5	0,0
II. Villes de 100.001 à 467.000 habitants	638	2,9	669	3,0	193	0,8	325	1,4	797	3,5	580	2,4	23	0,1	19	0,1
III. Villes de 30.001 à 100.000 habitants	383	1,6	418	1,7	266	1,1	258	1,0	86	0,3	319	0,3	56	0,2	23	0,1
IV. Villes de 20.001 à 30.000 habitants	299	2,4	82	0,7	104	0,8	99	0,8	85	0,7	39	0,3	17	0,1	4	0,0
V. Villes de 10.001 à 20.000 habitants	251	1,3	296	1,6	326	1,8	193	1,0	62	0,3	80	0,4	20	0,1	24	0,1
VI. Villes de 5.001 à 10.000 habitants	287	1,2	197	0,9	187	0,8	119	0,5	36	0,1	36	0,1	62	0,3	25	0,1
Totaux généraux. Villes de plus de 10.000 h.	1.640	1,6	1.502	1,5	1.149	1,1	1.036	1,0	1.046	1,0	1.040	1,0	128	0,1	80	0,1
Totaux généraux. Villes de plus de 5.000 h.	1.897	1,5	1.699	1,4	1.336	1,1	1.155	0,9	1.082	0,8	1.076	0,8	190	0,1	105	0,1

II. — RÉPARTITION PAR GROUPES D'AGES DANS LES VILLES DE PLUS DE 30.000 HABITANTS

PROPORTIONS POUR 10.000 INDIVIDUS DE CHAQUE GROUPE

GROUPES DE VILLES	D'AGE	1886 Nombre absolu	1886 Proportion	1887 Nombre absolu	1887 Proportion	1888 Nombre absolu	1888 Proportion	1889 Nombre absolu	1889 Proportion	1890 Nombre absolu	1890 Proportion
I. Paris	de 0 à 1 an	»	»	75	26,8	43	15,1	36	12,4	17	5,7
	de 1 à 19 ans	»	»	76	1,2	61	1,0	20	0,3	22	[illegible]
	de 20 à 39 ans	»	»	157	1,7	82	0,9	50	0,5	20	[illegible]
	de 40 à 59 ans	»	»	65	1,1	61	0,9	21	0,4	15	[illegible]
	de 60 ans et au-dessus	»	»	21	1,1	11	0,6	3	0,1	2	[illegible]
II. Villes de 101.000 à 467.000 habit.	de 0 à 1 an	»	»	60	21,5	75	26,0	77	25,9	167	[illegible]
	de 1 à 19 ans	»	»	131	2,2	171	2,8	208	3,3	356	[illegible]
	de 20 à 39 ans	»	»	133	1,7	140	1,4	169	1,4	161	[illegible]
	de 40 à 59 ans	»	»	57	1,3	77	1,7	43	0,9	67	[illegible]
	de 60 ans et au-dessus	»	»	9	0,5	19	1,0	7	0,4	16	[illegible]
III. Villes de 30.001 à 100.000 habit.	de 0 à 1 an	»	»	182	60,3	207	67,5	79	25,4	19	[illegible]
	de 1 à 19 ans	»	»	512	8,3	637	10,2	228	3,6	49	[illegible]
	de 20 à 39 ans	»	»	294	3,9	301	3,9	157	2,0	26	[illegible]
	de 40 à 59 ans	»	»	141	3,3	138	3,2	74	1,7	13	[illegible]
	de 60 ans et au-dessus	»	»	44	2,2	34	1,7	30	1,5	3	[illegible]

GROUPES DE VILLES	D'AGE	1891 Nombre absolu	1891 Proportion	1892 Nombre absolu	1892 Proportion	1893 Nombre absolu	1893 Proportion	1894 Nombre absolu	1894 Proportion	1895 Nombre absolu	1895 Proportion	1896 Nombre absolu	1896 Proportion	1897 Nombre absolu	1897 Proportion	1898 Nombre absolu	1898 Proportion
I. Paris	de 0 à 1 an	9	3,0	14	4,6	46	14,9	44	14,1	6	1,9	4	1,3	5	1,6	3	0,1
	de 1 à 19 ans	6	0,1	11	0,2	51	0,8	16	0,2	7	0,1	10	0,1	6	0,1	2	0,0
	de 20 à 39 ans	12	0,1	13	0,1	78	0,8	52	0,5	2	0,0	6	0,0	-	-	1	0,0
	de 40 à 59 ans	11	0,2	2	0,0	71	1,2	46	0,8	1	0,0	2	0,0	1	0,0	-	-
	de 60 ans et au-dessus	1	0,0	2	0,0	14	0,7	8	0,4	1	0,0	-	-	-	-	-	-
II. Villes de 101.000 à 467.000 habit.	de 0 à 1 an	113	35,8	117	36,5	32	9,9	44	13,4	98	28,6	94	26,7	4	1,1	3	0,8
	de 1 à 19 ans	299	4,6	265	4,1	61	0,9	116	1,8	396	6,0	272	3,9	4	0,1	7	0,1
	de 20 à 39 ans	154	1,9	174	2,2	59	0,7	88	1,2	225	2,7	141	1,6	7	0,1	6	0,1
	de 40 à 59 ans	58	1,2	87	1,8	28	0,6	56	1,1	67	1,3	64	1,2	6	0,1	2	0,0
	de 60 ans et au-dessus	14	0,7	26	1,3	13	0,7	21	1,0	11	0,5	9	0,4	-	-	1	0,0
III. Villes de 30.001 à 100.000 habit.	de 0 à 1 an	65	18,3	75	21,1	31	8,7	55	15,2	22	6,1	41	11,3	16	4,4	10	2,7
	de 1 à 19 ans	133	1,8	183	2,5	91	1,2	87	1,2	33	0,4	180	2,4	24	0,3	9	0,1
	de 20 à 39 ans	99	1,1	87	1,0	77	0,9	58	0,6	9	0,1	62	0,7	12	0,1	5	0,0
	de 40 à 59 ans	60	1,2	46	0,9	53	1,0	33	0,6	15	0,3	26	0,5	4	0,1	4	0,1
	de 60 ans et au-dessus	26	1,1	22	0,9	14	0,6	20	0,9	7	0,3	10	0,4	-	-	-	-

Récapitulation par périodes. (Nombres absolus.)

Années.	0 à 1 an.	1 à 19 ans.	20 à 39 ans.	40 à 59 ans.	60 ans et au-dessus.
1886	»	»	»	»	»
1887	347	719	584	263	74
1888	325	869	493	276	64
1889	192	456	316	138	40
1890	203	427	207	95	21
Totaux (4 ans)	1.037	2.471	1.600	772	199

Années.	0 à 1 an.	1 à 19 ans.	20 à 39 ans.	40 à 50 ans.	60 ans et au-dessus.
1891	187	438	265	129	41
1892	206	459	274	135	50
1893	109	203	214	152	41
1894	143	219	198	135	49
1895	126	430	236	83	19
Totaux (5 ans)	771	1.755	1.187	634	200

Années	0 à 1 an.	1 à 19 ans.	20 à 39 ans.	40 à 50 ans.	60 ans et au-dessus.
1896	139	462	209	92	19
1897	25	36	19	11	-
1898	15	18	12	6	1
Totaux (3 ans)	179	516	240	109	20

MORTALITÉ PAR VARIOLE DE 1886 À 1898.

III. — RÉPARTITION DANS LES VILLES DE PLUS DE 30.000 HABITANTS PENDANT LES TROIS PÉRIODES 1886-90, 1891-95 ET 1896-98. — PROPORTIONS POUR 10.000 HABITANTS.

Numéros d'ordre	Départements par groupement géographique du nord au sud.	Noms des villes	Période 1886-90 (5 ans.) Nombres absolus 1886	1887	1888	1889	1890	Total	Moyenne annuelle	Proportion	Période 1891-95 (5 ans.) Nombres absolus 1891	1892	1893	1894	1895	Total	Moyenne annuelle	Proportion	Période 1896-98 (3 ans.) Nombres absolus 1896	1897	1898	Total	Moyenne annuelle	Proportion	Numéros d'ordre
1	Nord	Dunkerque	-	1	10	-	-	11	2	[illegible]	.	-	1	-	3	4	1	0,2	-	-	.	.	.	-	1
2		Tourcoing	1	.	.	3	12	16	3	[illegible]	54	20	12	8	-	94	17	2,1	1	-	1	2	1	0,3	2
3		Roubaix	2	1	1	2	-	6	1	[illegible]	86	122	17	5		230	46	3,8	-	-	-	-	-	-	3
4		Lille	83	5	14	23	1	126	25	[illegible]	79	133	10	1	1	224	45	2,2	-	2	1	3	1	0,0	4
5		Douai	.	20	10	.	-	30	6	[illegible]	1	.	.	.	-	1	0,2	0,0	-	-	-	-	..		5
6	Pas-de-Calais	Calais	28	175	18	.	6	227	45	[illegible]	-	-	3	11	-	14	3	0,5	-	-	-	.	.	.	6
7		Boulogne-sur-Mer	-	.		.	-		.	[illegible]	.	-	1	5	59	65	13	2,8	.	.	-	.	..	.	7
8	Somme	Amiens	-	3	127	101	3	234	47	[illegible]	-	-	2	2	-	4	1	0,1	.	-	-	.	.	-	8
9	Aisne	Saint-Quentin	-	.	.	.	-	-	.	-	.	-	.	1	-	1	0,2	0,0	-	.	..		.		9
10	Seine-inférieure	Le Havre	7	62	150	56	2	277	55	[illegible]	-	5	3	75	5	88	18	1,5	-	-	.	-	-	..	10
11		Rouen	58	18	10	17	2	105	21	[illegible]	.	2	3	45	43	93	18	1,6	1	.	-	1	0,3	0,0	11
12	Calvados	Caen*	»	3	29	7	8	»	»	»	.	-	-	18	1	19	5	0,9	12	-	-	12	4	0,3	12
13	Manche	Cherbourg*	»	»	1	8	»	»	»	»	-	-	3	90	3	96	19	4,8	-	-	-	.	-	.	13
14	Ille-et-Vilaine	Rennes	49	14	19	1		83	17	[illegible]	1	-	1	1	1	4	1	0,1	-	-	-	.	-	-	14
15	Finistère	Brest	2	254	202	6	1	465	93	[illegible]	.	1	-	1	-	2	0,5	0,0	5	55	11	69	20	2,8	15
16	Morbihan	Lorient	.	28	126	80	5	239	48	[illegible]	1	-	1	-	-	2	0,5	0,0	1	1	.	2	1	0,3	16
17	Loire-inférieure	Saint-Nazaire		55	31	-	.	86	17	[illegible]	11	..	-	.	-	11	2	0,8	-	.	-	-	-	-	17
18		Nantes	1	12	17	2	1	33	7	[illegible]	-	4	3	49	7	63	13	1,9	.	.	1	1	0,3	0,0	18
19	Maine-et-Loire	Angers*	»	76	21	»	»	»	»	»	»	»	»	»	»	»	»	»	»	»	»	»	»	»	19
20	Sarthe	Le Mans	.	-	17	1	.	18	4	[illegible]	-	.	2	.		2	0,4	0,0	-	.	-	-	.	-	20
21	Indre-et-Loire	Tours	44	45	2	1	.	92	18	[illegible]	1	2	1	2	1	7	1	0,2	6	-	-	6	2	0,3	21
22	Loiret	Orléans	-	1	1	17	3	22	4	[illegible]	.	1	9	2	-	12	2	0,3	.	.	1	1	0,3	0,0	22
23	Seine-et-Oise	Versailles	1	12	6	1	1	21	4	[illegible]	.	-	2	2	3	7	1	0,2	.	.	.	.	.	-	23
24	Seine	Boulogne-sur-Seine	1	2	2	.	4	9	2	[illegible]	.	-	3	4	1	8	2	0,0	1	.	.	1	0,3	0,0	24
25		Paris	203	394	258	130	76	1 061	212	[illegible]	20	62	290	103	17	529	105	0,1	22	12	6	40	13	0,05	25
26		Neuilly-sur-Seine	.	1	3	2	.	6	1	[illegible]	.	-	1	-	-	1	0,2	0,0	-	-	-	-	-	-	26
27		Levallois-Perret	-	10	1	1	3	15	3	[illegible]	-	1	20	8	1	30	8	1,3	-	1	-	1	0,3	0,0	27
28		Clichy	1	2	7	1	2	13	3	[illegible]	.	-	6	3	-	9	2	0,6	-	-	.	-	-	.	28
29		Saint-Ouen	1	2	4	4	1	12	2	[illegible]	2	-	1	3		6	1	0,3	.	.	-	.	.	.	29
30		Saint-Denis	17	58	15	1	-	91	18	[illegible]	.	1	5	25	2	32	6	1,1	-	.	-		-	.	30
31	Aube	Troyes	.	8	5	-	-	13	3	[illegible]	.	.	-	-	-	-	.	-	-	-	.	-	.	.	31
32	Marne	Reims	114	16	40	1	2	173	35	[illegible]	3	31	-	-	-	34	5	0,6	-	-	.	-	.	-	32
33	Meurthe-et-Moselle	Nancy	.	2	2	17	6	27	5	[illegible]	5	20	4	2	-	31	6	0,6	-	-	.	-	-	.	33
34	Doubs	Besançon	22	2	3	1	2	30	6	[illegible]	7	2	22	6	-	37	9	1,6	-	-	1	1	0,3	0,0	34
35	Côte-d'Or	Dijon	12	-	-	-	-	12	2	[illegible]	37	-	11	5	.	53	9	1,4	-	-	-	.	.	-	35
36	Cher	Bourges	2	3	48	43	-	96	19	[illegible]	1	.	1	2	1	5	1	0,2	-	.	-	.	-	-	36
37	Vienne	Poitiers*	13	»	»	»	»	»	»	[illegible]	»	»	»	»	»	»	»	»	»	»	»	»	»	»	37
38	Charente-inférieure	Rochefort	4	1	21	2	-	28	6	[illegible]	.	10	4	1	-	15	3	0,9	5	-	-	5	2	0,6	38
39	Gironde	Bordeaux	37	5	4	2	1	49	10	[illegible]	36	285	74	4	2	398	80	3,1	3	1	2	6	2	0,1	39
40	Dordogne	Périgueux	13	.	-	.	-	13	3	[illegible]	1	2	103	2	-	108	22	7,1	-	.	-	-		.	40
41	Charente	Angoulême	-	2	2	.	1	5	1	[illegible]	38	7	8	2		55	11	3,0	-	2	.	2	1	0,8	41
42	Haute-Vienne	Limoges	1	-	1	6	1	9	2	[illegible]	32	110	1	17		160	32	4,2	-	-	-		-	-	42
43	Puy-de-Dôme	Clermont-Ferrand	2	52	3	-	1	58	12	[illegible]	9	-	8	18	.	35	7	1,4	1	-	.	1	0,3	0,0	43
44	Allier	Montluçon	37	.	1	-	-	38	8	[illegible]	.	.	4	7	-	11	2	0,7	.	-	.	-	.	.	44
45	Saône-et-Loire	Le Creusot	91	2	8	-	1	102	20	[illegible]	.	-	-	-	.	-	-	-	1	-	-	1	0,3	0,0	45
46	Loire	Roanne	2	30	24	-	2	58	12	[illegible]	12	35	-	.	.	47	9	2,3	2	-	-	2	1	0,3	46
47		Saint-Étienne	-	2	3	78	190	273	55	[illegible]	32	28	2	.	-	62	12	0,9	.	-	-	-	-	-	47
48	Rhône	Lyon	9	9	56	67	15	156	31	[illegible]	15	9	1	..	-	25	5	0,1	2	1	-	3	1	0,0	48
49	Isère	Grenoble	-	46	21	3	.	70	14	[illegible]	12	.	-	.	-	12	2	0,3	.	-	-	.	-	-	49
50	Alpes-maritimes	Nice	38	193	20	2	6	259	52	[illegible]	10	6	2	-	1	19	4	0,4	1	1	-	2	1	0,1	50
51	Var	Toulon	134	17	1	11	11	174	35	[illegible]	71	36	5	12	7	131	26	3,9	67	3	10	80	27	2,8	51
52	Vaucluse	Avignon	14	117	.	2	4	137	27	[illegible]	17	1	2	-	1	21	4	0,9	11	.		11	4	0,9	52
53	Gard	Nîmes	5	11	11	11	1	39	8	[illegible]	21	139	3	2	-	165	33	4,5	4	4	.	8	3	0,4	53
54	Bouches-du-Rhône	Marseille	2.060	58	130	195	560	2 972	595	[illegible]	387	52	80	147	738	1.404	281	6,6	573	18	15	606	202	4,5	54
55	Hérault	Montpellier	2	1	112	51	24	190	38	[illegible]	89	9	-	-	-	98	10	1,4	8	1	-	9	3	0,4	55
56		Cette	-	32	237	10	-	279	56	[illegible]	.	-	.	-	.	-	-		185		-	185	62	10,1	56
57		Béziers	4	6	91	158	20	279	56	[illegible]	.	4	1	2	.	7	1	0,2	8	.	2	10	3	0,6	57
58	Pyrénées-orientales	Perpignan	.	.	144	22	-	166	33	[illegible]	.	1	-	-	.	1	0,2	0,0	1	-	2	3	1	0,3	58
59	Haute-Garonne	Toulouse	5	202	37	1	4	249	50	[illegible]	2	-	.	-	1	3	1	0,1	-	-	-	..	.	..	59
60	Basses-Pyrénées	Pau	1	-	.	.	-	1	0,2	[illegible]	22	.	.	-	1	23	5	7,5	-	-	.	.	.	.	60

(*) Renseignements incomplets pour tout ou partie des périodes.

IV. — RÉSULTATS GÉNÉRAUX ET RÉCAPITULATIFS EXTRAITS DES DIVERS TABLEAUX QUI PRÉCÈDE

		PÉRIODE 1886-1890 5 ans (sauf exceptions indiquées).			PÉRIODE 1891-1895 5 ans.			PÉRIODE 1893-18[illegible] 3 ans.		
		NOMBRES ABSOLUS		Proportion pr 10.000 habit.	NOMBRES ABSOLUS		Proportion pr 10.000 habit.	NOMBRES ABSOLUS		Pr[illegible]
		Total.	Moyenne annuelle		Total.	Moyenne annuelle		Total.	Moyenne annuelle	
I Répartition générale par périodes.	Villes de plus de 30.000 hab.	9.075	1.815	*2,8*	4.547	909	*1,3*	1.064	355	[illegible]
	Villes de 10.001 à 30.000 hab.	3.677	735	*2,4*	2.622	524	*1,0*	307	102	[illegible]
	Villes de 5.001 à 10.000 hab.	*742	371	*2,1*						
	(*) 2 ans.									
	TOTAUX	13.494	2.921	*2,5*	7.169	1.433	*1,1*	1.371	457	[illegible]
	Proportions extrêmes	3,8 en 1888 1,3 en 1890			1,5 en 1891 0,8 en 1895			0,8 en 1896 0,1 en 1897-98		
	Proportion par rapport au nombre des décès de toutes causes.	1,0 0/0 1 sur 100			0,5 0/0 1 sur 200			0,1 0/0 1 sur 602		
II Répartition par groupes de villes.	I. Paris	1.061	212	*0,9*	524	105	*0,4*	39	13	[illegible]
	II. Villes de 100,001 à 467,000 h.	4.419	884	*4,3*	2.622	524	*2,4*	622	207	[illegible]
	III. Villes de 30,001 à 100,000 h.	3.595	719	*3,5*	1.401	280	*1,2*	403	134	[illegible]
	IV. Villes de 20,001 à 30,000 h.	1.276	255	*2,1*	668	134	*1,1*	60	20	[illegible]
	V. Villes de 10,001 à 20,000 h.	2.401	480	*2,6*	1.128	225	*1,2*	124	41	[illegible]
	VI. Villes de 5,001 à 10,000 h.	*742	371	*2,1*	826	165	*0,7*	• 123	41	[illegible]
	(*) 2 ans.									
III Répartition par groupes d'âges dans les villes de plus de 30,000 habit. Proport. p. 10.000 de ch. groupe	de 0 à 1 an	*1.037	259	*29,1*	771	154	*15,5*	479	60	[illegible]
	de 1 à 19 ans	2.471	618	*3,3*	1.755	351	*1,7*	516	172	[illegible]
	de 20 à 39 ans	1.600	400	*1,6*	1.187	237	*0,9*	240	8,0	[illegible]
	de 40 à 59 ans	772	193	*1,3*	634	127	*0,8*	109	36	[illegible]
	de 60 ans et au-dessus	199	50	*0,8*	200	40	*0,6*	20	7	[illegible]
	(*) 1re période : 4 ans (1887-90).									
IV Répartition par villes de plus de 30.000 habit. Moyennes annuelles et proportions pour 10,000 habit.	Moyenne générale annuelle	de 0 décès à 15,3			de 0 décès à 7,1			de 0 décès à 19,[illegible]		
	Villes ayant présenté pendant chacune des périodes une moyenne supérieure à 3,9.	Calais		*7,8*	Cherbourg		*4,8*			
		Amiens		*5,7*						
		Le Havre		*4,8*						
		Brest		*12,6*						
		Lorient		*11,7*						
		Saint-Nazaire		*6,2*						
		Bourges		*4,3*	Périgueux		*7,1*			
		Le Creusot		*7,2*	Limoges		*4,2*			
		Roanne		*4,0*						
		Saint-Étienne		*4,4*						
		Nice		*6,1*						
		Toulon		*4,7*						
		Avignon		*6,5*	Nîmes		*4,5*	Marseille		[illegible]
		Marseille		*15,2*	Marseille		*6,6*			
		Montpellier		*6,0*				Cette		[illegible]
		Cette		*15,3*						
		Béziers		*12,8*						
		Perpignan		*9,7*						
	Villes ayant présenté pendant toute la durée des trois périodes une moyenne inférieure à 1,0 ou n'ayant eu aucun décès.	Dunkerque		*0,0*	…………		*0,2*	…………		[illegible]
		Saint-Quentin		-	…………		*0,0*	…………		[illegible]
		Le Mans		*0,7*	…………		*0,0*	…………		[illegible]
		Orléans		*0,6*	…………		*0,3*	…………		[illegible]
		Versailles		*0,8*	…………		*0,2*	…………		[illegible]
		Boulogne-s/S		*0,6*	…………		*0,6*	…………		[illegible]
		Paris		*0,9*	…………		*0,4*	…………		[illegible]
		Neuilly-sur-Seine		*0,4*	…………		*0,0*	…………		[illegible]
		Saint-Ouen		*0,8*	…………		*0,3*	…………		[illegible]
		Troyes		*0,6*	…………		-	…………		[illegible]
		Nancy		*0,6*	…………		*0,6*	…………		[illegible]
		Lyon		*0,7*	…………		*0,1*	…………		[illegible]

STATISTIQUE SANITAIRE DES VILLES DE FRANCE

VIII

DÉCÈS PAR SCARLATINE

DE 1886 A 1898

(13 ans)

NOMBRES ABSOLUS ET PROPORTIONNELS

Villes de plus de 5.000 habitants.

I. — RÉPARTITION GÉNÉRALE ANNUELLE PAR GROUPES DE VILLES.

Villes de plus de 30.000 habitants.

II. — RÉPARTITION ANNUELLE PAR GROUPES DE VILLES ET PAR AGES.

III. — RÉPARTITION PAR VILLES.

IV. — RÉSULTATS GÉNÉRAUX ET RÉCAPITULATIFS.

DÉCÈS PAR SCARLATINE DE 1886 A 1898.

I. — RÉPARTITION GÉNÉRALE PAR GROUPES DE VILLES DE PLUS DE 5.000 HABITANTS

PROPORTIONS POUR 10.000 HABITANTS

GROUPES DE VILLES	1886 Nombre absolu	1886 Proportion	1887 Nombre absolu	1887 Proportion	1888 Nombre absolu	1888 Proportion	1889 Nombre absolu	1889 Proportion	1890 Nombre absolu	1890 Proportion	1891 Nombre absolu	1891 Proportion	1892 Nombre absolu	1892 Proportion	1893 Nombre absolu	1893 Proportion	1894 Nombre absolu	1894 Proportion	1895 Nombre absolu	1895 Proportion	1896 Nombre absolu	1896 Proportion	1897 Nombre absolu	1897 Proportion	1898 Nombre absolu	1898 Proportion
I. Paris	403	1,7	224	1,0	193	0,8	170	0,7	223	0,9	202	0,8	158	0,6	177	0,7	151	0,6	178	0,7	170	0,7	65	0,3	138	0,5
II. Villes de 100.001 à 407.000 habitants	145	0,7	197	0,9	161	0,8	82	0,4	66	0,3	110	0,5	148	0,6	157	0,7	70	0,3	99	0,4	134	0,6	64	0,3	54	0,2
III. Villes de 30.001 à 100.000 habitants	156	0,7	181	0,9	186	0,9	100	0,4	97	0,3	127	0,5	124	0,5	157	0,6	149	0,6	139	0,5	153	0,6	103	0,4	115	0,5
IV. Villes de 20.001 à 30.000 habitants	80	0,7	137	1,1	84	0,7	82	0,6	91	0,7	68	0,5	44	0,4	73	0,6	80	0,6	81	0,6	61	0,4	43	0,3	46	0,3
V. Villes de 10.001 à 20.000 habitants	84	0,5	141	0,7	240	1,3	134	0,7	93	0,5	108	0,6	76	0,4	105	0,6	95	0,5	93	0,5	98	0,5	38	0,2	80	0,4
VI. Villes de 5.001 à 10.000 habitants	»	»	»	»	»	»	127	0,5	161	0,7	98	0,4	97	0,4	132	0,6	96	0,4	85	0,4	128	0,6	99	0,4	108	0,5
TOTAUX GÉNÉRAUX. Villes de plus de 10.000 h.	868	0,9	880	0,9	864	0,9	568	0,6	570	0,6	615	0,6	550	0,5	669	0,7	551	0,5	590	0,6	616	0,6	313	0,3	433	0,4
TOTAUX GÉNÉRAUX. Villes de plus de 5.000 h.	»	»	»	»	»	»	695	0,6	731	0,6	713	0,5	647	0,5	801	0,6	647	0,5	675	0,5	744	0,6	412	0,3	541	0,4

II. — RÉPARTITION PAR GROUPES D'AGES DANS LES VILLES DE PLUS DE 30.000 HABITANTS

PROPORTIONS POUR 10.000 INDIVIDUS DE CHAQUE GROUPE

GROUPES DE VILLES	D'AGE	1886 Nombre absolu	1886 Proportion	1887 Nombre absolu	1887 Proportion	1888 Nombre absolu	1888 Proportion	1889 Nombre absolu	1889 Proportion	1890 Nombre absolu	1890 Proportion	1891 Nombre absolu	1891 Proportion	1892 Nombre absolu	1892 Proportion	1893 Nombre absolu	1893 Proportion	1894 Nombre absolu	1894 Proportion	1895 Nombre absolu	1895 Proportion	1896 Nombre absolu	1896 Proportion	1897 Nombre absolu	1897 Proportion	1898 Nombre absolu	1898 Proportion
I. Paris	de 0 à 1 an	»	»	22	7,9	18	6,3	13	4,5	15	5,1	17	5,6	13	4,3	9	2,9	14	4,5	8	2,5	5	1,6	4	1,2	2	0,1
	de 1 à 19 ans	»	»	173	2,9	144	2,4	126	2,1	180	2,9	152	2,4	125	2,0	142	2,2	111	1,7	137	2,1	145	2,2	51	0,8	92	1,4
	de 20 à 39 ans	»	»	23	0,2	23	0,2	24	0,2	20	0,2	28	0,3	15	0,1	23	0,2	19	0,2	29	0,3	14	0,1	9	0,1	37	0,4
	de 40 à 59 ans	»	»	6	0,1	6	0,1	4	0,1	6	0,1	5	0,1	4	0,1	3	0,0	4	0,1	1	0,0	5	0,1	-	-	6	0,1
	de 60 et au-dessus	»	»	-	-	2	0,1	3	0,1	2	0,1	-	-	1	0,0	-	-	3	0,1	3	0,1	1	0,0	1	0,0	1	0,0
II. Villes de 100.001 à 407.000 habit.	de 0 à 1 an	»	»	20	7,2	17	5,9	5	1,7	7	2,3	6	1,9	7	2,2	7	2,1	-	-	3	0,1	4	1,1	2	0,6	3	0,8
	de 1 à 19 ans	»	»	147	2,4	119	1,9	64	1,0	43	0,7	81	1,3	119	1,8	125	1,9	56	0,8	75	1,1	98	1,4	52	0,7	38	0,5
	de 20 à 39 ans	»	»	25	0,3	24	0,3	11	0,1	13	0,2	20	0,2	18	0,2	19	0,2	10	0,2	19	0,2	28	0,3	9	0,1	12	0,1
	de 40 à 59 ans	»	»	4	0,1	1	0,0	2	0,0	3	0,1	2	0,0	4	0,1	5	0,1	4	0,1	2	0,0	4	0,1	1	0,0	1	0,0
	de 60 et au-dessus	»	»	1	0,0	-	-	-	-	-	-	1	0,0	1	0,0	1	0,0	-	-	-	-	-	-	-	-	-	-
III. Villes de 30.001 à 100.000 habit.	de 0 à 1 an	»	»	24	7,9	7	2,3	8	2,6	8	2,5	4	1,1	5	1,5	10	2,8	7	1,9	6	1,7	4	1,1	8	2,2	9	2,5
	de 1 à 19 ans	»	»	118	1,9	117	1,9	51	0,8	55	0,8	60	0,8	83	1,1	114	1,5	85	1,1	78	1,0	98	1,3	50	0,7	59	0,8
	de 20 à 39 ans	»	»	32	0,4	55	0,7	39	0,5	30	0,4	61	0,7	34	0,4	31	0,3	48	0,5	54	0,6	42	0,5	43	0,5	43	0,5
	de 40 à 59 ans	»	»	6	0,1	6	0,1	2	0,0	4	0,1	2	0,0	2	0,0	2	0,0	7	0,1	-	-	7	0,1	2	0,0	4	0,1
	de 60 et au-dessus	»	»	1	0,0	1	0,0	-	-	-	-	-	-	-	-	-	-	2	0,0	1	0,0	2	0,0	-	-	-	-

RÉCAPITULATION PAR PÉRIODES. (Nombres absolus.)

Années.	0 à 1 an.	1 à 19 ans.	20 à 39 ans.	40 à 59 ans.	60 ans et au-dessus.	Années.	0 à 1 an.	1 à 19 ans.	20 à 39 ans.	40 à 59 ans.	60 ans et au-dessus.	Années	0 à 1 an.	1 à 19 ans.	20 à 39 ans.	40 à 59 ans.	60 ans et au-dessus.
1886	»	»	»	»	»	1891	27	293	109	9	1	1896	13	341	84	16	3
1887	66	438	80	16	2	1892	25	327	67	10	1						
1888	42	380	102	13	3	1893	26	381	78	10	1	1897	14	153	61	3	1
1889	26	241	74	8	3	1894	21	252	83	15	5						
1890	30	278	63	13	2	1895	17	290	102	3	4	1898	14	189	92	11	1
TOTAUX (4 ans)	164	1.337	319	50	10	(5 ans)	116	1.543	434	47	12	(3 ans)	41	683	237	30	5

MORTALITÉ PAR SCARLATINE DE 1886 A 1898.

II. — RÉPARTITION DANS LES VILLES DE PLUS DE 30.000 HABITANTS

PENDANT LES TROIS PÉRIODES 1886-90, 1891-95 ET 1896-98. — PROPORTIONS POUR 10.000 HABITANTS.

NUMÉROS D'ORDRE	DÉPARTEMENTS par groupement géographique du nord au sud.	NOMS DES VILLES	PÉRIODE 1886-90 (5 ans) — Nombres absolus 1886	1887	1888	1889	1890	Total.	Moyenne annuelle	Proportion	PÉRIODE 1891-95 (5 ans) — Nombres absolus 1891	1892	1893	1894	1895	Total.	Moyenne annuelle	Proportion	PÉRIODE 1896-98 (3 ans) — Nombres absolus 1896	1897	1898	Total.	Moyenne annuelle	Proportion	NUMÉROS D'ORDRE
1	Nord	Dunkerque	11	3	3		2	19	4	1,9	-	4	2	1	2	9	2	0,5	1	1	1	3	1	0,2	1
2		Tourcoing	3	13	-	-	-	16	3	0,4	1	9	13	2	3	28	6	0,9	1	-	1	2	1	0,1	2
3		Roubaix	21	21	7	7	10	68	14	1,4	1	6	6	5	2	20	4	0,3	-	3	1	4	1	0,1	3
4		Lille	14	12	9	6	2	43	9	0,5	12	25	25	5	8	75	15	0,7	16	7	4	21	7	0,3	4
5		Douai	2	7	3	2	-	14	3	1,6	2	5	3	-	-	10	2	0,6	1			1	0,3	0,0	5
6	Pas-de-Calais	Calais	2	2	1	1	1	7	1	0,2	1	1	-	-	2	4	1	0,2	2	2	-	4	1	0,2	6
7		Boulogne-sur-Mer		2	2			4	1	0,2	2	7	5	-		15	3	0,6	1	-	-	1	0,3	0,0	7
8	Somme	Amiens	-	16	30		-	55	11	1,3	3	1	4	1	1	10	2	0,2	1	2	2	5	2	0,3	8
9	Aisne	Saint-Quentin	16	2	3	4	1	26	5	1,3	2	2	»	1	1	6	1	0,2		1	-	1	0,3	0,0	9
10	Seine-Inférieure	Le Havre	3	5	16	8	5	37	7	0,6	2	6	3	8	1	20	4	0,3		1	1	2	1	0,1	10
11		Rouen	3	4	14	2	-	23	5	0,4	8	8	1	2	4	23	5	0,4	8	12	2	22	7	0,5	11
12	Calvados	Caen*	»	»	1	1	»	»	»	»	-	-	-	2	5	7	1	0,2	-	1	1	2	1	0,2	12
13	Manche	Cherbourg*	»	4	1	»	3	»	»	»	-	-	3	-	4	7	1	0,2	1	-	1	2	1	0,2	13
14	Ille-et-Vilaine	Rennes	2	3	7	1	-	13	3	[illegible]	-	5	13	1	-	18	4	0,6	-	1	2	3	1	0,1	14
15	Finistère	Brest	5	6	7	-	1	19	4	[illegible]	3	-	1	-	2	6	1	0,1	8	16	5	29	10	1,4	15
16	Morbihan	Lorient	-	5	5		-	10	2	[illegible]	1	-	-	-	-	1	0,2	0,0	1	2	6	9	3	0,7	16
17	Loire-Inférieure	Saint-Nazaire	-	-	4	2	1	7	1	[illegible]	1	-	-	1	-	2	0,4	0,0	1	-	1	2	1	0,3	17
18		Nantes	2	8	12	1	2	25	5	[illegible]	1	5	8	3	-	17	3	0,2	-	1	2	3	1	0,1	18
19	Maine-et-Loire	Angers*	»	1	4	1	»	»	»	»	1	4	2	»	»	»	»	»	»	1	2	»	»	»	19
20	Sarthe	Le Mans	-	-	2	3	3	8	2	[illegible]	2	2	7	3	1	15	3	0,5	-	4	2	6	2	0,3	20
21	Indre-et-Loire	Tours	1	3	3	1	-	8	2	[illegible]	3	3	1	4	6	17	3	0,5	2	10	9	21	7	1,1	21
22	Loiret	Orléans	7	1	7	21	12	49	10	1,5	8	6	1	9	15	39	8	1,2	-	-	1	1	0,3	0,9	22
23	Seine-et-Oise	Versailles	11	2	1	1	5	20	4	[illegible]	6	2	12	19	8	47	9	1,7	13	2	4	20	7	1,3	23
24	Seine	Boulogne-sur-Seine	4	4	5	1	4	18	4	[illegible]	3	6	2	1	-	12	2	0,6	5	2	-	7	2	0,5	24
25		Paris	503	294	293	170	223	1 483	297	1,9	98	158	177	151	178	805	173	0,7	170	65	138	373	124	0,5	25
26		Neuilly-sur-Seine	2	3	3	-	1	9	2	[illegible]	1	2	2	3	1	9	2	0,6	1		-	1	0,3	0,0	26
27		Levallois-Perret	2	4	3	1	2	12	2	[illegible]	2	4	8	7	8	29	6	1,1	3	-	1	4	1	0,2	27
28		Clichy	6	3	3	-	-	12	2	[illegible]	2	1	1	4	1	9	2	0,6		1	2	3	1	0,3	28
29		Saint-Ouen	2	3	2	3	2	12	2	[illegible]	1	5	-	1	2	9	2	0,7	-	7	10	17	6	2,0	29
30		Saint-Denis	17	3	2	4	4	30	6	[illegible]	4	3	4	6	3	20	4	0,8	8	4	5	17	6	1,1	30
31	Aube	Troyes		-	-	4	-	4	1	[illegible]	-	2	2	1	-	5	1	0,2	-	-	-	-	-	-	31
32	Marne	Reims	15	28	13	8	4	68	14	[illegible]	4	5	4	2	1	16	3	0,3	1	2	2	5	2	0,2	32
33	Meurthe-et-Moselle	Nancy	4		11	7	2	24	5	[illegible]	1	23	9	5	22	60	12	1,3	4	9	12	25	8	0,8	33
34	Doubs	Besançon	1	43	16	5	11	76	15	[illegible]	5	3	4	6	3	21	4	0,7	5	2	1	8	3	0,5	34
35	Côte-d'Or	Dijon	15	6	3	7	6	37	7	[illegible]	3	2	2	10	-	17	3	0,4	4	3	6	13	4	0,6	35
36	Cher	Bourges	31	2	3	2	1	39	8	[illegible]	1	-	-	-	-	1	0,2	0,0	2	9	3	14	5	1,1	36
37	Vienne	Poitiers*	»	6	»	»	»	»	»	»	»	»	»	11	1	»	»	»	»	1	»	»	»	»	37
38	Charente-Inférieure	Rochefort	1	2	1	1	10	15	3	[illegible]	4	2		-	3	9	2	0,6	3	-	2	5	2	0,6	38
39	Gironde	Bordeaux	13	5	15	15	9	57	11	[illegible]	14	14	6	2	8	44	9	0,3	4	5	8	17	6	0,2	39
40	Dordogne	Périgueux	1	1	-	-	1	3	1	[illegible]	5	1	1	1	1	9	2	0,6	-	-	4	4	1	0,2	40
41	Charente	Angoulême	-	3	10	1	-	14	3	[illegible]	21	1	2	1	3	28	6	1,6	3	9	1	13	4	1,9	41
42	Haute-Vienne	Limoges	1	11	13	3	3	31	6	[illegible]	-	1	2	8	24	35	7	0,9	7	2	3	12	4	0,5	42
43	Puy-de-Dôme	Clermont-Ferrand	-	1	10	6	6	23	5	[illegible]	6	3	-	7	2	18	4	0,8	11	-	1	12	4	0,8	43
44	Allier	Montluçon	-	-	1	14	1	16	3	[illegible]	-	-	1	-	3	4	1	0,3	-	-	3	3	1	0,3	44
45	Saône-et-Loire	Le Creusot	3	2	-	4	22	31	6	[illegible]	6	1	3	7	3	20	4	1,8	11	-	-	11	4	1,2	45
46	Loire	Roanne	6	12	-	-	2	20	4	[illegible]	1	4	3	7	3	18	4	1,9	1	-	1	2	1	0,3	46
47		Saint-Étienne	8	34	15	6	2	72	14	[illegible]	3	9	37	11	2	62	12	0,9	8	5	7	20	7	0,5	47
48	Rhône	Lyon	45	52	34	23	18	172	34	[illegible]	40	37	28	14	17	136	27	0,6	36	14	13	63	21	0,4	48
49	Isère	Grenoble	5	4	1	11	6	27	5	[illegible]	3	3	6	3	4	19	4	0,6	5	2	9	16	5	0,6	49
50	Alpes-Maritimes	Nice	4	12	1	1	4	22	4	[illegible]	1	3	5	1	-	9	2	0,2	-	-	-	-	-	-	50
51	Var	Toulon	5	6	1	2		13	3	[illegible]	2	6	11	2	1	22	4	0,5	12	1	4	17	6	0,6	51
52	Vaucluse	Avignon	-	3	-	2	3	8	2	[illegible]	6	-	3	7	3	19	4	0,9	3	3	1	7	2	0,4	52
53	Gard	Nîmes	6	-	-	1	1	8	2	[illegible]	-	4	9	4	2	19	4	0,5	11	-	1	12	4	0,5	53
54	Bouches-du-Rhône	Marseille	18	12	19	4	10	63	13	[illegible]	23	21	30	17	43	134	27	0,6	63	14	11	88	29	0,6	54
55	Hérault	Montpellier	-	1	7	3	-	11	2	[illegible]	-	-	10	10	2	22	4	0,5	13	3	6	22	7	0,2	55
56		Cette	2	-	-	-	-	2	0,4	[illegible]	-		5	1	1	7	1	0,3	2	-	-	2	1	0,3	56
57		Béziers	1	4	8	1	-	14	3	[illegible]	-	1	-	-	-	1	0,2	0,0	3	-	-	3	1	0,2	57
58	Pyrénées-Orientales	Perpignan	-	3	8	3	1	15	3	[illegible]	1	-	1	-	1	3	1	0,3	4	-	1	5	2	0,6	58
59	Haute-Garonne	Toulouse	1	6	8	4	4	23	5	[illegible]	2	12	9	7	13	43	9	0,6	4	-	3	7	2	0,1	59
60	Basses-Pyrénées	Pau	1	4	2	-	1	8	2	[illegible]	1	1	1	2	-	5	1	0,2	-	-	-	-	-	»	60

(*) Renseignements incomplets pour tout ou partie des périodes.

IV. — RÉSULTATS GÉNÉRAUX ET RÉCAPITULATIFS EXTRAITS DES DIVERS TABLEAUX QUI PRÉCÈDENT.

		PÉRIODE 1886-90 5 ans (sauf exceptions indiquées).			PÉRIODE 1891-95 5 ans.			PÉRIODE 1896-9 3 ans.		
		NOMBRES ABSOLUS Total.	NOMBRES ABSOLUS Moyenne annuelle.	Proportion pr 10.000 habit.	NOMBRES ABSOLUS Total.	NOMBRES ABSOLUS Moyenne annuelle.	Proportion pr 10.000 habit.	NOMBRES ABSOLUS Total.	NOMBRES ABSOLUS Moyenne annuelle.	Pro[portion] pr 10[.000] hab[it.]
I Répartition générale par périodes.	Villes de plus de 30.000 hab.	2.584	517	0,8	2.152	430	0,6	996	332	[illegible]
	Villes de 10.001 à 30.000 hab.	1.166	233	0,8	1.331	266	0,5	701	233	[illegible]
	Villes de 5.001 à 10.000 hab. (*) 2 ans.	*288	144	0,6						
	Totaux	4.038	894	0,7	3.483	696	0,5	1.607	565	[illegible]
	Proportions extrêmes	0,9 — 0,6			0,6 — 0,5			0,6 — 0,3		
	Proportion par rapport au nombre des décès de toutes causes	0,3 o/o 1 sur 324			0,2 o/o 1 sur 420			0,2 o/o 1 sur 487		
II Répartition par groupes de villes.	I. Paris	1.213	243	1,0	866	173	0,7	373	124	[illegible]
	II. Villes de 100.001 à 467.000 h.	651	130	0,6	590	118	0,5	252	84	[illegible]
	III. Villes de 30.001 à 100.000 h.	720	144	0,7	696	139	0,6	371	124	[illegible]
	IV. Villes de 20.001 à 30.000 h.	474	95	0,8	346	69	0,5	150	50	[illegible]
	V. Villes de 10.001 à 20.000 h.	692	138	0,7	477	95	0,5	216	72	[illegible]
	VI. Villes de 5.001 à 10.000 h. (*) 2 ans.	*288	144	0,6	508	102	0,4	335	111	[illegible]
III Répartition par groupes d'âges dans les villes de plus de 30.000 habit. Proport. p. 10.000 de ch. groupe	de 0 à 1 an	*164	41	4,6	116	23	2,3	41	14	[illegible]
	de 1 à 19 ans	1.337	334	1,8	1.543	309	1,5	683	227	[illegible]
	de 20 à 39 ans	319	80	0,3	434	87	0,3	237	79	[illegible]
	de 40 à 59 ans	50	12	0,1	47	9	0,0	30	10	[illegible]
	de 60 ans et au-dessus (*) 1re période : 4 ans (1887-90).	10	2	0,0	12	2	0,0	5	2	[illegible]

		PÉRIODE 1886-90	PÉRIODE 1891-95	PÉRIODE 1896-9
IV Répartition par villes de plus de 30.000 habit. Moyennes annuelles et proportions pour 10.000 habit.	Moyenne générale annuelle	de 0 décès à 2,6	de 0 décès à 1,7	de 0 décès à 2,0
	Villes ayant présenté une moyenne supérieure à 0,9	Dunkerque 1,0 Roubaix 1,3 Douai 1,0 Amiens 1,3 Saint-Quentin 1,0 Orléans 1,6 Boulogne-s-Seine 1,3 Paris 1,0 Saint-Denis 1,2 Reims 1,4 Besançon 2,6 Dijon 1,1 Bourges 1,8 Clermont-Ferrand 1,0 Montluçon 1,0 Le Creusot 2,2 Roanne 1,3 Saint-Étienne 1,1	Orléans 1,2 Versailles 1,7 Levallois 1,1 Nancy 1,3 Angoulême 1,6 Le Creusot 1,3 Roanne 1,2	Brest [illegible] Tours [illegible] Versailles [illegible] Saint-Ouen [illegible] Saint-Denis [illegible] Bourges [illegible] Angoulême [illegible] Le Creusot [illegible]
	Villes ayant présenté une moyenne inférieure à 0,2 ou n'ayant eu aucun décès	Tourcoing 0,0 Cette 0,0	Brest 0,1 Lorient 0,0 Saint-Nazaire 0,0 Bourges 0,0 Béziers 0,0	Tourcoing [illegible] Roubaix [illegible] Douai [illegible] Boulogne-sur-mer [illegible] Saint-Quentin [illegible] Le Havre [illegible] Rennes [illegible] Nantes [illegible] Orléans [illegible] Neuilly [illegible] Troyes [illegible] Nice [illegible] Toulouse [illegible] Pau [illegible]

STATISTIQUE SANITAIRE DES VILLES DE FRANCE

IX

DÉCÈS PAR COQUELUCHE

DE 1886 A 1898

(13 ans)

NOMBRES ABSOLUS ET PROPORTIONNELS

Villes de plus de 5.000 habitants.

I. — RÉPARTITION GÉNÉRALE ANNUELLE PAR GROUPES DE VILLES.

Villes de plus de 30.000 habitants.

II. — RÉPARTITION ANNUELLE PAR GROUPES DE VILLES ET PAR AGES.

III. — RÉPARTITION PAR VILLES.

IV. — RÉSULTATS GÉNÉRAUX ET RÉCAPITULATIFS.

DÉCÈS PAR COQUELUCHE DE 1886 À 1898.

I. — RÉPARTITION GÉNÉRALE PAR GROUPES DE VILLES DE PLUS DE 5.000 HABITANTS

PROPORTIONS POUR 10.000 HABITANTS

GROUPES DE VILLES	1886 Nombre absolu.	1886 Proportion	1887 Nombre absolu.	1887 Proportion	1888 Nombre absolu.	1888 Proportion	1889 Nombre absolu.	1889 Proportion	1890 Nombre absolu.	1890 Proportion
I. Paris	565	2,5	424	1,8	262	1,1	518	2,3	491	[illegible]
II. Villes de 100.001 à 467.000 habitants	363	1,8	348	1,7	381	1,8	296	1,4	370	[illegible]
III. Villes de 30.001 à 100.000 habitants	338	1,7	341	1,6	294	1,4	289	1,3	288	[illegible]
IV. Villes de 20.001 à 30.000 habitants	264	2,2	170	1,4	235	1,9	228	1,8	286	[illegible]
V. Villes de 10.001 à 20.000 habitants	207	1,1	271	1,5	282	1,5	238	1,3	279	[illegible]
VI. Villes de 5.001 à 10.000 habitants	»	»	»	»	»	»	491	2,1	603	[illegible]
Totaux généraux. Villes de plus de 10.000 h.	1.736	1,9	1.554	1,6	1.454	1,5	1.563	1,6	1.714	[illegible]
Totaux généraux. Villes de plus de 5.000 h.	»	»	»	»	»	»	2.054	1,7	2.317	[illegible]

GROUPES DE VILLES	1891 Nombre absolu.	1891 Proportion	1892 Nombre absolu.	1892 Proportion	1893 Nombre absolu.	1893 Proportion	1894 Nombre absolu.	1894 Proportion	1895 Nombre absolu.	1895 Proportion	1896 Nombre absolu.	1896 Proportion	1897 Nombre absolu.	1897 Proportion	1898 Nombre absolu.	1898 Proportion
I. Paris	332	1,3	334	1,5	508	2,1	255	1,0	423	1,6	277	1,1	267	1,1	392	1,6
II. Villes de 100.001 à 467.000 habitants	356	1,6	270	1,2	313	1,4	337	1,5	306	1,3	279	1,2	205	0,9	307	1,3
III. Villes de 30.001 à 100.000 habitants	358	1,5	276	1,1	269	1,1	335	1,4	215	0,9	281	1,2	222	0,9	307	1,3
IV. Villes de 20.001 à 30.000 habitants	199	1,4	113	0,9	100	0,8	152	1,2	152	1,2	77	0,6	124	0,9	109	0,8
V. Villes de 10.001 à 20.000 habitants	256	1,6	159	0,9	216	1,2	226	1,2	134	0,7	111	0,6	139	0,7	170	0,9
VI. Villes de 5.001 à 10.000 habitants	432	1,9	421	1,8	335	1,4	328	1,4	432	1,8	407	1,8	302	1,3	296	1,3
Totaux généraux. Villes de plus de 10.000 h.	1.501	1,5	1.152	1,1	1.406	1,4	1.305	1,3	1.228	1,2	1.025	1,0	957	0,9	1.285	1,3
Totaux généraux. Villes de plus de 5.000 h.	1.933	1,5	1.573	1,3	1.741	1,4	1.633	1,3	1.660	1,3	1.432	1,1	1.259	1,0	1.581	1,2

II. — RÉPARTITION PAR GROUPES D'AGES DANS LES VILLES DE PLUS DE 30.000 HABITANTS

PROPORTIONS POUR 10.000 INDIVIDUS DE CHAQUE GROUPE

GROUPES DE VILLES	D'AGE	1886 Nombre absolu.	1886 Proportion	1887 Nombre absolu.	1887 Proportion	1888 Nombre absolu.	1888 Proportion	1889 Nombre absolu.	1889 Proportion	1890 Nombre absolu.	1890 Proportion
I. Paris	de 0 à 1 an	»	»	173	61,8	126	44,2	219	75,3	212	[illegible]
	de 1 à 19 ans	»	»	251	4,2	136	2,2	299	4,9	279	[illegible]
	de 20 à 39 ans	»	»	-	-	-	-	-	-	-	-
	de 40 à 59 ans	»	»	-	-	-	-	-	-	-	-
	de 60 ans et au-dessus	»	»	-	-	-	-	-	-	-	-
II. Villes de 100.001 à 467.000 habit.	de 0 à 1 an	»	»	152	54,6	189	65,7	143	48,1	188	[illegible]
	de 1 à 19 ans	»	»	192	3,2	192	3,1	153	2,5	181	[illegible]
	de 20 à 39 ans	»	»	3	0,0	-	-	-	-	-	-
	de 40 à 59 ans	»	»	1	0,0	-	-	-	-	1	[illegible]
	de 60 ans et au-dessus	»	»	-	-	-	-	-	-	-	-
III. Villes de 30.001 à 100.000 habit.	de 0 à 1 an	»	»	164	54,9	154	50,2	148	47,6	133	[illegible]
	de 1 à 19 ans	»	»	177	2,9	139	2,2	134	2,1	[illegible]	[illegible]
	de 20 à 39 ans	»	»	-	-	1	0,0	1	0,0	1	[illegible]
	de 40 à 59 ans	»	»	-	-	-	-	-	-	-	-
	de 60 ans et au-dessus	»	»	-	-	-	-	-	-	-	-

GROUPES DE VILLES	D'AGE	1891 Nombre absolu.	1891 Proportion	1892 Nombre absolu.	1892 Proportion	1893 Nombre absolu.	1893 Proportion	1894 Nombre absolu.	1894 Proportion	1895 Nombre absolu.	1895 Proportion	1896 Nombre absolu.	1896 Proportion	1897 Nombre absolu.	1897 Proportion	1898 Nombre absolu.	1898 Proportion
I. Paris	de 0 à 1 an	130	43,1	154	50,5	187	60,6	119	38,3	163	51,9	118	37,2	105	33,1	151	47,6
	de 1 à 19 ans	202	3,2	180	2,8	321	5,1	136	2,1	260	4,0	159	2,5	159	2,5	244	3,7
	de 20 à 39 ans	-	-	-	-	-			-	-	-	-	-	1	0,0	-	-
	de 40 à 59 ans	-	-	-	-	-	-	-	-	-	-	-	-	1	0,0	-	-
	de 60 ans et au-dessus	-	-	-	-	-	-	-	-	-	-	-	-	1	0,0	-	-
II. Villes de 100.001 à 467.000 habit.	de 0 à 1 an	182	57,6	117	36,5	139	42,8	162	49,2	143	42,9	141	40,1	100	30,1	144	40,9
	de 1 à 19 ans	176	2,7	153	2,4	174	2,7	173	2,7	164	2,4	138	2,0	99	1,4	168	2,3
	de 20 à 39 ans	-	-	-	-	-	-	-	-	-	-	-	-	-	-	-	-
	de 40 à 59 ans	-	-	-	-	-	-	-	-	-	-	-	-	-	-	-	-
	de 60 ans et au-dessus	-	-	-	-	-	-	-	-	-	-	-	-	-	-	-	-
III. Villes de 30.001 à 100.000 habit.	de 0 à 1 an	188	53,1	123	34,5	149	41,7	167	46,5	103	28,5	141	38,7	118	32,4	162	44,5
	de 1 à 19 ans	169	2,3	153	2,1	117	1,6	165	2,2	111	1,5	140	1,9	104	1,4	145	1,9
	de 20 à 39 ans	1	0,0	-	-	1	0,0	3	0,0	1	0,0	-	-	-	-	-	-
	de 40 à 59 ans	-	-	-	-	2	0,0	-	-	-	-	-	-	-	-	-	-
	de 60 ans et au-dessus	-	-	-	-	-	-	-	-	-	-	-	-	-	-	-	-

RÉCAPITULATION PAR PÉRIODES (Nombres absolus.)

Années.	0 à 1 an.	1 à 19 ans.	20 à 39 ans.	40 à 59 ans.	60 ans et au-dessus.
1886	»	»	»	»	-
1887	689	620	3	1	-
1888	469	467	1	-	-
1889	510	586	1	-	-
1890	533	614	1	1	-
TOTAUX (5 ans)	2.001	2.287	6	2	-

Années.	0 à 1 an.	1 à 19 ans.	20 à 39 ans.	40 à 59 ans.	60 ans et au-dessus.
1891	500	545	1	-	-
1892	394	486	-	-	-
1893	475	612	1	2	-
1894	448	476	3	-	-
1895	409	532	1	-	-
(5 ans)	2.226	2.651	6	2	-

Années	0 à 1 an	1 à 19 ans.	20 à 39 ans.	40 à 59 ans.	60 ans et au-dessus.
1896	400	437	-	-	-
1897	329	362	1	1	1
1898	457	549	-	-	-
(3 ans)	1.186	1.348	1	1	1

III. RÉPARTITION DANS LES VILLES DE PLUS DE 30.000 HABITANTS

PENDANT LES TROIS PÉRIODES 1886-90, 1891-95, 1896-98. — PROPORTIONS POUR 10.000 HABITANTS.

Numéros d'ordre	Départements par groupement géographique du nord au sud	Noms des villes	Période 1886-90 (5 ans.) Nombres absolus 1886	1887	1888	1889	1890	Total.	Moyenne annuelle	Proportion	Période 1891-95 (5 ans.) Nombres absolus 1891	1892	1893	1894	1895	Total.	Moyenne annuelle	Proportion	Période 1891-95 (3 ans.) Nombres absolus 1896	1897	1898	Total.	Moyenne annuelle	Proportion	Numéros d'ordre
1		Dunkerque	22	34	41	66	9	172	34	[illegible]	[illegible]	50	25	32	10	159	32	7,9	27	5	23	55	18	4,5	1
2		Tourcoing	23	5	23	31	36	113	23	[illegible]	[illegible]	43	24	12	17	108	22	3,2	27	5	19	51	17	2,3	2
3	Nord	Roubaix	56	26	59	45	59	238	38	[illegible]	[illegible]	54	40	29	50	202	50	3,3	15	42	28	84	28	2,2	3
4		Lille	73	96	92	37	64	362	72	[illegible]	[illegible]	66	43	60	05	376	75	3,6	87	47	29	183	61	2,8	4
5		Douai	7	1	26	2	25	61	12	[illegible]	[illegible]	12	9	24	12	73	15	4,8	1	12	15	28	9	2,8	5
6		Calais	13	6	16	26	12	75	15	[illegible]	[illegible]	4	15	13	6	51	10	1,8	41	-	20	31	10	1,8	6
7	Pas-de-Calais	Boulogne-sur-mer	-	13	32	-	18	63	13	[illegible]	[illegible]	5	8	35	8	69	14	3,0	-	20	20	40	16	3,4	7
8	Somme	Amiens	13	16	8	4	4	50	10	[illegible]	[illegible]	3	4	7	1	25	5	0,6	1	2	3	6	2	0,2	8
9	Aisne	Saint-Quentin	94	4	19	1	36	154	31	[illegible]	[illegible]	-	12	2	10	27	5	1,9	3	-	5	8	3	0,6	9
10		Le Havre	28	20	20	5	37	110	22	[illegible]	[illegible]	37	33	28	16	129	26	2,2	53	-	30	73	24	2,0	10
11	Seine inférieure	Rouen	4	4	11	14	3	36	7	[illegible]	[illegible]	16	7	19	12	70	14	1,2	14	9	5	28	9	0,8	11
12	Calvados	*Caen**	»	3	»	»	2	»	»	»	[illegible]	2	3	1	4	15	3	0,6	8	2	-	10	3	0,7	12
13	Manche	*Cherbourg**	»	3	3	»	1	»	»	»	[illegible]	5	2	8	2	25	5	1,2	2	1	2	5	2	0,5	13
14	Ille-et-Vilaine	Rennes	9	5	8	3	10	35	7	[illegible]	[illegible]	9	7	10	-	31	6	0,9	11	4	12	27	9	1,3	14
15	Finistère	Brest	7	1	13	11	7	39	8	[illegible]	[illegible]	3	11	4	2	26	5	0,7	8	1	2	11	4	0,5	15
16	Morbihan	Lorient	10	15	12	2	12	51	10	[illegible]	[illegible]	14	3	9	2	37	7	1,7	4	15	6	25	8	1,9	16
17		Saint-Nazaire	8	7	1	16	3	35	7	[illegible]	[illegible]	3	4	8	7	33	7	2,3	2	7	1	10	3	1,9	17
18	Loire-inférieure	Nantes	15	13	2	10	15	55	11	[illegible]	[illegible]	5	3	25	3	66	13	1,6	10	11	13	34	11	5,9	18
19	Maine-et-Loire	*Angers**	»	5	1	»	»	»	»	[illegible]	[illegible]	»	»	»	»	»	»	»	»	»	»	»	»	»	19
20	Sarthe	Le Mans	1	5	5			11	2	[illegible]	[illegible]	1	5	2	2	15	3	0,5	-	15	3	18	6	1,9	20
21	Indre-et-Loire	Tours	3	10		12	11	36	7	[illegible]	[illegible]	1	3	7	3	16	3	0,5	-	1	-	1	0,3	9,9	21
22	Loiret	Orléans	1	3	7	3	9	23	5	[illegible]	[illegible]	2	-	2	11	33	7	1,1	1	3	4	8	3	0,4	22
23	Seine-et-Oise	Versailles	10	3	5	2	8	28	6	[illegible]	[illegible]	3	9	3	-	17	3	0,6	7	2	5	14	5	0,9	23
24		Boulogne-sur-Seine	2	7	4	12	6	37	7	[illegible]	[illegible]	6	8	5	6	32	6	1,7	11	6	10	27	9	2,4	24
25		Paris	564	424	262	518	491	2.250	452	[illegible]	[illegible]	334	506	255	423	1.852	370	1,5	277	267	302	936	312	1,2	25
26		Neuilly-sur-Seine	10	4	6	1	2	23	5	[illegible]	[illegible]	4	3	5	5	21	5	1,5	2	-	6	8	2	0,9	26
27	Seine	Levallois-Perret	4	12	4	2	2	24	5	[illegible]	[illegible]	-	8	1	3	16	3	0,7	-	1	5	6	2	0,4	27
28		Clichy	19	4	20	3	18	64	13	[illegible]	[illegible]	4	4	3	16	34	7	2,2	13	8	5	26	9	2,7	28
29		Saint-Ouen	6	6	9	8	19	48	10	[illegible]	[illegible]	12	7	4	-	25	5	1,3	6	9	13	28	9	2,9	29
30		Saint-Denis	15	31	4	24	8	82	16	[illegible]	[illegible]	4	17	5	9	62	12	2,3	10	34	24	67	22	4,1	30
31	Aube	Troyes	17	1	2	-	10	30	6	[illegible]	[illegible]	-	6	-	-	6	1	0,2	2	7	-	9	3	0,6	31
32	Marne	Reims	39	43	6	34	49	171	34	[illegible]	[illegible]	15	-	32	39	114	23	2,1	4	17	46	67	22	2,0	32
33	Meurthe-et-Moselle	Nancy	5	14	4	17	23	63	13	[illegible]	[illegible]	6	8	22	3	42	8	0,6	20	1	8	29	10	1,0	33
34	Doubs	Besançon	3	15	2	2	7	29	6	[illegible]	[illegible]	-	3	1	2	22	4	0,7	-	1	-	1	0,3	0,0	34
35	Côte-d'or	Dijon	5	2	3	6	7	23	5	[illegible]	[illegible]	-	2	4	-	10	2	0,3	3		2	5	2	0,3	35
36	Cher	Bourges	-	27	2	5	2	36	7	[illegible]	[illegible]	5	3	1	1	16	3	0,7	1	-	6	7	2	0,4	36
37	Vienne	*Poitiers**	»	»	»	»	»	»	»	[illegible]	[illegible]	»	»	3	»	»	»	»	1	3	2	6	2	0,5	37
38	Charente-inférieure	Rochefort	1	3	1	1	-	6	1	[illegible]	[illegible]	-	2	1	-	3	1	0,2	-	-	-	-	-	-	38
39	Gironde	Bordeaux	43	58	45	49	30	225	45	[illegible]	[illegible]	16	28	38	23	147	29	1,1	12	7	45	64	21	0,8	39
40	Dordogne	Périgueux	1	29	2	6	-	38	8	[illegible]	[illegible]	13	10	4	9	36	7	2,2	11	2	8	21	7	2,2	40
41	Charente	Angoulême	-	2	-	14	-	16	3	[illegible]	[illegible]	11	7	5	3	27	5	1,3	2	1	14	17	5	1,3	41
42	Haute-Vienne	Limoges	1	54	7	1	11	74	15	[illegible]	[illegible]	20	6	30	8	99	20	2,6	-	12	23	35	12	1,5	42
43	Puy-de-Dôme	Clermont-Ferrand	.	11	4	6	-	21	4	[illegible]	[illegible]	-	-	-	1	6	1	0,2	-	-	-	-	-	-	43
44	Allier	Montluçon	1	-	-	17	12	30	6	[illegible]	[illegible]	25	2	2	1	30	8	2,0	18	4	6	28	9	2,8	44
45	Saône-et-Loire	Le Creusot	3	4	-	-	5	12	2	[illegible]	[illegible]	-	2	6	-	98	6	5,6	3	7	-	10	3	0,9	45
46		Roanne	8	-	-	1	3	12	2	[illegible]	[illegible]	2	5	4	-	21	4	1,2	3	2	1	6	2	0,6	46
47	Loire	Saint-Étienne	11	2	20	10	24	67	13	[illegible]	[illegible]	13	17	11	1	57	11	0,5	18	16	7	41	14	0,8	47
48	Rhône	Lyon	60	21	37	22	36	176	35	[illegible]	[illegible]	19	27	43	25	162	30	0,7	28	20	31	79	26	0,5	48
49	Isère	Grenoble	4	2	1	5	7	19	4	[illegible]	[illegible]	10	3	1	17	34	7	1,1	13	8	1	22	7	1,1	49
50	Alpes-maritimes	Nice	-	13	15	13	3	44	9	[illegible]	[illegible]	10	4	6	3	28	6	0,6	5	7	5	17	5	0,5	50
51	Var	Toulon	11	1	8	5	2	27	5	[illegible]	[illegible]	2	10	5	6	30	6	0,7	5	-	9	14	5	0,5	51
52	Vaucluse	Avignon	13	3	6	-	9	31	6	[illegible]	[illegible]	2	-	9	4	16	3	0,7	9	8	1	18	6	1,3	52
53	Gard	Nîmes	3	9	12	12	7	43	9	[illegible]	[illegible]	2	2	11	6	37	7	0,9	12	1	5	18	6	0,8	53
54	Bouches-du-Rhône	Marseille	30	57	86	59	43	275	55	[illegible]	[illegible]	26	106	31	43	232	46	1,1	20	25	38	83	28	0,6	54
55		Montpellier	2	-	1	-	3	6	1	[illegible]	[illegible]	3	1	2	11	29	6	0,8	3	15	1	19	6	0,6	55
56	Hérault	Cette	12	1	-	1	-	14	3	[illegible]	[illegible]	-	6	8	-	16	3	0,9	2	5	1	8	3	0,9	56
57		Béziers	24	6	12	4	22	68	14	[illegible]	[illegible]	4	1	5	4	16	3	0,6	5	1	-	6	2	0,4	57
58	Pyrénées-orientales	Perpignan	1	2	13	-	-	16	3	[illegible]	[illegible]	3	-	-	6	12	2	0,6	2	-	5	7	2	0,6	58
59	Haute-Garonne	Toulouse	6	6	10	11	10	43	9	[illegible]	[illegible]	8	9	3	7	35	7	0,5	24	4	10	38	13	0,9	59
60	Basses-Pyrénées	Pau	-	-	1	9	1	11	2	[illegible]	[illegible]	-	-	3	-	9	2	0,6	2	1	2	5	2	0,6	60

(*) Renseignements incomplets pour tout ou partie des périodes.

IV. — RÉSULTATS GÉNÉRAUX ET RÉCAPITULATIFS EXTRAITS DES DIVERS TABLEAUX QUI PRÉCÈD[ENT]

		PÉRIODE 1886-90 5 ans (sauf exceptions indiquées).			PÉRIODE 1891-95 5 ans.			PÉRIODE 1896-98 3 ans.		
		Nombres absolus		Proportion pr 10.000 habit.	Nombres absolus		Proportion pr 10.000 habit.	Nombres absolus		Proportion pr 10.000 habit.
		Total.	Moyenne annuelle		Total.	Moyenne annuelle		Total.	Moyenne annuelle	
I Répartition générale par périodes.	Villes de plus de 30.000 hab.	5.561	1.112	*1,7*	4.885	977	*1,4*	2.537	846	[illegible]
	Villes de 10.001 à 30.000 hab.	2.460	492	*1,6*	3.655	731	*1,3*	1.735	578	[illegible]
	Villes de 5.001 à 10.000 hab. (*) 2 ans.	*1.094	547	*2,4*						
	Totaux	9.115	2.151	*1,8*	8.540	1.708	*1,4*	4.272	1.424	[illegible]
	Proportions extrêmes	1,9 en 1886 1,7 en 1889			1,5 en 1891 1,3 en 1892-94-95			1,2 en 1898 1,0 en 1897		
	Proportions par rapport au nombre des décès de toutes causes.	0,7 o/o 1 sur 135			0,6 o/o 1 sur 171			0,5 o/o 1 sur 193		
II Répartition par groupes de villes.	I. Paris	2.259	452	*1,9*	1.852	370	*1,5*	936	312	[illegible]
	II. Villes de 100.001 à 467.000 h.	1.758	352	*1,7*	1.580	316	*1,4*	791	264	[illegible]
	III. Villes de 30.001 à 100.000 h.	1.544	309	*1,5*	1.453	291	*1,2*	810	270	[illegible]
	IV. Villes de 20.001 à 30.000 h.	1.183	236	*1,9*	716	143	*1,1*	310	103	[illegible]
	V. Villes de 10.001 à 20.000 h.	1.277	255	*1,4*	991	198	*1,1*	420	140	[illegible]
	VI. Villes de 5.001 à 10.000 h. (*) 2 ans.	*1.094	547	*2,4*	1.948	390	*1,7*	1.005	335	[illegible]
III Répartition par groupes d'âges dans les villes de plus de 30.000 habit. Proport. p. 10.000 de ch. groupe	de 0 à 1 an	*2.001	500	*56,2*	2.226	445	*44,9*	1.186	395	38.[illegible]
	de 1 à 19 ans	2.287	572	*3,1*	2.651	530	*2,6*	1.348	449	2,[illegible]
	de 20 à 39 ans	6	1	*0,0*	6	1	*0,0*	1	0,3	0,[illegible]
	de 40 à 59 ans	2	0,5	*0,0*	2	0,4	*0,0*	1	0,3	0,[illegible]
	de 60 ans et au-dessus (*) 1re période : 4 ans (1887-90).	–	–	–	–	–	–	1	0,3	0,[illegible]

IV Répartition par villes de plus de 30.000 habit. Moyennes annuelles et proportions pour 10.000 habit.

	Période 1886-90		Période 1891-95		Période 1896-98	
Moyenne générale annuelle	de 0,1 à 8,6		de 0,2 à 7,9		de 0 décès à 4,[illegible]	
Villes ayant présenté une moyenne supérieure à 1,9	Dunkerque	*8,6*	Dunkerque	*7,9*	Dunkerque	[illegible]
	Tourcoing	*3,8*	Tourcoing	*3,2*	Tourcoing	[illegible]
	Roubaix	*4,4*	Roubaix	*3,3*	Roubaix	[illegible]
	Lille	*3,7*	Lille	*3,6*	Lille	[illegible]
	Douai	*4,0*	Douai	*4,8*	Douai	[illegible]
	Calais	*2,6*				
	Boulogne-s-mer	*2,9*	Boulogne-s-mer	*3,0*	Boulogne-s-mer	[illegible]
	Saint-Quentin	*6,5*	Le Havre	*2,2*	Le Havre	[illegible]
	Lorient	*2,4*	Nantes	*2,3*		
	Saint-Nazaire	*2,5*				
	Boulogne-s-Seine	*2,3*			Boulogne-s-Seine	[illegible]
	Clichy	*4,6*	Clichy	*2,2*	Clichy	[illegible]
	Saint-Ouen	*4,3*			Saint-Ouen	[illegible]
	Saint-Denis	*3,3*	Saint-Denis	*2,3*	Saint-Denis	[illegible]
	Reims	*3,3*	Reims	*2,1*	Reims	[illegible]
	Périgueux	*2,7*	Périgueux	*2,2*	Périgueux	[illegible]
	Limoges	*2,1*	Limoges	*2,6*		
	Montluçon	*2,2*	Montluçon	*2,6*	Montluçon	[illegible]
	Beziers	*3,2*	Le Creusot	*2,0*		
Villes ayant présenté une moyenne inférieure à 0,6 ou n'ayant eu aucun décès	Le Mans	*0,3*	Le Mans	*0,5*	Amiens	[illegible]
					Brest	[illegible]
			Tours	*0,5*	Tours	[illegible]
			Troyes	*0,2*	Orléans	[illegible]
					Levallois-Perret	[illegible]
					Besançon	[illegible]
			Dijon	*0,3*	Dijon	[illegible]
					Bourges	[illegible]
	Rochefort	*0,3*	Rochefort	*0,8*	Rochefort	[illegible]
	Montpellier	*0,1*	Clermont-Ferrand	*0,2*	Clermont-Ferrand	[illegible]
			Toulouse	*0,5*	Lyon	[illegible]
					Nice	[illegible]
					Toulon	[illegible]
					Béziers	[illegible]

STATISTIQUE SANITAIRE DES VILLES DE FRANCE

X

DÉCÈS PAR MALADIES ÉPIDÉMIQUES

(ENSEMBLE DES DÉCÈS CAUSÉS PAR LA FIÈVRE TYPHOÏDE,
LA DIPHTÉRIE, LA ROUGEOLE, LA VARIOLE, LA SCARLATINE ET LA COQUELUCHE)

DE 1886 À 1898

(13 ans)

NOMBRES ABSOLUS ET PROPORTIONNELS

Villes de plus de 5.000 habitants.

I. — RÉPARTITION GÉNÉRALE ANNUELLE PAR GROUPES DE VILLES.

Villes de plus de 30.000 habitants.

II. — RÉPARTITION ANNUELLE PAR GROUPES DE VILLES ET PAR AGES.

III. — RÉPARTITION PAR VILLES.

IV. — RÉSULTATS GÉNÉRAUX ET RÉCAPITULATIFS.

DÉCÈS PAR MALADIES ÉPIDÉMIQUES DE 1886 À 1898.

(ENSEMBLE DES DÉCÈS CAUSÉS PAR LA FIÈVRE TYPHOÏDE, LA DIPHTÉRIE, LA ROUGEOLE, LA VARIOLE, LA SCARLATINE ET LA COQUELUCHE)

I. — RÉPARTITION GÉNÉRALE PAR GROUPES DE VILLES DE PLUS DE 5.000 HABITANTS

PROPORTIONS POUR 100.000 HABITANTS

GROUPES DE VILLES	1886 Nombre absolu.	1886 Proportion.	1887 Nombre absolu.	1887 Proportion.	1888 Nombre absolu.	1888 Proportion.	1889 Nombre absolu.	1889 Proportion.	1890 Nombre absolu.	1890 Proportion.
I. Paris	4.846	21,4	5.040	24,6	4.113	17,8	4.722	20,0	4.609	19,9
II. Villes de 100.001 à 467.000 habitants	5.904	29,7	5.127	26,2	4.908	23,8	3.926	18,8	4.981	23,4
III. Villes de 30.001 à 100.000 habitants	3.887	19,4	5.927	29,2	4.840	23,5	3.044	17,4	4.291	[illegible]
IV. Villes de 20.001 à 30.000 habitants	2.109	17,8	2.827	23,5	2.375	19,5	2.446	19,8	2.336	[illegible]
V. Villes de 10.001 à 20.000 habitants	2.23[illegible]	12,5	3.864	21,4	4.378	22,9	2.893	15,6	3.265	[illegible]
VI. Villes de 5.001 à 10.000 habitants	»	»	»	»	»	»	3.504	15,3	4.282	[illegible]
TOTAUX GÉNÉRAUX — Villes de plus de 10.000 h.	19.041	20,6	23.385	25,0	20.620	21,7	17.625	18,3	19.482	[illegible]
TOTAUX GÉNÉRAUX — Villes de plus de 5.000 h.	»	»	»	»	»	»	21.129	17,4	23.764	19,7

GROUPES DE VILLES	1891 Nombre absolu.	1891 Proportion.	1892 Nombre absolu.	1892 Proportion.	1893 Nombre absolu.	1893 Proportion.	1894 Nombre absolu.	1894 Proportion.	1895 Nombre absolu.	1895 Proportion.	1896 Nombre absolu.	1896 Proportion.	1897 Nombre absolu.	1897 Proportion.	1898 Nombre absolu.	1898 Proportion.
I. Paris	[illegible].393	14,0	3.537	14,5	3.458	14,0	3.271	13,2	2.003	8,4	1.833	7,3	1.712	6,8	1.926	7,7
II. Villes de 100.001 à 467.000 habitants	[illegible].321	20,1	4.174	19,3	3.846	17,6	3.333	15,1	2.913	13,6	2.904	12,3	2.108	8,9	2.138	9,0
III. Villes de 30.001 à 100.000 habitants	[illegible].005	15,3	3.235	13,6	4.163	17,3	2.815	11,6	2.112	8,6	2.605	10,7	1.988	8,2	2.192	9,0
IV. Villes de 20.001 à 30.000 habitants	[illegible].185	17,9	1.725	14,0	1.809	14,6	1.383	11,1	954	7,6	1.001	7,3	1.063	7,8	928	6,8
V. Villes de 10.001 à 20.000 habitants	[illegible].518	14,0	2.226	12,2	2.717	14,8	1.969	10,6	1.164	6,2	1.498	8,0	1.062	5,7	1.287	6,9
VI. Villes de 5.001 à 10.000 habitants	[illegible].253	14,3	2.875	12,6	3.290	14,2	2.362	10,1	1.996	8,5	1.877	8,1	1.491	6,4	1.572	6,8
TOTAUX GÉNÉRAUX — Villes de plus de 10.000 h.	[illegible].022	16,1	14.897	14,8	15.993	15,8	12.773	12,5	9.146	8,9	9.841	9,3	7.933	7,5	8.471	8,0
TOTAUX GÉNÉRAUX — Villes de plus de 5.000 h.	[illegible].275	15,8	17.772	14,4	19.283	15,5	15.135	12,1	11.142	8,8	11.718	9,1	9.424	7,3	10.043	7,8

II. — RÉPARTITION PAR GROUPES D'AGES DANS LES VILLES DE PLUS DE 30.000 HABITANTS

PROPORTIONS POUR 10.000 INDIVIDUS DE CHAQUE GROUPE

GROUPES DE VILLES	D'AGE	1886 Nombre absolu.	1886 Proportion.	1887 Nombre absolu.	1887 Proportion.	1888 Nombre absolu.	1888 Proportion.	1889 Nombre absolu.	1889 Proportion.	1890 Nombre absolu.	1890 Proportion.
I. Paris	de 0 à 1 an	»	»	810	289,5	683	259,5	691	257,8	739	[illegible]
	de 1 à 19 ans	»	»	3.086	62,1	3.754	45,8	3.238	53,1	3.300	[illegible]
	de 20 à 39 ans	»	»	907	9,8	492	5,2	610	6,4	266	[illegible]
	de 40 à 59 ans	»	»	194	3,4	147	2,6	145	2,5	109	[illegible]
	de 60 ans et au-dessus	»	»	43	2,3	37	2,0	38	2,0	33	[illegible]
II. Villes de 100.001 à 467.000 habit.	de 0 à 1 an	»	»	619	222,2	739	256,7	604	203,3	801	[illegible]
	de 1 à 19 ans	»	»	3.182	52,9	3.136	51,3	2.581	41,5	3.261	[illegible]
	de 20 à 39 ans	»	»	951	12,3	718	9,3	509	6,5	653	[illegible]
	de 40 à 59 ans	»	»	295	6,5	240	5,4	180	3,8	192	[illegible]
	de 60 ans et au-dessus	»	»	80	4,2	66	3,5	52	2,7	72	[illegible]
III. Villes de 30.001 à 100.000 habit.	de 0 à 1 an	»	»	1.035	342,4	630	205,5	473	152,2	701	[illegible]
	de 1 à 19 ans	»	»	3.380	54,5	2.701	43,2	2.011	31,5	2.700	[illegible]
	de 20 à 39 ans	»	»	1.110	14,8	1.118	15,6	903	11,6	702	[illegible]
	de 40 à 59 ans	»	»	205	6,8	308	7,1	176	4,4	121	[illegible]
	de 60 ans et au-dessus	»	»	107	5,3	89	4,4	81	3,9	67	[illegible]

GROUPES DE VILLES	D'AGE	1891 Nombre absolu.	1891 Proportion.	1892 Nombre absolu.	1892 Proportion.	1893 Nombre absolu.	1893 Proportion.	1894 Nombre absolu.	1894 Proportion.	1895 Nombre absolu.	1895 Proportion.	1896 Nombre absolu.	1896 Proportion.	1897 Nombre absolu.	1897 Proportion.	1898 Nombre absolu.	1898 Proportion.
I. Paris	de 0 à 1 an	470	155,9	511	167,7	471	152,6	504	162,4	385	122,5	340	107,1	355	118,8	419	132,0
	de 1 à 19 ans	[illegible].555	40,8	2.506	40,6	2.415	38,1	2.197	34,4	1.405	21,5	1.264	19,6	1.181	18,3	1.307	20,2
	de 20 à 39 ans	289	2,9	366	3,7	404	4,0	420	4,2	160	1,6	173	1,7	137	1,3	152	1,5
	de 40 à 59 ans	61	1,0	86	1,5	144	2,4	125	2,1	39	0,6	39	0,6	29	0,5	35	0,6
	de 60 ans et au-dessus	18	0,9	14	0,7	24	1,2	25	1,2	14	0,7	17	0,8	10	0,5	13	0,6
II. Villes de 100.001 à 467.000 habit.	de 0 à 1 an	528	198,3	523	163,4	563	173,2	472	143,5	405	121,5	494	140,3	311	88,5	402	114,3
	de 1 à 19 ans	[illegible].781	43,3	2.611	40,3	2.537	38,9	2.071	31,5	1.667	25,1	1.770	25,3	1.260	18,2	1.190	17,0
	de 20 à 39 ans	682	8,3	696	8,7	504	6,2	503	6,9	668	8,1	470	5,4	425	4,9	439	5,0
	de 40 à 59 ans	198	4,1	271	5,5	192	2,9	176	3,5	142	2,8	138	2,5	90	1,6	86	1,6
	de 60 ans et au-dessus	52	2,7	73	3,8	51	2,6	49	2,5	31	1,5	20	1,2	13	0,6	21	1,0
III. Villes de 30.001 à 100.000 habit.	de 0 à 1 an	409	139,2	438	123,1	641	179,2	450	125,2	324	89,7	397	109,0	328	90,1	376	103,3
	de 1 à 19 ans	[illegible].046	28,5	1.819	25,3	2.502	35,4	1.634	22,1	1.140	15,3	1.465	19,6	1.093	14,6	1.155	15,4
	de 20 à 39 ans	830	9,4	750	8,5	710	7,9	574	6,4	525	5,8	590	6,5	483	5,4	550	6,1
	de 40 à 59 ans	175	3,5	169	3,4	170	3,4	113	2,2	91	1,8	127	2,5	67	1,3	88	1,7
	de 60 ans et au-dessus	61	2,6	59	2,5	50	2,1	44	1,9	32	1,4	20	1,1	15	0,8	23	1,0

RÉCAPITULATION PAR PÉRIODES (Nombres absolus)

Années.	0 à 1 an.	1 à 19 ans.	20 à 39 ans.	40 à 59 ans.	60 ans et au-dessus.
1886	»	»	»	»	»
1887	2.464	10.248	2.968	784	230
1888	2.052	8.591	2.328	704	192
1889	1.768	7.830	2.022	501	171
1890	2.241	9.324	1.723	422	174
TOTAUX (4 ans)	8.525	35.990	9.041	2.411	767

Années.	0 à 1 an.	1 à 19 ans.	20 à 39 ans.	40 à 59 ans.	60 ans et au-dessus.
1891	1.591	7.382	1.781	434	121
1892	1.473	6.990	1.812	526	156
1893	1.074	7.544	1.618	500	125
1894	1.426	5.902	1.559	414	118
1895	1.114	4.212	1.353	272	77
TOTAUX (5 ans)	7.277	32.030	8.123	2.152	597

Années.	0 à 1 an.	1 à 19 ans.	20 à 39 ans.	40 à 59 ans.	60 ans et au-dessus.
1896	1.231	4.409	1.239	304	69
1897	994	3.545	1.045	186	38
1898	1.197	3.652	1.141	209	57
TOTAUX (3 ans)	3.422	11.606	3.425	699	164

III. — RÉPARTITION DANS LES VILLES DE PLUS DE 30.000 HABITANTS PENDANT LES TROIS PÉRIODES 1886-90, 1891-95, 1896-98. — PROPORTIONS POUR 10.000 HABITANTS.

Numéros d'ordre	Départements par groupement géographique du nord au sud	Noms des villes	Période 1886-90 (5 ans.) Nombres absolus 1886	1887	1888	1889	1890	Total	Moyenne annuelle	Proportion	Période 1891-95 (5 ans.) Nombres absolus 1891	1892	1893	1894	1895	Total	Moyenne annuelle	Proportion	Période 1896-98 (3 ans.) Nombres absolus 1896	1897	1898	Total	Moyenne annuelle	Proportion	Numéros d'ordre
1	Nord	Dunkerque	73	92	88	145	80	478	95	[illegible]	53	95	109	81	119	577	115	23,5	52	13	75	140	47	11,7	1
2		Tourcoing	53	61	96	141	237	588	118	[illegible]	170	242	149	85	66	712	142	20,5	101	59	51	211	70	9,5	2
3		Roubaix	156	180	175	241	229	981	196	[illegible]	259	398	287	148	108	1.200	240	20,0	185	158	148	491	164	13,2	3
4		Lille	308	517	417	396	318	1.956	391	[illegible]	431	346	552	238	359	1.926	385	18,9	230	256	284	770	257	11,9	4
5		Douai	42	51	72	52	66	283	57	[illegible]	56	59	30	44	20	214	43	12,8	14	25	35	74	25	7,8	5
6	Pas-de-Calais	Calais	179	262	132	75	79	727	145	[illegible]	51	23	139	69	39	321	64	11,9	47	21	134	202	67	11,9	6
7		Boulogne-sur-Mer	71	104	87	43	193	498	100	[illegible]	58	41	136	79	88	402	80	17,5	104	31	73	208	69	11,9	7
8	Somme	Amiens	167	160	284	100	95	806	161	[illegible]	67	78	108	71	55	379	76	8,8	73	46	42	161	54	6,1	8
9	Aisne	Saint-Quentin	132	76	54	28	90	380	76	[illegible]	29	27	22	37	26	141	28	5,8	22	22	27	71	24	4,9	9
10	Seine-Inférieure	Le Havre	224	547	562	234	379	1.946	389	[illegible]	165	276	281	168	100	1.380	278	23,7	188	65	230	483	161	13,6	10
11		Rouen	194	228	225	256	169	1.072	215	[illegible]	135	279	234	299	270	1.276	255	22,7	130	115	59	304	101	9,6	11
12	Calvados	*Caen**	»	37	55	24	31	»	»	[illegible]	41	34	38	46	38	197	39	8,5	39	10	27	76	25	5,5	12
13	Manche	*Cherbourg**	»	173	106	116	127	»	»	[illegible]	78	74	85	159	45	441	88	22,0	74	59	69	202	67	16,3	13
14	Ille-et-Vilaine	Rennes	162	138	91	53	135	579	116	[illegible]	92	72	133	61	35	393	77	11,2	74	33	61	168	56	8,1	14
15	Finistère	Brest	92	456	362	110	210	1.230	246	[illegible]	281	130	278	58	46	793	158	21,1	74	110	69	253	84	11,6	15
16	Morbihan	Lorient	212	123	297	196	233	1.061	212	[illegible]	67	62	93	71	74	367	73	17,4	72	73	65	210	70	16,9	16
17	Loire-Inférieure	Saint-Nazaire	32	96	71	64	127	390	78	[illegible]	75	21	32	27	16	171	35	11,1	18	42	11	71	24	7,9	17
18		Nantes	150	242	171	122	228	912	182	[illegible]	177	109	177	102	72	637	130	11,8	157	50	66	273	91	7,3	18
19	Maine-et-Loire	*Angers**	57	109	59	36	7	»	»	[illegible]	8	11	14	7	2	»	»	»	3	1	3	»	»	»	19
20	Sarthe	Le Mans	78	68	132	80	58	416	83	[illegible]	68	30	42	31	48	220	44	8,1	21	91	31	143	48	5,9	20
21	Indre-et-Loire	Tours	117	221	89	95	107	629	126	[illegible]	40	75	53	115	68	351	70	11,2	90	37	80	207	69	19,8	21
22	Loiret	Orléans	54	52	53	117	107	379	76	[illegible]	86	66	80	55	67	354	71	19,8	52	38	44	134	45	6,8	22
23	Seine-et-Oise	Versailles	79	110	50	44	80	363	72	[illegible]	67	53	80	51	30	281	56	14,1	46	26	21	93	31	5,8	23
24	Seine	Boulogne-sur-Seine	49	50	80	66	94	339	68	[illegible]	83	62	81	28	44	298	60	17,3	49	40	36	125	42	11,7	24
25		Paris	4.886	5.610	4.113	4.722	4.600	23.930	4.786	[illegible]	[illegible]	3.337	3.458	3.271	2.063	15.062	3.132	12,7	1.833	1.712	1.926	5.471	1.824	7,8	25
26		Neuilly-sur-Seine	29	29	34	64	23	179	36	[illegible]	55	35	38	19	16	163	33	19,8	18	9	18	45	15	4,7	26
27		Levallois-Perret	82	184	81	81	66	474	95	[illegible]	58	59	132	65	37	351	70	16,3	24	21	50	95	32	5,9	27
28		Clichy	73	107	120	61	64	430	87	[illegible]	68	55	64	64	46	297	59	18,5	33	58	44	135	46	13,4	28
29		Saint-Ouen	35	90	56	63	97	340	68	[illegible]	58	85	52	22	7	219	44	15,6	27	32	70	129	43	14,1	29
30		Saint-Denis	95	185	120	131	113	644	129	[illegible]	60	69	100	82	93	402	80	15,3	60	73	60	193	64	11,3	30
31	Aube	Troyes	122	69	65	73	85	414	83	[illegible]	56	92	64	37	34	271	54	19,5	125	61	24	210	70	13,3	31
32	Marne	Reims	368	211	371	206	231	1.387	277	[illegible]	174	231	80	370	139	993	199	18,1	91	60	213	364	121	11,2	32
33	Meurthe-et-Moselle	Nancy	94	99	116	128	116	553	111	[illegible]	425	104	177	158	180	784	157	17,1	110	76	83	269	90	9,4	33
34	Doubs	Besançon	154	167	95	74	141	631	126	[illegible]	107	57	94	63	15	336	67	11,7	33	49	35	117	39	6,7	34
35	Côte-d'Or	Dijon	92	50	62	42	39	285	57	[illegible]	55	28	54	54	51	238	48	7,2	33	25	38	96	32	4,9	35
36	Cher	Bourges	59	103	89	112	32	395	79	[illegible]	29	33	24	20	11	117	23	5,2	13	18	36	67	22	5,0	36
37	Vienne	*Poitiers**	20	80	»	24	87	»	»	[illegible]	»	»	12	26	4	»	»	»	20	36	35	91	30	7,8	37
38	Charente-Inférieure	Rochefort	50	162	58	30	100	410	82	[illegible]	46	44	31	51	20	192	38	11,3	24	10	55	89	30	8,8	38
39	Gironde	Bordeaux	298	601	603	360	241	2.083	417	[illegible]	344	571	337	221	137	1.610	322	13,6	164	106	182	452	151	5,9	39
40	Dordogne	Périgueux	39	126	40	38	77	320	64	[illegible]	30	34	161	23	10	272	54	17,4	33	5	28	66	22	7,1	40
41	Charente	Angoulême	56	179	85	55	90	465	93	[illegible]	88	47	75	28	22	260	52	14,0	52	34	43	129	43	11,3	41
42	Haute-Vienne	Limoges	85	207	126	102	71	591	118	[illegible]	242	196	94	221	86	839	168	21,9	35	73	84	192	64	8,2	42
43	Puy-de-Dôme	Clermont-Ferrand	76	126	50	57	58	361	72	[illegible]	62	58	68	57	19	262	52	19,4	28	22	16	66	22	4,4	43
44	Allier	Montluçon	89	-	25	59	36	209	42	[illegible]	23	35	32	43	23	156	31	19,3	29	12	19	60	20	6,3	44
45	Saône-et-Loire	Le Creusot	106	65	96	35	47	349	70	[illegible]	43	13	37	29	6	128	26	8,6	28	16	9	53	18	5,7	45
46	Loire	Roanne	46	55	33	6	20	160	32	[illegible]	43	98	21	33	19	214	43	13,2	15	18	12	45	15	4,4	46
47		Saint-Étienne	216	272	204	274	325	1.291	258	[illegible]	197	183	189	148	56	773	155	11,5	174	82	109	365	122	9,0	47
48	Rhône	Lyon	539	449	508	535	658	2.724	545	[illegible]	[illegible]	453	549	360	237	2.113	423	9,4	263	231	269	763	254	5,4	48
49	Isère	Grenoble	131	179	127	142	195	774	155	[illegible]	97	30	61	82	48	328	66	10,6	58	36	70	164	55	7,5	49
50	Alpes-Maritimes	Nice	173	401	227	210	91	1.102	220	[illegible]	61	139	134	73	42	449	90	8,9	61	92	172	325	108	10,1	50
51	Var	Toulon	301	191	126	125	164	907	181	[illegible]	303	155	189	135	137	919	184	27,2	250	102	138	490	163	17,4	51
52	Vaucluse	Avignon	55	194	82	43	95	469	94	[illegible]	68	37	59	39	50	251	50	11,5	75	42	41	158	53	11,9	52
53	Gard	Nîmes	83	143	109	112	213	660	132	[illegible]	100	211	130	79	46	566	113	15,5	60	65	63	188	63	8,5	53
54	Bouches-du-Rhône	Marseille	3.256	1.333	1.400	1.275	1.895	9.158	1.832	[illegible]	1.709	1.165	1.037	860	1.255	6.036	1.207	28,2	1.132	820	324	2.276	759	17,0	54
55	Hérault	Montpellier	80	270	261	178	218	1.011	202	[illegible]	116	97	235	60	53	561	112	15,6	79	170	74	323	108	14,7	55
56		Cette	131	284	324	102	86	927	185	[illegible]	68	78	180	34	29	389	78	21,5	220	50	43	313	104	32,0	56
57		Béziers	108	112	220	252	206	917	183	[illegible]	83	87	72	43	27	292	58	12,5	32	26	31	89	30	6,3	57
58	Pyrénées-Orientales	Perpignan	60	75	224	81	60	500	100	[illegible]	77	38	49	19	29	212	42	19,2	45	40	28	113	38	10,9	58
59	Haute-Garonne	Toulouse	256	512	201	137	290	1.396	279	[illegible]	146	103	144	99	72	564	113	7,6	120	93	71	284	95	6,4	59
60	Basses-Pyrénées	Pau	33	19	63	24	30	169	34	[illegible]	45	27	19	13	13	121	24	7,3	16	9	27	52	17	5,1	60

(*) Renseignements incomplets pour tout ou partie des périodes.

(FIÈVRE TYPHOÏDE, DIPHTÉRIE, ROUGEOLE, VARIOLE, SCARLATINE ET COQUELUCHE.)

IV. — RÉSULTATS GÉNÉRAUX ET RÉCAPITULATIFS EXTRAITS DES DIVERS TABLEAUX QUI PRÉCÈDENT.

		PÉRIODE 1886-90, 5 ans (sauf exceptions indiquées).			PÉRIODE 1891-95, 5 ans.			PÉRIODE 1896-98, 3 ans.		
		NOMBRES ABSOLUS		Proportion p' 10.000 habit.	NOMBRES ABSOLUS		Proportion p' 10.000 habit.	NOMBRES ABSOLUS		Proportion p' 10.000 habit.
		Total.	Moyenne annuelle		Total.	Moyenne annuelle		Total.	Moyenne annuelle	
I Répartition générale par périodes.	Villes de plus de 30.000 hab.	71.431	14.286	*22,1*	50.179	10.036	*14,2*	19.406	6.469	[illegible]
	Villes de 10.001 à 30.000 hab.	28.722	5.744	*18,8*	32.428	6.485	*12,0*	11.779	3.926	[illegible]
	Villes de 5.001 à 10.000 hab. (*) 2 ans.	*7.786	3.893	*17,1*						
	TOTAUX	107.939	23.923	*20,3*	82.607	16.521	*13,3*	31.185	10.395	[illegible]
	Proportions extrêmes	25,0 en 1887 17,4 en 1889			15,8 en 1891 8,8 en 1895			9,1 en 1896 7,3 en 1897		
	Proportions par rapport au nombre des décès de toutes causes.	8,3 o/o 1 sur 12			5,6 o/o 1 sur 18			3,8 o/o 1 sur 26		
II Répartition par groupes de villes.	I. Paris	23 930	4.786	*20,6*	15.662	3.132	*12,7*	5.471	1.824	[illegible]
	II. Villes de 100.001 à 467.000 h.	24.906	4.981	*21,2*	18.587	3.717	*17,0*	7.150	2.383	[illegible]
	III. Villes de 30.001 à 100.000 h.	22.595	4.519	*21,9*	15.930	3.186	*13,3*	6.785	2.262	[illegible]
	IV. Villes de 20.001 à 30.000 h.	12.087	2.417	*19,9*	8.058	1.612	*13,0*	2.992	997	[illegible]
	V. Villes de 10.001 à 20.000 h.	16.635	3.327	*18,1*	10.594	2.119	*11,5*	3.847	1.282	[illegible]
	VI. Villes de 5.001 à 10.000 h. (*) 2 ans.	*7.786	3.893	*17,1*	13.776	2.755	*11,9*	4.940	1.647	[illegible]
III Répartition par groupes d'âges dans les villes de plus de 30.000 habit. Proport. p. 10.000 de ch. groupe.	de 0 à 1 an	*8.525	2.131	*239,7*	7.277	1.455	*147,0*	3.422	1.141	[illegible]
	de 1 à 19 ans	35.990	8.997	*48,6*	32.030	6.406	*31,7*	11.696	3.899	[illegible]
	de 20 à 39 ans	9.041	2.260	*9,1*	8.123	1 625	*6,0*	3.425	1.141	[illegible]
	de 40 à 59 ans	2.411	603	*4,1*	2.152	430	*2,7*	699	233	[illegible]
	de 60 ans et au-dessus (*) 1re période : 4 ans (1887-90).	787	192	*3,3*	597	119	*1,9*	164	55	[illegible]

IV Répartition par villes de plus de 30.000 habit. Moyennes annuelles et proportions pour 10.000 habit.

	Période 1886-90	Période 1891-95	Période 1896-98
Moyenne générale annuelle	de 9,0 à 51,6.	de 5,2 à 28,5.	de 4,4 à 32,0.
Villes ayant présenté une moyenne supérieure à 25,0	Boulogne-sur-mer. *25,1*	Dunkerque *28,5*	
	Le Havre *31,2*		
	Brest *33,2*		
	Lorient *51,6*		
	Saint-Nazaire *28,3*		
	Levallois-Perret *25,7*		
	Clichy *30,9*		
	Saint-Ouen *29,1*		
	Saint-Denis *26,5*		
	Reims *27,2*		
	Rochefort *25,5*		
	Angoulême *26,3*		
	Le Creusot *25,4*		
	Grenoble *27,7*		
	Nice *28,0*		
	Marseille *46,8*	Marseille *28,2*	
	Montpellier *31,9*		
	Cette *50,6*		Cette [illegible]
	Béziers *41,8*		
	Perpignan *29,4*		
Villes ayant présenté une moyenne inférieure à 6,0		Saint-Quentin *5,8*	Saint-Quentin [illegible]
			Versailles [illegible]
			Neuilly-sur-Seine [illegible]
			Dijon [illegible]
		Bourges *5,2*	Bourges [illegible]
			Bordeaux [illegible]
			Clermont-Ferrand [illegible]
			Le Creusot [illegible]
			Roanne [illegible]
			Lyon [illegible]
			Pau [illegible]

STATISTIQUE SANITAIRE DES VILLES DE FRANCE

XI

DÉCÈS PAR PHTISIE PULMONAIRE

(TUBERCULOSE DES POUMONS.)

DE 1887 A 1898

(12 ans)

NOMBRES ABSOLUS ET PROPORTIONNELS

Villes de plus de 5.000 habitants.

I. — RÉPARTITION GÉNÉRALE ANNUELLE PAR GROUPES DE VILLES.

Villes de plus de 30.000 habitants.

II. — RÉPARTITION ANNUELLE PAR GROUPES DE VILLES ET PAR AGES.

III. — RÉPARTITION MENSUELLE.

IV. — RÉPARTITION PAR VILLES.

V. — RÉSULTATS GÉNÉRAUX ET RÉCAPITULATIFS.

DÉCÈS PAR PHTISIE PULMONAIRE DE 1887 À 1898.

I. — RÉPARTITION GÉNÉRALE PAR GROUPES DE VILLES DE PLUS DE 5.000 HABITANTS

PROPORTIONS POUR 10.000 HABITANTS

GROUPES DE VILLES	1887 Nombre absolu.	1887 Proportion.	1888 Nombre absolu.	1888 Proportion.	1889 Nombre absolu.	1889 Proportion.	1890 Nombre absolu.	1890 Proportion.	1891 Nombre absolu.	1891 Proportion.	1892 Nombre absolu.	1892 Proportion.
I. Paris	10.070	43,9	9.743	41,8	10.380	44,0	10.714	[illegible]	10.287	42,4	9.975	40,8
II. Villes de 100.001 à 467.000 habitants	6.237	30,7	6.463	31,3	5.863	28,1	6.639	[illegible]	6.263	29,2	5.883	27,1
III. Villes de 30.001 à 100.000 habitants	5.116	25,1	4.839	23,5	4.574	21,9	5.122	[illegible]	5.474	23,1	5.376	22,6
IV. Villes de 20.001 à 30.000 habitants	2.275	18,0	2.320	19,1	2.559	19,9	2.814	[illegible]	3.505	21,2	2.424	19,7
V. Villes de 10.001 à 20.000 habitants	3.456	19,1	3.555	19,4	3.397	18,3	3.785	[illegible]	3.082	20,4	3.506	19,3
VI. Villes de 5.001 à 10.000 habitants	»	»	»	»	2.843	12,4	4.123	[illegible]	3.773	16,5	3.916	17,1
TOTAUX GÉNÉRAUX — Villes de plus de 10.000 h.	27.163	29,0	26.920	28,3	26.673	27,7	29.069	[illegible]	28.301	28,4	27.164	27,1
TOTAUX GÉNÉRAUX — Villes de plus de 5.000 h.	»	»	»	»	29.516	24,8	33.192	[illegible]	32.074	26,2	31.080	25,2

GROUPES DE VILLES	1893 Nombre absolu.	1893 Proportion.	1894 Nombre absolu.	1894 Proportion.	1895 Nombre absolu.	1895 Proportion.	1896 Nombre absolu.	1896 Proportion.	1897 Nombre absolu.	1897 Proportion.	1898 Nombre absolu.	1898 Proportion.
I. Paris	10.190	41,4	9.605	38,7	10.245	41,1	9.765	38,9	9.298	37,0	9.653	38,4
II. Villes de 100.001 à 467.000 habitants	6.045	27,6	6.235	28,1	6.329	28,3	6.628	28,0	6.414	27,1	6.324	26,7
III. Villes de 30.001 à 100.000 habitants	5.529	23,0	5.535	22,8	5.914	24,2	6.072	25,1	5.920	24,4	6.027	24,9
IV. Villes de 20.001 à 30.000 habitants	2.382	19,3	2.612	21,0	2.780	22,2	2.887	20,9	2.721	19,9	2.640	19,3
V. Villes de 10.001 à 20.000 habitants	3.210	17,5	3.526	19,0	3.759	20,0	3.468	18,5	3.274	17,5	3.387	18,1
VI. Villes de 5.001 à 10.000 habitants	3.869	15,9	3.905	16,8	4.049	17,2	3.951	17,1	3.680	16,0	3.949	17,1
TOTAUX GÉNÉRAUX — Villes de plus de 10.000 h.	27.356	27,0	27.513	26,9	29.027	28,2	28.800	27,3	27.627	26,2	28.031	26,6
TOTAUX GÉNÉRAUX — Villes de plus de 5.000 h.	31.025	24,9	31.418	25,0	33.076	26,1	32.751	25,5	31.316	24,4	31.980	24,9

II. — RÉPARTITION PAR GROUPES D'AGES DANS LES VILLES DE PLUS DE 30.000 HABITANTS

PROPORTIONS POUR 10.000 INDIVIDUS DE CHAQUE GROUPE

GROUPES DE VILLES	D'AGE	1887 Nombre absolu.	1887 Proportion.	1888 Nombre absolu.	1888 Proportion.	1889 Nombre absolu.	1889 Proportion.	1890 Nombre absolu.	1890 Proportion.	1891 Nombre absolu.	1891 Proportion.	1892 Nombre absolu.	1892 Proportion.
I. Paris	de 0 à 1 an	86	30,7	73	25,6	71	24,4	58	[illegible]	78	25,2	77	25,3
	de 1 à 19 ans	1.167	19,7	987	16,5	999	16,4	1.075	[illegible]	1.086	17,3	1.076	17,1
	de 20 à 39 ans	5.277	57,2	5.214	55,6	5.331	56,0	5.659	[illegible]	5.231	53,6	4.955	50,2
	de 40 à 59 ans	3.022	53,7	2.963	52,2	3.306	57,6	3.325	[illegible]	3.281	56,1	3.283	55,7
	de 60 ans et au-dessus	527	28,5	506	26,9	673	35,2	587	[illegible]	613	31,1	584	29,4
II. Villes de 100.001 à 467.000 habit.	de 0 à 1 an	54	19,4	47	16,2	41	13,8	71	[illegible]	71	22,5	71	22,2
	de 1 à 19 ans	1.003	16,7	987	16,1	926	14,9	1.035	[illegible]	1.046	16,3	1.001	15,5
	de 20 à 39 ans	3.111	41,0	3.270	42,7	2.932	37,8	3.326	[illegible]	3.073	38,7	2.818	35,2
	de 40 à 59 ans	1.691	37,4	1.711	37,2	1.625	34,7	1.821	[illegible]	1.632	33,8	1.586	32,4
	de 60 et au-dessus	378	26,9	439	23,2	351	18,0	391	[illegible]	441	23,2	407	21,1
III. Villes de 30.001 à 100.000 habit.	de 0 à 1 an	38	12,6	40	13,1	37	11,9	32	[illegible]	27	7,6	38	10,7
	de 1 à 19 ans	804	12,0	752	12,0	690	10,9	791	[illegible]	936	13,0	932	12,8
	de 20 à 39 ans	2.588	34,5	2.497	32,7	2.365	36,4	2.652	[illegible]	2.759	31,4	2.764	31,2
	de 40 à 59 ans	1.401	32,5	1.252	28,8	1 182	26,9	1.338	[illegible]	1.449	29,3	1.392	27,8
	de 60 ans et au-dessus	285	14,1	298	14,6	300	14,6	309	[illegible]	305	13,2	250	10,8

GROUPES DE VILLES	D'AGE	1893 Nombre absolu.	1893 Proportion.	1894 Nombre absolu.	1894 Proportion.	1895 Nombre absolu.	1895 Proportion.	1896 Nombre absolu.	1896 Proportion.	1897 Nombre absolu.	1897 Proportion.	1898 Nombre absolu.	1898 Proportion.
I. Paris	de 0 à 1 an	88	28,6	49	15,8	67	21,5	50	15,7	48	15,1	56	17,6
	de 1 à 19 ans	1.109	17,5	939	14,7	1.086	16,1	997	15,4	990	15,3	922	14,3
	de 20 à 39 ans	4.971	49,9	4.813	48,0	5.105	50,5	4.872	47,8	4.531	44,5	4.784	47,0
	de 40 à 59 ans	3.392	57,2	3.190	53,3	3.315	55,6	3.210	52,9	3.117	51,4	3.270	53,9
	de 60 ans et au-dessus	630	31,4	614	30,3	672	32,9	636	30,9	612	29,7	621	30,2
II. Villes de 100.001 à 467.000 habit.	de 0 à 1 an	68	20,9	56	17,0	73	21,9	58	16,5	66	18,8	58	16,5
	de 1 à 19 ans	957	14,7	1.020	15,5	989	14,9	999	14,3	1.018	14,6	973	13,9
	de 20 à 39 ans	2.927	36,2	3.041	37,3	3.147	38,2	3.326	38,1	3.457	36,2	3.401	36,9
	de 40 à 59 ans	1.682	33,8	1.713	34,0	1.729	33,8	1.870	34,5	1.785	32,9	1.750	32,3
	de 60 et au-dessus	411	21,9	405	20,4	391	19,4	375	17,5	388	18,1	442	29,7
III. Villes de 30.001 à 100.000 habit.	de 0 à 1 an	43	12,0	28	7,8	47	13,0	41	11,3	45	12,4	62	17,5
	de 1 à 19 ans	903	12,3	826	11,2	894	12,0	860	11,5	934	12,5	873	11,7
	de 20 à 39 ans	2.862	32,0	2.952	32,7	3.052	33,6	3.207	35,6	3.044	33,8	3.124	34,7
	de 40 à 59 ans	1.451	28,8	1.471	28,9	1.598	31,1	1.616	31,9	1.563	30,9	1.631	32,2
	de 60 ans et au-dessus	270	11,6	258	11,0	323	13,7	348	15,1	334	14,5	337	14,6

RÉCAPITULATION PAR PÉRIODES (Nombres absolus.)

Années.	0 à 1 an.	1 à 19 ans.	20 à 39 ans.	40 à 59 ans.	60 ans et au-dessus.
1887	178	2.974	10.976	6.114	1.19[illegible]
1888	160	2.726	10.990	5.926	[illegible]
1889	149	2.613	10.628	6.113	1.31[illegible]
1890	161	2.896	11.047	6.484	1.2[illegible]
TOTAUX (4 ans)	648	11.209	44.241	24.637	5.0[illegible]

Années.	0 à 1 an.	1 à 19 ans.	20 à 39 ans.	40 à 59 ans.	60 ans et au-dessus.
1891	174	3.066	11.063	6.362	1.359
1892	186	3.009	10.537	6.201	1.241
1893	199	2.969	10.760	6.525	1.311
1894	133	2.785	10.806	6.374	1.277
1895	187	2.969	11.304	6.642	1.386
TOTAUX (5 ans)	879	14.798	54.470	32.104	6.574

Années.	0 à 1 an.	1 à 19 ans.	20 à 39 ans.	40 à 59 ans.	60 ans et au-dessus.
1896	149	2.858	11.405	6.696	1.359
1897	159	2.942	10.732	5.465	1.334
1898	176	2.768	11.009	6.651	1.400
TOTAUX (3 ans)	484	8.566	33.146	19.812	4.093

III. — RÉPARTITION MENSUELLE POUR L'ENSEMBLE DES VILLES AYANT PLUS DE 30.000 HABITANTS (Groupes I, II et III réunis).

PROPORTIONS POUR 100.000 HABITANTS.

MOIS	1887 Nombre	1887 Proportion	1888 Nombre	1888 Proportion	1889 Nombre	1889 Proportion	1890 Nombre	1890 Proportion	1891 Nombre	1891 Proportion	1892 Nombre	1892 Proportion	1893 Nombre	1893 Proportion	1894 Nombre	1894 Proportion	1895 Nombre	1895 Proportion	1896 Nombre	1896 Proportion	1897 Nombre	1897 Proportion	1898 Nombre	1898 Proportion	MOIS
Janvier	1.906	29,98	1.868	28,98	1.746	26,72	2.863	43,22	1.978	28,54	2.060	29,6[illegible]	1.893	26,85	1.931	27,15	2.014	28,08	1.921	26,32	1.951	26,73	1.952	26,74	Janvier
Février	1.847	29,05	1.833	28,43	1.614	24,69	2.128	32,12	1.914	27,62	1.858	27,01	1.692	24,00	1.700	23,96	2.007	29,24	1.901	26,67	1.606	23,24	1.812	24,63	Février
Mars	2.179	34,27	2.089	32,01	1.907	29,18	2.274	34,33	2.134	30,80	2.138	30,[illegible]	2.015	28,58	2.073	29,15	2.274	31,71	2.126	29,13	2.056	28,47	2.156	29,54	Mars
Avril	2.026	31,86	1.934	30,00	1.909	29,21	1.980	29,89	2.046	29,53	2.021	28,[illegible]	2.124	30,13	1.961	27,58	2.066	28,53	2.049	27,98	2.106	28,65	2.175	29,80	Avril
Mai	1.944	30.57	1.833	28,43	1.799	27,53	1.899	28,67	1.980	28,57	1.811	25,[illegible]	1.973	27,98	1.896	26,66	2.037	28,40	2.033	27,85	1.970	27,11	2.016	27,62	Mai
Juin	1.715	26,97	1.660	25,75	1.556	23,60	1.599	24,14	1.685	24,32	1.614	[illegible]	1.683	23,87	1.734	24,52	1.698	23,63	1.704	23,75	1.608	22,83	1.697	23,25	Juin
Juillet	1.641	25,81	1.598	24,80	1.525	23,33	1.471	22,20	1.644	23,72	1.566	22,[illegible]	1.739	24,67	1.754	24,66	1.663	23,19	1.810	24,80	1.647	22,57	1.605	21,99	Juillet
Août	1.713	26,94	1.534	53,79	1.636	25,03	1.529	23,08	1.633	23,57	1.559	22,[illegible]	1.756	24,91	1.610	22,94	1.702	23,73	1.800	24,66	1.639	22,46	1.680	23,10	Août
Septembre	1.563	23,64	1.590	24,73	1.607	24,58	1.551	23,41	1.564	22,57	1.543	22,[illegible]	1.723	24,58	1.569	22,06	1.648	22,98	1.720	23,56	1.578	21,63	1.659	22,73	Septembre
Octobre	1.745	27,45	1.751	27,16	1.672	25,58	1.667	25,16	1.755	25,33	1.688	24,0[illegible]	1.708	24,15	1.682	23,65	1.798	25,07	1.799	24,65	1.729	23,60	1.737	23,80	Octobre
Novembre	1.583	24,90	1.629	25,27	1.578	24,14	1.617	24,41	1.670	26,00	1.567	22,[illegible]	1.708	24,15	1.641	23,08	1.782	24,85	1.798	24,63	1.744	23,89	1.717	23,52	Novembre
Décembre	1.630	25,64	1.722	26,71	2.276	34,82	1.807	26,63	1.821	26,28	1.770	25,[illegible]	1.750	24,81	1.810	25,45	1.729	24,11	1.751	23,90	1.811	25,22	1.789	24,51	Décembre
Totaux	21.432	337,08	21.045	326,44	20.817	318,50	22.475	330,27	22.024	317,83	21.224	303,3[illegible]	21.[illegible]	308,69	21.375	300,59	22.468	313,57	22.465	307,79	21.632	296,38	22.004	301,47	Totaux

IV. — RÉPARTITION DANS LES VILLES DE PLUS DE 30.000 HABITANTS

PENDANT LES TROIS PÉRIODES 1887-90, 1891-95, 1896-98. — PROPORTIONS POUR 10.000 HABITANTS.

Numéros d'ordre	Départements par groupement géographique du nord au sud	Noms des villes	Période 1887-90 (4 ans) — Nombres absolus 1887	1888	1889	1890	Total	Moyenne annuelle	Proportions
1	Nord	Dunkerque	96	101	117	131	445	111	[illegible]
2		Tourcoing	71	110	91	89	361	90	[illegible]
3		Roubaix	310	312	256	318	1.196	301	[illegible]
4		Lille	606	641	598	689	2.534	633	[illegible]
5		Douai	96	93	74	93	356	89	[illegible]
6	Pas-de-Calais	Calais	199	165	103	208	705	[illegible]	[illegible]
7		Boulogne-sur-Mer	71	75	72	142	360	90	[illegible]
8	Somme	Amiens	227	199	100	223	847	212	[illegible]
9	Aisne	Saint-Quentin	125	138	84	96	443	111	[illegible]
10	Seine-Inférieure	Le Havre	556	578	528	584	2.216	554	[illegible]
11		Rouen	460	426	399	527	1.791	450	[illegible]
12	Calvados	Caen*	53	51	58	125	277	69	[illegible]
13	Manche	Cherbourg	28	56	67	71	212	55	[illegible]
14	Ille-et-Vilaine	Rennes	190	145	165	179	678	169	[illegible]
15	Finistère	Brest	157	186	186	178	706	176	[illegible]
16	Morbihan	Lorient*	112	124	108	90	434	108	[illegible]
17	Loire-Inférieure	Saint-Nazaire	80	69	61	60	270	68	[illegible]
18		Nantes	265	280	294	265	1.104	291	[illegible]
19	Maine-et-Loire	Angers*	52	11	13	22	98	25	[illegible]
20	Sarthe	Le Mans	73	78	105	183	439	110	[illegible]
21	Indre-et-Loire	Tours	115	80	59	62	315	79	[illegible]
22	Loiret	Orléans	153	136	125	155	569	142	[illegible]
23	Seine-et-Oise	Versailles	100	105	113	165	481	120	[illegible]
24	Seine	Boulogne-sur-Seine	108	130	151	162	552	138	[illegible]
25		Paris	10.079	9.743	10.890	10.714	40.916	10.229	[illegible]
26		Neuilly-sur-Seine	68	67	56	52	243	61	[illegible]
27		Levallois-Perret	150	151	171	170	641	160	[illegible]
28		Clichy	113	101	86	68	368	92	[illegible]
29		Saint-Ouen	107	80	92	145	424	106	[illegible]
30		Saint-Denis	264	221	214	178	880	220	[illegible]
31	Aube	Troyes	106	124	133	128	491	123	[illegible]
32	Marne	Reims	281	281	245	304	1.110	277	[illegible]
33	Meurthe-et-Moselle	Nancy	271	262	278	291	1.102	275	[illegible]
34	Doubs	Besançon	129	156	150	176	611	153	[illegible]
35	Côte-d'Or	Dijon	115	153	133	177	555	140	[illegible]
36	Cher	Bourges	76	53	69	82	279	70	[illegible]
37	Vienne	Poitiers*	»	»	»	»	»	»	[illegible]
38	Charente-Inférieure	Rochefort	55	51	35	30	171	43	[illegible]
39	Gironde	Bordeaux	865	890	754	780	3.289	822	[illegible]
40	Dordogne	Périgueux	35	21	23	32	110	27	[illegible]
41	Charente	Angoulême	88	124	106	131	449	112	[illegible]
42	Haute-Vienne	Limoges	253	236	260	270	1.018	253	[illegible]
43	Puy-de-Dôme	Clermont-Ferrand	96	85	57	60	298	71	[illegible]
44	Allier	Montluçon*	»	38	31	37	106	35	[illegible]
45	Saône-et-Loire	Le Creusot	32	29	38	30	129	32	[illegible]
46	Loire	Roanne*	»	»	»	»	»	»	[illegible]
47		Saint-Étienne	312	586	308	373	1.579	395	[illegible]
48	Rhône	Lyon	1.265	1.149	1.097	1.396	4.906	1.226	[illegible]
49	Isère	Grenoble	149	128	116	178	571	143	[illegible]
50	Alpes-Maritimes	Nice	230	208	224	194	856	214	[illegible]
51	Var	Toulon	118	56	39	48	261	65	[illegible]
52	Vaucluse	Avignon	82	81	118	106	387	97	[illegible]
53	Gard	Nîmes	105	171	131	152	618	150	[illegible]
54	Bouches-du-Rhône	Marseille	1.115	1.092	1.031	1.040	4.223	1.056	[illegible]
55	Hérault	Montpellier	175	150	140	158	623	156	[illegible]
56		Cette	73	134	115	129	462	115	[illegible]
57		Béziers	125	117	105	142	489	122	[illegible]
58	Pyrénées-Orientales	Perpignan	70	51	31	57	180	45	[illegible]
59	Haute-Garonne	Toulouse	236	296	331	349	1.212	303	[illegible]
60	Basses-Pyrénées	Pau	95	108	105	113	422	105	[illegible]

Noms des villes	Période 1891-95 (5 ans) — Nombres absolus 1891	1892	1893	1894	1895	Total	Moyenne annuelle	Proportions	Période 1896-98 (3 ans) — Nombres absolus 1896	1897	1898	Total	Moyenne annuelle	Proportions	Numéros d'ordre
Dunkerque	105	101	70	102	108	486	97	21,9	122	115	105	350	115	25,5	1
Tourcoing	103	79	92	98	115	470	95	13,7	101	126	111	338	113	15,3	2
Roubaix	290	335	296	303	350	1.580	321	25,8	308	298	318	915	305	21,5	3
Lille	634	661	555	555	651	3.136	627	30,1	758	702	727	2.187	729	34,7	4
Douai	99	82	92	96	109	468	93	23,9	86	107	98	291	97	36,4	5
Calais	129	153	184	161	167	794	159	29,8	195	175	197	565	188	35,1	6
Boulogne-sur-Mer	147	133	96	112	102	578	115	25,0	136	121	132	389	130	26,0	7
Amiens	201	190	210	279	292	1.170	234	27,1	271	255	232	758	253	27,8	8
Saint-Quentin	79	76	91	83	107	436	87	18,0	115	116	130	357	119	24,1	9
Le Havre	605	556	608	582	589	2.942	588	30,1	625	611	581	1.817	607	31,2	10
Rouen	508	532	506	504	507	2.510	505	45,5	485	483	535	1.503	498	44,2	11
Caen*	76	65	56	51	60	310	62	13,5	99	96	108	303	102	22,2	12
Cherbourg	93	96	101	98	123	511	102	25,6	122	91	83	296	99	24,2	13
Rennes	195	161	200	213	186	955	191	24,0	196	184	153	530	188	26,1	14
Brest	174	200	135	173	175	857	172	22,7	205	241	256	600	208	28,6	15
Lorient*	76	88	73	75	38	329	66	15,7	31	20	16	71	24	5,8	16
Saint-Nazaire	85	67	82	65	76	376	75	25,5	77	79	75	231	77	25,3	17
Nantes	319	307	358	350	371	1.705	341	28,2	417	413	407	1.267	422	34,1	18
Angers*	22	19	20	3	10	74	15	»	1	7	0	8	»	»	19
Le Mans	135	146	148	163	190	782	156	27,1	194	187	219	597	199	33,2	20
Tours	130	110	109	102	122	573	115	18,4	117	133	113	361	120	18,9	21
Orléans	151	143	131	151	165	739	148	22,2	161	160	155	486	162	24,5	22
Versailles	160	150	162	171	182	815	163	30,1	162	165	159	477	159	29,6	23
Boulogne-sur-Seine	152	168	181	171	173	875	175	50,5	181	208	174	563	188	50,7	24
Paris	10.027	9.975	10.190	9.606	10.255	50.102	10.020	40,7	9.763	9.238	9.653	28.716	9.572	38,1	25
Neuilly-sur-Seine	47	67	92	90	81	377	75	27,5	77	76	87	250	86	26,9	26
Levallois-Perret	173	165	130	163	176	797	159	36,9	175	179	200	553	184	39,5	27
Clichy	109	100	111	140	151	614	122	35,5	157	139	158	455	152	45,4	28
Saint-Ouen	112	56	76	116	115	473	95	32,7	132	143	166	441	148	48,5	29
Saint-Denis	90	115	90	70	92	416	83	15,8	98	181	231	510	170	32,5	30
Troyes	109	131	159	167	136	699	138	26,1	131	150	101	382	127	23,6	31
Reims	292	297	277	326	328	1.460	292	27,4	330	336	311	981	327	30,3	32
Nancy	296	275	293	309	288	1.431	290	31,5	325	322	341	985	328	34,1	33
Besançon	149	170	136	107	172	763	140	25,9	167	145	155	465	162	26,2	34
Dijon	173	138	167	165	165	800	160	24,3	132	165	123	427	142	21,7	35
Bourges	79	81	77	59	48	344	69	15,5	68	42	62	170	57	13,0	36
Poitiers*	»	»	»	2	4	6	»	»	6	38	47	91	30	»	37
Rochefort	60	41	57	46	56	262	52	15,5	61	55	55	171	57	16,7	38
Bordeaux	698	621	713	644	701	3.397	680	27,5	671	593	587	1.754	584	24,5	39
Périgueux	22	22	19	25	38	125	25	8,9	48	55	38	141	40	12,9	40
Angoulême	128	90	90	70	73	466	93	25,9	99	63	58	220	73	19,7	41
Limoges	284	279	287	315	336	1.501	300	36,7	387	309	336	1.032	344	44,7	42
Clermont-Ferrand	66	53	65	65	73	272	54	16,9	58	50	69	180	53	16,6	43
Montluçon*	35	28	55	56	50	215	43	14,3	60	49	67	176	59	16,1	44
Le Creusot	56	39	30	31	42	208	42	11,7	58	56	59	173	58	14,3	45
Roanne*	65	49	63	68	65	310	62	19,1	55	55	47	156	52	15,1	46
Saint-Étienne	282	350	297	313	407	1.653	331	21,6	358	312	362	1.069	356	26,1	47
Lyon	1.202	1.288	1.325	1.348	1.349	6.512	1.302	30,3	1.404	1.350	1.219	3.978	1.326	29,1	48
Grenoble	156	172	182	105	179	853	171	27,5	157	170	152	479	160	25,1	49
Nice	128	186	218	152	186	870	174	17,1	249	236	255	741	247	24,1	50
Toulon	52	108	143	129	139	633	127	11,6	114	90	100	303	114	12,0	51
Avignon	107	88	100	98	112	505	101	25,2	114	98	131	343	115	25,6	52
Nîmes	134	189	165	150	206	877	175	21,9	162	108	151	421	140	21,5	53
Marseille	810	837	856	858	897	4.258	846	26,1	402	734	765	2.391	797	17,7	54
Montpellier	107	131	179	175	185	819	165	22,8	220	225	178	623	208	25,2	55
Cette	109	80	91	77	87	438	88	25,6	112	85	95	292	98	27,2	56
Béziers	106	107	143	161	175	692	138	29,8	154	138	156	450	150	31,1	57
Perpignan	66	60	80	72	87	365	77	22,1	96	86	71	253	84	21,2	58
Toulouse	253	225	200	252	189	1.200	242	16,3	123	270	343	736	245	16,4	59
Pau	91	124	86	85	103	489	98	29,9	101	82	100	283	94	28,4	60

(*) Renseignements incomplets pour tout ou partie des périodes.

(TUBERCULOSE DES POUMONS)

V. — RÉSULTATS GÉNÉRAUX ET RÉCAPITULATIFS EXTRAITS DES DIVERS TABLEAUX QUI PRÉCÈDENT.

		PÉRIODE 1887-90 4 ans (sauf exceptions indiquées).			PÉRIODE 1891-95 5 ans.			PÉRIODE 1896-9 3 ans.		
		NOMBRES ABSOLUS		Proportion pr 10.000 habit.	NOMBRES ABSOLUS		Proportion pr 10.000 habit.	NOMBRES ABSOLUS		Pro[illegible]
		Total.	Moyenne annuelle		Total.	Moyenne annuelle		Total.	Moyenne annuelle	
I Répartition générale par périodes.	Villes de plus de 30.000 hab.	85.769	21.442	*33.0*	108.885	21.777	*30,9*	66.101	22.033	[illegible]
	Villes de 10.001 à 30.000 hab.	24.056	6.014	*19,6*	49.788	9.957	*18,5*	29.946	9.982	[illegible]
	Villes de 5.001 à 10.000 hab. (*) 2 ans.	*6.966	3.843	*16,8*						
	TOTAUX	116.791	31.299	*26,4*	158.673	31.734	*25,5*	96.047	32.015	[illegible]
	Proportions extrêmes	29,0 en 1887 24,8 en 1889			26,2 en 1891 24,9 en 1893			25,5 en 1896 24,4 en 1897		
	Proportion par rapport au nombre des décès de toutes causes.	10,8 0/0 1 sur 9			10,8 0/0 1 sur 9			11,7 0/0 1 sur 8,5		
II Répartition par groupes de villes.	I. Paris	40.916	10.229	*43,7*	50.302	10.060	*40,9*	28.716	9.572	[illegible]
	II. Villes de 100.001 à 467.000 h.	25.202	6.300	*30,4*	30.755	6.151	*28,1*	19.366	6.455	[illegible]
	III. Villes de 30.001 à 100.000 h.	19.651	4.913	*23,7*	27.828	5.566	*23,2*	18.019	6.006	[illegible]
	IV. Villes de 20.001 à 30.000 h.	9.868	2.467	*20,2*	12.793	2.559	*20,7*	8.228	2.743	[illegible]
	V. Villes de 10.001 à 20.000 h.	14.188	3.547	*19,2*	17.683	3.536	*19,2*	10.129	3.376	[illegible]
	VI. Villes de 5.001 à 10.000 h. (*) 2 ans.	*6.966	3.843	*16,8*	19.312	3.862	*16,7*	11.589	3.863	[illegible]
III Répartition par groupes d'âges dans les villes de plus de 30.000 habit. Propert. p. 10.000 de ch. groupe	de 0 à 1 an	648	162	*18,2*	879	176	*17,8*	484	161	[illegible]
	de 1 à 19 ans	11.209	2.802	*15,1*	14.798	2.960	*14,7*	8.566	2.855	[illegible]
	de 20 à 39 ans	44.241	11.060	*41,5*	54.470	10.894	*40,1*	33.146	11.049	[illegible]
	de 40 à 59 ans	24.637	6.159	*41,8*	32.164	6.433	*40,3*	19.812	6.604	[illegible]
	de 60 ans et au-dessus	5.034	1.258	*21,6*	6.574	1.315	*20,9*	4.093	1.364	[illegible]
IV Répartition par saisons dans les villes de plus de 30.000 habit.	Hiver (décemb., janv., fév.). (*) Moins décembre 1886.	*21.433	5.827	*9,0*	28.228	5.646	*8,0*	16.614	5.538	[illegible]
	Printemps (mars, avril, mai.)	23.773	5.943	*9,1*	30.529	6.106	*8,7*	18.689	6.230	[illegible]
	Été (juin, juillet, août.)	19.169	4.792	*7,4*	25.050	5.010	*7,1*	15.257	5.086	[illegible]
	Automne (sept., oct., nov.)	19.497	4.874	*7,5*	25.246	5.049	*7,2*	15.481	5.280	[illegible]
V Répartition par villes de plus de 30.000 habit. Moyennes annuelles et proportions pour 10.000 habit.	Moyenne générale annuelle	de 9,0 à 48,7			de 8,0 à 50,5			de 10,6 à 51,[illegible]		
	Villes ayant présenté une moyenne supérieure à 32,0	Lille		*32,7*				Lille		[illegible]
		Calais		*33,0*				Calais		[illegible]
		Le Havre		*48,7*	Le Havre		*50,1*	Le Havre		[illegible]
		Rouen		*39,1*	Rouen		*43,1*	Rouen		[illegible]
								Nantes		[illegible]
								Le Mans		[illegible]
		Boulogne-s-Seine		*44,8*	Boulogne-s-Seine		*50,5*	Boulogne-s-Seine		[illegible]
		Paris		*43,7*	Paris		*40,7*	Paris		[illegible]
		Levallois-Perret		*43,3*	Levallois-Perret		*36,9*	Levallois-Perret		[illegible]
		Clichy		*32,6*	Clichy		*38,5*	Clichy		[illegible]
		Saint-Ouen		*45,4*	Saint-Ouen		*33,7*	Saint-Ouen		[illegible]
		Saint-Denis		*45,2*	Saint-Denis		?	Saint-Denis		[illegible]
		Nancy		*33,1*				Nancy		[illegible]
		Bordeaux		*33,8*	Besançon		*33,0*			
		Limoges		*35,8*				Limoges		[illegible]
		Pau		*33,3*						
	Villes ayant présenté une moyenne inférieure à 16,0	Tourcoing		*14,7*	Tourcoing		*13,7*	Tourcoing		[illegible]
		Tours		*13,1*						
		Bourges		*15,9*	Bourges		*15,5*	Bourges		[illegible]
		Rochefort		*13,3*	Rochefort		*15,5*			
		Périgueux		*9,0*	Périgueux		*8,0*	Périgueux		[illegible]
		Clermont-Ferrand		*14,0*	Clermont-Ferrand		*10,9*	Clermont-Ferrand		[illegible]
		Montluçon		*12,6*	Montluçon		*11,3*			
		Le Creusot		*11,6*	Le Creusot		*11,0*	Roanne		[illegible]
		Perpignan		*13,8*						

STATISTIQUE SANITAIRE DES VILLES DE FRANCE

XII

DÉCÈS PAR TUBERCULOSE

DES ORGANES AUTRES QUE LES POUMONS

(MÉNINGITE TUBERCULEUSE ET AUTRES TUBERCULOSES)

DE 1887 A 1898

(12 ans)

NOMBRES ABSOLUS ET PROPORTIONNELS

Villes de plus de 5.000 habitants.

I. — RÉPARTITION GÉNÉRALE ANNUELLE PAR GROUPES DE VILLES.

Villes de plus de 30.000 habitants.

II. — RÉPARTITION ANNUELLE PAR GROUPES DE VILLES ET PAR AGES.

III. — RÉPARTITION PAR VILLES.

IV. — RÉSULTATS GÉNÉRAUX ET RÉCAPITULATIFS.

DÉCÈS PAR TUBERCULOSE DES ORGANES AUTRES QUE LES POUMONS DE 1887 À 1898.

I. — RÉPARTITION GÉNÉRALE PAR GROUPES DE VILLES DE PLUS DE 5.000 HABITANTS

PROPORTIONS POUR 10.000 HABITANTS

GROUPES DE VILLES	1887 Nombre absolu.	1887 Proportion.	1888 Nombre absolu.	1888 Proportion.	1889 Nombre absolu.	1889 Proportion.	1890 Nombre absolu.	1890 Proportion.
I. Paris	1.248	5,4	1.271	5,4	1.174	4,9	1.407	[illegible]
II. Villes de 100.001 à 467.000 habitants	1.232	6,0	1.054	5,1	1.091	5,2	1.244	5,5
III. Villes de 30.001 à 100.000 habitants	1.425	7,0	1.330	6,5	1.389	6,6	1.377	6,5
IV. Villes de 20.001 à 30.000 habitants	845	7,0	879	7,2	823	6,7	972	7,8
V. Villes de 10.001 à 20.000 habitants	1.182	6,5	1.065	5,8	999	5,5	1.204	6,3
VI. Villes de 5.001 à 10.000 habitants	»	»	»	»	876	3,8	1.224	[illegible]
Totaux généraux — Villes de plus de 10.000 h.	5.932	6,3	5.005	[illegible]	5.476	5,7	6.264	6,1
Totaux généraux — Villes de plus de 5.000 h.	»	»	»	»	6.352	5,2	7.488	6,5

GROUPES DE VILLES	1891 Nombre absolu.	1891 Proportion.	1892 Nombre absolu.	1892 Proportion.	1893 Nombre absolu.	1893 Proportion.	1894 Nombre absolu.	1894 Proportion.	1895 Nombre absolu.	1895 Proportion.	1896 Nombre absolu.	1896 Proportion.	1897 Nombre absolu.	1897 Proportion.	1898 Nombre absolu.	1898 Proportion.
I. Paris	1.608	6,6	1.624	6,6	1.511	6,0	2.173	8,2	2.310	9,3	2.376	9,4	2.307	9,2	2.377	9,5
II. Villes de 100.001 à 467.000 habitants	2.533	7,4	1.565	7,2	1.709	7,8	1.509	6,8	1.645	7,3	1.548	6,5	1.681	7,1	1.674	7,1
III. Villes de 30.001 à 100.000 habitants	1.764	7,3	1.679	7,3	2.097	8,5	2.126	8,5	1.956	8,0	1.747	7,2	1.734	7,1	1.755	7,2
IV. Villes de 20.001 à 30.000 habitants	935	7,6	855	6,9	1.476	9,5	902	8,4	846	7,1	1.033	7,2	1.155	8,4	1.092	7,5
V. Villes de 10.001 à 20.000 habitants	1.219	6,7	1.176	6,5	1.718	9,5	1.635	8,8	1.509	8,5	1.451	7,8	1.493	8,0	1.336	7,1
VI. Villes de 5.001 à 10.000 habitants	1.184	5,1	1.231	5,4	1.926	8,5	1.779	7,4	1.794	7,6	1.642	7,1	1.607	6,9	1.652	7,1
Totaux généraux — Villes de plus de 10.000 h.	7.061	7,0	6.893	6,9	8.211	8,1	8.435	8,2	8.307	8,1	8.155	7,7	8.370	7,9	8.153	7,7
Totaux généraux — Villes de plus de 5.000 h.	8.225	6,7	8.124	6,6	10.137	8,5	10.214	8,1	10.101	8,0	9.797	7,6	9.977	7,8	9.805	7,6

II. — RÉPARTITION PAR GROUPES D'AGES DANS LES VILLES DE PLUS DE 30.000 HABITANTS

PROPORTIONS POUR 1.000 INDIVIDUS DE CHAQUE GROUPE

GROUPES DE VILLES	D'AGES	1887 Nombre absolu.	1887 Proportion.	1888 Nombre absolu.	1888 Proportion.	1889 Nombre absolu.	1889 Proportion.	1890 Nombre absolu.	1890 Proportion.
I. Paris	de 0 à 1 an	148	52,9	174	61,6	137	47,1	150	[illegible]
	de 1 à 19 ans	635	10,7	685	11,0	602	9,9	740	[illegible]
	de 20 à 39 ans	255	2,8	271	2,9	243	2,5	295	[illegible]
	de 40 à 59 ans	169	2,8	136	2,3	154	2,7	174	[illegible]
	de 60 ans et au-dessus	50	2,7	25	1,3	38	2,0	48	[illegible]
II. Villes de 100.001 à 467.000 habit.	de 0 à 1 an	75	26,2	71	24,7	77	25,9	121	[illegible]
	de 1 à 19 ans	602	6,7	424	6,9	632	6,9	530	[illegible]
	de 20 à 39 ans	379	5,0	291	3,8	319	4,1	351	[illegible]
	de 40 à 59 ans	228	5,0	188	4,1	197	4,2	178	[illegible]
	de 60 ans et au-dessus	148	7,8	80	4,2	66	3,5	64	[illegible]
III. Villes de 30.001 à 100.000 habit.	de 0 à 1 an	98	32,4	78	25,4	87	28,0	68	[illegible]
	de 1 à 19 ans	389	6,3	385	6,3	430	6,8	502	[illegible]
	de 20 à 39 ans	490	6,6	462	6,4	458	5,6	432	[illegible]
	de 40 à 59 ans	267	6,2	263	6,9	276	6,3	249	[illegible]
	de 60 ans et au-dessus	175	8,6	148	7,3	158	7,7	128	[illegible]

GROUPES DE VILLES	D'AGES	1891 Nombre absolu.	1891 Proportion.	1892 Nombre absolu.	1892 Proportion.	1893 Nombre absolu.	1893 Proportion.	1894 Nombre absolu.	1894 Proportion.	1895 Nombre absolu.	1895 Proportion.	1896 Nombre absolu.	1896 Proportion.	1897 Nombre absolu.	1897 Proportion.	1898 Nombre absolu.	1898 Proportion.
I. Paris	de 0 à 1 an	192	62,7	174	57,1	165	53,6	200	64,3	217	69,1	207	65,2	188	59,2	204	64,3
	de 1 à 19 ans	810	12,9	817	13,0	813	12,8	945	14,8	1.020	15,9	1.067	16,5	962	14,9	990	15,3
	de 20 à 39 ans	359	3,7	375	3,8	316	3,2	540	5,4	614	6,1	564	5,5	613	6,9	623	6,1
	de 40 à 59 ans	204	2,5	225	3,8	178	2,9	409	6,8	378	6,2	424	7,0	438	7,2	444	7,3
	de 60 ans et au-dessus	63	2,2	33	1,7	39	1,9	78	3,8	81	4,0	114	5,5	106	5,1	116	5,6
II. Villes de 100.001 à 467.000 habit.	de 0 à 1 an	98	30,4	100	31,2	135	41,6	137	41,6	158	47,4	133	37,8	164	46,9	122	34,7
	de 1 à 19 ans	625	9,7	533	8,2	649	9,9	578	8,8	684	10,3	684	9,8	739	10,6	674	9,6
	de 20 à 39 ans	401	5,0	461	5,7	477	5,9	452	5,5	450	5,5	408	4,7	443	5,1	471	5,4
	de 40 à 59 ans	301	6,2	353	7,2	323	6,5	270	5,2	274	5,4	210	4,4	239	4,4	297	5,5
	de 60 ans et au-dessus	112	5,9	118	6,1	125	6,4	72	3,6	79	3,9	83	3,9	90	4,5	110	5,1
III. Villes de 30.001 à 100.000 habit.	de 0 à 1 an	147	41,5	109	30,6	194	54,2	173	48,1	177	49,6	133	36,5	190	52,2	170	46,7
	de 1 à 19 ans	568	7,9	580	8,0	810	11,0	849	11,5	757	10,1	680	9,1	701	9,4	714	9,5
	de 20 à 39 ans	575	6,5	536	6,0	596	6,7	631	7,0	559	6,1	481	5,3	449	5,9	497	5,5
	de 40 à 59 ans	317	5,4	304	6,1	394	6,8	344	6,7	318	6,2	329	6,3	285	5,6	257	5,1
	de 60 ans et au-dessus	157	6,8	150	6,5	153	6,6	138	5,9	145	6,2	124	5,4	109	4,7	107	4,6

Récapitulation par périodes (Nombres absolus.)

Années.	0 à 1 an.	1 à 19 ans	20 à 39 ans.	40 à 59 ans.	60 ans et au-dessus
1887	321	1.426	1.130	655	373
1888	328	1.474	1.024	587	233
1889	301	1.464	1.000	627	262
1890	339	1.770	1.078	601	250
Totaux (4 ans)	1.294	6.134	4.232	2.470	1.123

Années.	0 à 1 an.	1 à 19 ans.	20 à 39 ans.	40 à 59 ans.	60 ans et au-dessus.
1891	435	2.003	1.335	822	312
1892	383	1.930	1.372	882	301
1893	494	2.272	1.380	845	317
1894	510	2.363	1.629	1.018	288
1895	552	2.401	1.623	970	305
Totaux (5 ans)	2.374	11.029	7.348	4.337	1.523

Années	0 à 1 an.	1 à 19 ans.	20 à 39 ans.	40 à 59 ans.	60 ans et au-dessus
1896	473	2.431	1.453	993	321
1897	542	2.402	1.505	962	311
1898	496	2.378	1.591	998	333
Totaux (3 ans)	1.511	7.211	4.549	2.953	965

III. — RÉPARTITION DANS LES VILLES DE PLUS DE 30.000 HABITANTS

PENDANT LES TROIS PÉRIODES 1887-90, 1891-95, 1896-98. — PROPORTIONS POUR 10 000 HABITANTS.

NUMÉROS D'ORDRE	DÉPARTEMENTS par groupement géographique du nord au sud.	NOMS DES VILLES	PÉRIODE 1887-90 (4 ans.) Nombres absolus 1887	1888	1889	1890	Total	Moyenne annuelle	Proportion	PÉRIODE 1891-95 (5 ans.) Nombres absolus 1891	1892	1893	1894	1895	Total	Moyenne annuelle	Proportion	PÉRIODE 1896-98 (3 ans.) Nombres absolus 1896	1897	1898	Total	Moyenne annuelle	Proportion	NUMÉROS D'ORDRE
1	Nord	Dunkerque	25	24	7	12	68	17	[illegible]	34	29	41	38	37	174	35	6,7	18	40	30	97	32	7,9	1
2		Tourcoing	51	92	106	105	354	88	[illegible]	81	85	123	77	52	418	84	12,1	51	56	62	172	57	7,8	2
3		Roubaix	70	71	62	68	271	68	[illegible]	61	68	79	95	103	406	81	6,7	80	91	71	251	84	6,2	3
4		Lille	57	76	98	152	383	96	[illegible]	151	115	130	107	169	721	148	7,1	164	215	80	465	155	7,2	4
5		Douai	23	33	23	38	117	29	[illegible]	72	70	68	64	65	338	68	21,9	46	48	50	144	48	15,0	5
6	Pas-de-Calais	Calais	30	36	3	8	77	19	[illegible]	29	52	41	42	43	207	41	7,2	49	28	37	114	38	6,7	6
7		Boulogne-sur-Mer	60	71	100	83	314	79	[illegible]	57	55	56	72	40	280	56	12,2	30	28	33	91	30	5,5	7
8	Somme	Amiens	2	7	13	11	33	8	[illegible]	23	14	15	26	32	110	22	2,5	30	75	32	137	52	5,9	8
9	Aisne	Saint-Quentin	25	22	72	61	180	45	[illegible]	46	49	50	51	21	217	63	8,2	17	19	14	50	17	3,5	9
10	Seine-Inférieure	Le Havre	7	8	6	32	53	13	[illegible]	63	63	60	89	62	337	67	5,7	58	68	61	187	62	5,2	10
11		Rouen	75	26	3	38	142	35	[illegible]	62	57	39	09	70	277	55	4,9	47	48	61	156	52	4,6	11
12	Calvados	Caen*	4	3	4	8	19	5	[illegible]	19	29	30	90	25	165	33	7,2	24	19	17	60	20	4,1	12
13	Manche	Cherbourg	3	5	11	4	23	6	[illegible]	5	4	10	29	19	68	13	8,2	19	20	26	65	22	5,1	13
14	Ille-et-Vilaine	Rennes	23	17	26	30	96	24	[illegible]	31	28	38	30	32	162	34	4,9	57	50	62	165	54	7,8	14
15	Finistère	Brest	81	68	3	20	172	43	[illegible]	30	4	17	92	136	279	56	7,5	98	95	81	272	91	12,6	15
16	Morbihan	Lorient*	6	»	24	23	»	»	[illegible]	38	21	41	21	30	151	30	7,1	29	8	17	54	18	4,3	16
17	Loire-Inférieure	Saint-Nazaire	10	22	17	45	94	23	[illegible]	36	13	45	62	31	187	37	12,1	25	30	26	81	27	8,9	17
18		Nantes	123	102	58	84	367	92	[illegible]	110	130	177	150	161	728	146	11,6	117	105	89	311	104	8,4	18
19	Maine-et-Loire	Angers*	15	11	1	4	»	»	[illegible]	2	1	3	5	6	»	»	»	3	8	3	»	»	»	19
20	Sarthe	Le Mans	123	68	47	13	251	63	[illegible]	38	41	81	69	42	285	57	9,6	42	48	58	148	49	8,2	20
21	Indre-et-Loire	Tours	94	101	109	197	501	125	[illegible]	150	174	150	166	158	798	160	25,6	112	153	75	362	121	13,0	21
22	Loiret	Orléans	56	33	48	38	173	43	[illegible]	42	44	39	57	48	200	40	7,0	45	37	41	123	41	6,2	22
23	Seine-et-Oise	Versailles	56	58	37	44	195	49	[illegible]	41	32	37	38	40	188	38	7,1	38	34	34	106	35	6,5	23
24	Seine	Boulogne-sur-Seine	12	23	20	16	71	18	[illegible]	21	23	36	37	37	154	31	9,9	29	36	45	110	37	10,0	24
25		Paris	1.268	1.271	1.154	1.407	5.100	1.275	[illegible]	1.608	1.624	1.541	2.173	2.310	9.256	1.851	7,5	2.376	2.307	2.377	7.060	2.353	7,4	25
26		Neuilly-sur-Seine	24	13	16	24	77	19	[illegible]	22	20	20	16	16	94	19	6,2	13	17	21	56	19	5,0	26
27		Levallois-Perret	15	10	16	7	48	12	[illegible]	13	24	45	50	43	175	35	8,1	62	51	79	182	61	12,1	27
28		Clichy	35	68	47	65	195	49	[illegible]	33	47	51	22	28	181	36	11,3	15	23	16	54	18	5,4	28
29		Saint-Ouen	32	28	28	34	122	30	[illegible]	74	59	99	114	84	432	86	30,5	62	70	63	195	65	21,3	29
30		Saint-Denis	95	54	71	85	295	74	[illegible]	100	210	257	260	247	1.173	235	11,9	219	108	61	388	129	33,8	30
31	Aube	Troyes	26	22	10	4	62	15	[illegible]	11	4	25	35	45	120	24	4,7	30	50	52	132	44	8,4	31
32	Marne	Reims	51	52	44	62	209	52	[illegible]	56	37	39	41	73	240	52	4,9	51	58	61	170	57	5,3	32
33	Meurthe-et-Moselle	Nancy	72	60	75	79	286	71	[illegible]	81	52	75	71	77	356	71	7,7	62	90	99	251	83	8,3	33
34	Doubs	Besançon	68	53	50	51	227	57	[illegible]	34	86	53	47	36	191	38	6,6	32	26	26	85	28	4,4	34
35	Côte-d'Or	Dijon	59	37	38	35	169	42	[illegible]	20	23	23	33	37	146	29	4,1	22	22	40	95	32	4,8	35
36	Cher	Bourges	26	31	23	23	106	26	[illegible]	35	25	61	30	21	183	37	8,3	17	27	37	81	27	6,2	36
37	Vienne	Poitiers*	»	»	»	»	»	»	[illegible]	»	»	»	1	»	»	»	»	9	25	21	55	18	4,7	37
38	Charente-Inférieure	Rochefort	6	13	10	12	41	10	[illegible]	18	18	20	10	8	74	15	4,5	10	16	15	41	14	4,1	38
39	Gironde	Bordeaux	153	142	185	217	697	174	[illegible]	204	274	259	226	278	1.241	248	9,7	305	322	355	982	327	12,7	39
40	Dordogne	Périgueux	39	51	21	39	150	37	[illegible]	31	34	55	50	29	170	32	10,1	25	25	28	78	25	8,0	40
41	Charente	Angoulême	11	5	18	19	53	13	[illegible]	10	27	43	41	51	173	35	9,4	38	26	41	105	35	9,2	41
42	Haute-Vienne	Limoges	18	6	16	13	53	13	[illegible]	14	20	17	21	24	96	19	2,5	17	19	21	57	19	2,1	42
43	Puy-de-Dôme	Clermont-Ferrand	68	35	40	17	149	39	[illegible]	22	23	23	34	20	158	30	6,0	23	13	17	53	18	3,6	43
44	Allier	Montluçon*	»	12	12	8	32	11	[illegible]	11	9	10	7	8	45	9	3,0	[illegible]	9	19	38	11	3,5	44
45	Saône-et-Loire	Le Creusot	16	4	»	9	29	10	[illegible]	13	21	29	16	16	95	19	6,3	18	27	23	68	33	7,2	45
46	Loire	Roanne*	»	»	»	»	»	»	[illegible]	11	2	20	8	9	39	10	3,1	17	15	20	49	16	4,3	46
47		Saint-Étienne	42	52	36	40	170	43	[illegible]	22	34	48	45	60	208	42	3,1	57	62	67	186	62	4,6	47
48	Rhône	Lyon	341	377	423	322	1.468	367	[illegible]	373	320	301	258	253	1.506	300	6,9	298	266	300	864	288	6,1	48
49	Isère	Grenoble	29	35	60	33	157	39	[illegible]	29	17	19	26	17	108	22	3,5	18	23	28	69	23	3,6	49
50	Alpes-Maritimes	Nice	20	20	31	16	87	22	[illegible]	14	12	12	18	28	84	17	1,7	12	18	21	56	19	1,8	50
51	Var	Toulon	57	53	61	85	256	64	[illegible]	62	36	79	98	116	391	78	9,6	123	107	117	347	116	12,2	51
52	Vaucluse	Avignon	38	30	5	20	93	23	[illegible]	23	29	16	23	23	115	23	5,8	12	17	16	56	15	3,1	52
53	Gard	Nîmes	50	29	42	48	159	40	[illegible]	54	28	47	50	37	216	43	5,5	43	52	19	106	35	4,7	53
54	Bouches-du-Rhône	Marseille	73	75	97	196	441	110	[illegible]	283	303	290	297	331	1.514	303	7,1	288	302	302	893	298	5,7	54
55	Hérault	Montpellier	53	23	58	46	180	40	[illegible]	70	125	149	41	28	422	85	11,2	28	56	47	127	42	5,2	55
56		Cette*	1	1	»	»	»	»	[illegible]	4	5	15	4	9	37	5	1,4	[illegible]	4	3	8	3	0,9	56
57		Béziers*	»	12	5	15	32	11	[illegible]	3	1	3	8	4	19	4	0,3	»	2	»	»	»	»	57
58	Pyrénées-Orientales	Perpignan	50	48	42	61	201	50	[illegible]	33	28	30	25	30	136	27	7,9	29	12	16	57	19	5,5	58
59	Haute-Garonne	Toulouse	240	73	74	33	420	105	[illegible]	130	150	205	119	99	703	141	9,5	138	106	106	380	128	8,6	59
60	Basses-Pyrénées	Pau	30	26	12	18	86	21	[illegible]	18	17	14	25	12	86	17	5,2	12	14	17	42	14	4,2	60

(*) Renseignements incomplets pour tout ou partie des périodes. — Dans certaines villes, notamment à Saint-Denis et Saint-Ouen pendant la période 1891-95, un nombre indéterminé de décès appartenant en réalité à la phtisie pulmonaire a été porté par erreur sous la rubrique générale « tuberculose » et se trouve compris dans le tableau ci-dessus. Le résumé de la page 98 donne les résultats fournis par le groupement général des décès dus aux tuberculoses des divers organes.

(PHTISIE, MÉNINGITE ET AUTRES)

IV. — RÉSULTATS GÉNÉRAUX ET RÉCAPITULATIFS EXTRAITS DES DIVERS TABLEAUX QUI PRÉCÈDENT

		PÉRIODE 1887-90 4 ans (sauf exceptions indiquées).			PÉRIODE 1891-95 5 ans.			PÉRIODE 1896 3 ans.	
		NOMBRES ABSOLUS		Proportion pr 10.000 habit.	NOMBRES ABSOLUS		Proportion pr 10.000 habit.	NOMBRES ABSOLUS	
		Total.	Moyenne annuelle		Total.	Moyenne annuelle		Total.	Moyenne annuelle
I **Répartition générale par périodes.**	Villes de plus de 30.000 hab. . .	101.017	25.254	*38,9*	135.696	27.139	*38,5*	83.290	27.762
	Villes de 10.001 à 30.000 hab .	32.085	8.021	*26,1*	69.778	13.955	*25,9*	42.336	14.112
	Villes de 5.001 à 10.000 hab . . (*) 2 ans.	*9.066	4.893	*21,4*					
	Totaux.	142.168	38.168	*32,2*	205.474	41.094	*33,0*	125.626	41.874
	Proportions extrêmes. . .	35,3 en 1887 30,1 en 1889			34,1 en 1895 31,8 en 1892			33,1 en 189[illegible] 32,2 en 189[illegible]	
	Proportion par rapport au nombre des décès de toutes causes.	13,2 0/0 1 sur 7,5			14,0 0/0 1 sur 7,1			15,2 0/0 1 sur 6,5	
II **Répartition par groupes de villes.**	I. Paris	46.016	11.504	*49,1*	59.528	11.905	*48,1*	35.776	11.925
	II. Villes de 100.001 à 467.000 h.	29.823	7.455	*36,9*	38.718	7.744	*35,1*	24.269	8.089
	III. Villes de 30.001 à 100.000 h.	25.178	6.295	*30,1*	37.450	7.490	*31,2*	23.245	7.748
	IV. Villes de 20.001 à 30.000 h.	13.387	3.347	*27,1*	17.641	3.529	*28,5*	11.437	3.812
	V. Villes de 10.001 à 20.000 h.	18.698	4.674	*25,3*	24.931	4.986	*27,1*	14.409	4.802
	VI. Villes de 5.001 à 10.000 h. (*) 2 ans.	*9.066	4.893	*21,4*	27.206	5.441	*23,5*	16.490	5.497
III **Répartition par groupes d'âges** dans les villes de plus de 30.000 habit. Propert. p. 10.000 de ch. groupe	de 0 à 1 an	1.932	483	*51,3*	3.253	651	*65,8*	1.995	665
	de 1 à 19 ans.	17.343	4.335	*23,4*	25.827	5.166	*25,6*	15.777	5.258
	de 20 à 39 ans.	48.473	12.118	*48,7*	61.818	12.363	*45,8*	37.695	12.565
	de 40 à 59 ans.	27.107	6.776	*46,0*	36.701	7.340	*46,0*	22.765	7.588
	de 60 ans et au-dessus	6.162	1.540	*26,4*	8.097	1.620	*25,7*	5.058	1.686
IV **Répartition par villes** de plus de 30.000 habit. Moyennes annuelles et proportions pour 10.000 habit.	Moyenne générale annuelle . . .	15,0 à 60,4			16,9 à 60,7			14,2 à 69.	

	Période 1887-90		Période 1891-95		Période 1896
Villes ayant présenté une moyenne supérieure à 39,9.					Lille. . . . .
			Douai.	*51,7*	Douai. . . . .
					Calais. . . . .
	Le Havre.	*49,8*	Le Havre	*55,8*	Le Havre . . . .
	Rouen.	*42,6*	Rouen	*48,0*	Rouen . . . .
			Nantes.	*40,0*	Nantes . . . .
	Tours.	*40,1*	Tours.	*43,7*	Le Mans. . . . .
	Boulogne-s-Seine. .	*50,6*	Boulogne-s-Seine . .	*59,4*	Boulogne-s-Seine. .
	Paris.	*49,1*	Paris	*48,2*	Paris . . . .
	Levallois-Perret . .	*46,5*	Levallois-Perret . .	*45,0*	Levallois-Perret. .
	Clichy.	*50,0*	Clichy	*49,8*	Clichy . . . .
	Saint-Ouen	*58,2*	Saint-Ouen.	*61,2*	Saint-Ouen. . . . . .
	Saint-Denis.	*60,4*	Saint-Denis.	*60,7*	Saint-Denis . . . . .
	Nancy.	*41,6*			Nancy. . . . .
	Bordeaux.	*40,9*	Limoges	*42,2*	Limoges . . . .
	Pau.	*40,0*			
Villes ayant présenté une moyenne inférieure à 26,0.			Tourcoing.	*25,8*	Tourcoing. . . . . .
					Dijon . . . .
	Bourges.	*21,8*	Bourges.	*23,8*	Bourges . . . .
	Rochefort	*16,1*	Rochefort	*20,0*	Rochefort . . . .
	Périgueux.	*21,3*	Périgueux.	*18,3*	Périgueux . . . .
	Clermont-Ferrand.	*22,9*	Clermont-Ferrand.	*16,9*	Clermont-Ferrand.
			Montluçon.	*17,3*	Montluçon. . . . . . .
	Le Creusot.	*15,0*	Le Creusot.	*20,3*	Le Creusot. . . . . .
			Roanne.	*22,2*	Roanne . . . .
			Nice	*18,8*	Nice. . . . .
	Toulon.	*17,5*	Toulon.	*23,6*	Toulon. . . . .
					Marseille. . . . .
			Toulouse.	*25,8*	Toulouse. . . . .

(1) Chapitres XI et XII réunis.

STATISTIQUE SANITAIRE DES VILLES DE FRANCE

XIII

DÉCÈS PAR BRONCHITE CHRONIQUE

DE 1887 A 1898

(12 ans)

NOMBRES ABSOLUS ET PROPORTIONNELS

Villes de plus de 5.000 habitants.

I. — RÉPARTITION GÉNÉRALE ANNUELLE PAR GROUPES DE VILLES.

Villes de plus de 30.000 habitants.

II. — RÉPARTITION ANNUELLE PAR GROUPES DE VILLES ET PAR AGES.

III. — RÉPARTITION PAR VILLES.

IV. — RÉSULTATS GÉNÉRAUX ET RÉCAPITULATIFS.

DÉCÈS PAR BRONCHITE CHRONIQUE DE 1887 A 1898.

I. — RÉPARTITION GÉNÉRALE PAR GROUPES DE VILLES DE PLUS DE 5.000 HABITANTS

PROPORTIONS POUR 100.000 HABITANTS

GROUPES DE VILLES	1887 Nombre absolu.	1887 Proportion.	1888 Nombre absolu.	1888 Proportion.	1889 Nombre absolu.	1889 Proportion.	1890 Nombre absolu.	1890 Proportion.	1891 Nombre absolu.	1891 Proportion.	1892 Nombre absolu.	1892 Proportion.
I. Paris	1.925	8,4	1.920	8,2	2.042	8,5	2.160	9,0	1.980	8,1	1.909	7,9
II. Villes de 100.001 à 467.000 habitants	1.904	9,3	1.892	9,2	1.786	8,5	2.502	11,4	2.305	10,5	2.060	9,5
III. Villes de 30.001 à 100.000 habitants	2.426	11,9	2.286	11,1	2.060	9,9	2.832	13,3	2.278	11,7	2.568	10,8
IV. Villes de 20.001 à 30.000 habitants	969	8,0	946	7,8	1.017	8,2	1.300	16,4	1.638	10,9	1.158	9,4
V. Villes de 10.001 à 20.000 habitants	1.604	8,8	1.608	8,7	1.579	8,5	2.031	16,6	1.944	10,8	1.799	9,9
VI. Villes de 5.001 à 10.000 habitants	»	»	»	»	»	»	»	»	2.028	8,5	2.069	9,6
Totaux généraux — Villes de plus de 10.000 h.	8.828	9,4	8.652	9,1	8.490	8,8	10.825	11,2	[illegible]0.308	16,3	9.495	9,5
Totaux généraux — Villes de plus de 5.000 h.	»	»	»	»	»	»	»	»	[illegible]1.331	16,0	11.564	9,4

GROUPES DE VILLES	1893 Nombre absolu.	1893 Proportion.	1894 Nombre absolu.	1894 Proportion.	1895 Nombre absolu.	1895 Proportion.	1896 Nombre absolu.	1896 Proportion.	1897 Nombre absolu.	1897 Proportion.	1898 Nombre absolu.	1898 Proportion.
I. Paris	1.666	6,8	1.485	6,6	1.508	6,0	1.142	4,5	1.116	4,4	1.239	4,9
II. Villes de 100.001 à 467.000 habitants	1.903	9,0	1.806	8,2	1.881	8,5	1.669	7,0	1.633	6,9	1.610	6,8
III. Villes de 30.001 à 100.000 habitants	2.549	10,6	2.339	9,7	2.342	9,6	1.931	8,0	1.864	7,7	1.974	8,2
IV. Villes de 20.001 à 30.000 habitants	1.240	10,0	1.114	8,9	1.263	10,1	1.055	7,7	1.177	8,6	1.150	8,4
V. Villes de 10.001 à 20.000 habitants	1.733	9,6	1.656	8,9	1.768	9,4	1.619	8,7	1.491	8,0	1.560	9,2
VI. Villes de 5.001 à 10.000 habitants	2.066	8,9	1.848	7,9	2.032	8,6	1.642	7,1	1.639	7,1	1.846	8,9
Totaux généraux — Villes de plus de 10.000 h.	9.181	9,1	8.409	8,2	8.762	8,5	7.416	7,0	7.281	6,9	7.503	7,1
Totaux généraux — Villes de plus de 5.000 h.	11.247	9,0	10.257	8,2	10.794	8,5	9.058	7,0	8.920	6,9	9.346	7,3

II. — RÉPARTITION PAR GROUPES D'AGES DANS LES VILLES DE PLUS DE 30.000 HABITANTS

PROPORTIONS POUR 10.000 INDIVIDUS DE CHAQUE GROUPE

GROUPES DE VILLES	D'AGE	1887 Nombre absolu.	1887 Proportion.	1888 Nombre absolu.	1888 Proportion.	1889 Nombre absolu.	1889 Proportion.	1890 Nombre absolu.	1890 Proportion.	1891 Nombre absolu.	1891 Proportion.	1892 Nombre absolu.	1892 Proportion.
I. Paris	de 0 à 1 an	58	20,7	51	17,9	40	13,8	42	14,[illegible]	35	11,6	41	13,4
	de 1 à 19 ans	137	2,3	96	1,6	108	1,8	123	2,1	90	1,4	78	1,3
	de 20 à 39 ans	184	2,0	197	2,1	195	2,0	202	2,1	159	1,6	174	1,8
	de 40 à 59 ans	516	9,2	524	9,2	548	9,5	553	9,5	496	8,5	454	7,7
	de 60 ans et au-dessus	1.030	55,7	1.052	56,0	1.151	60,3	1.240	62,[illegible]	1.200	60,9	1.162	58,4
II. Villes de 101.000 à 467.000 habit.	de 0 à 1 an	17	6,1	19	6,6	13	4,7	28	9,0	14	4,4	11	3,4
	de 1 à 19 ans	71	1,2	92	1,5	77	1,2	76	1,[illegible]	64	1,0	62	1,0
	de 20 à 39 ans	124	1,6	152	2,0	122	1,6	140	1,[illegible]	139	1,7	165	2,1
	de 40 à 59 ans	508	9,0	395	8,6	366	7,8	539	11,3	410	8,5	437	8,9
	de 60 ans et au-dessus	1.284	68,1	1.234	65,3	1.208	63,8	1.719	90,5	1.638	86,2	1.391	72,1
III. Villes de 30.001 à 100.000 habit.	de 0 à 1 an	80	26,5	85	27,7	62	19,9	103	32,[illegible]	92	26,0	63	17,7
	de 1 à 19 ans	221	3,6	182	2,9	178	2,8	235	[illegible]	183	2,5	179	2,5
	de 20 à 39 ans	488	6,5	485	6,3	440	5,7	560	7,1	476	5,4	411	4,6
	de 40 à 59 ans	511	11,9	486	11,2	447	10,2	592	12,[illegible]	602	12,1	601	12,0
	de 60 ans et au-dessus	1.126	55,6	1.048	51,5	989	45,8	1.322	64,1	1.425	61,5	1.309	56,6

GROUPES DE VILLES	D'AGE	1893 Nombre absolu.	1893 Proportion.	1894 Nombre absolu.	1894 Proportion.	1895 Nombre absolu.	1895 Proportion.	1896 Nombre absolu.	1896 Proportion.	1897 Nombre absolu.	1897 Proportion.	1898 Nombre absolu.	1898 Proportion.
I. Paris	de 0 à 1 an	30	9,7	22	7,1	17	5,4	21	6,6	16	5,0	12	3,8
	de 1 à 19 ans	62	1,0	52	0,8	47	0,7	36	0,6	38	0,6	42	0,6
	de 20 à 39 ans	100	1,0	115	1,1	109	1,1	81	0,8	82	0,8	53	0,5
	de 40 à 59 ans	403	6,8	390	6,7	391	6,5	270	4,4	267	4,4	304	5,0
	de 60 ans et au-dessus	1.071	53,6	897	44,3	911	46,2	734	35,[illegible]	713	34,6	828	40,2
II. Villes de 101.000 à 467.000 habit.	de 0 à 1 an	18	5,5	18	5,5	15	4,5	15	4,3	25	7,1	12	3,4
	de 1 à 19 ans	72	1,1	74	1,1	68	1,0	62	0,9	59	0,8	49	0,7
	de 20 à 39 ans	149	1,8	174	2,[illegible]	174	2,1	147	1,7	134	1,5	125	1,4
	de 40 à 59 ans	405	8,2	371	7,4	388	7,6	405	7,5	352	6,5	406	7,5
	de 60 ans et au-dessus	1.348	68,9	1.169	58,9	1.236	61,4	1.040	48,6	1.063	49,7	1.018	47,6
III. Villes de 30.001 à 100.000 habit.	de 0 à 1 an	53	14,8	53	14,7	37	10,2	43	11,8	39	10,7	44	12,1
	de 1 à 19 ans	189	2,6	127	1,7	162	2,2	128	1,7	112	1,5	122	1,6
	de 20 à 39 ans	390	4,5	377	4,2	308	4,0	357	4,0	387	4,3	337	3,7
	de 40 à 59 ans	556	11,0	542	10,6	560	10,5	477	9,4	431	8,5	488	9,6
	de 60 ans et au-dessus	1.363	58,6	1.260	53,5	1.215	51,7	926	40,2	805	38,9	983	42,7

RÉCAPITULATION PAR PÉRIODES (Nombres absolus.)

Années	0 à 1 an.	1 à 19 ans.	20 à 39 ans.	40 à 59 ans.	60 ans et au-dessus
1887	153	429	796	1.435	3.940
1888	155	370	834	1.405	3.33[illegible]
1889	115	363	757	1.361	3.398
1890	173	454	902	1.684	4.281
Totaux (4 ans)	598	1.616	3.289	5.885	14.955

Années	0 à 1 an.	1 à 19 ans.	20 à 39 ans.	40 à 59 ans.	60 ans et au-dessus
1891	141	337	774	1.508	4.203
1892	115	319	750	1.492	3.862
1893	101	323	639	1.363	3.782
1894	93	253	605	1.312	3.326
1895	69	277	651	1.339	3.395
Totaux (5 ans)	519	1.509	3.479	7.014	18.628

Années	0 à 1 an.	1 à 19 ans.	20 à 39 ans.	40 à 59 ans.	60 ans et au-dessus.
1896	79	226	585	1.152	2.700
1897	80	209	603	1.050	2.671
1898	68	213	515	1.198	2.829
Totaux (3 ans)	227	648	1.703	3.400	8.200

III. – RÉPARTITION DANS LES VILLES DE PLUS DE 30.000 HABITANTS

PENDANT LES TROIS PÉRIODES 1887-90, 1891-95 ET 1896-98. – PROPORTIONS POUR 10.000 HABITANTS.

NUMÉROS D'ORDRE	DÉPARTEMENTS par groupement géographique du nord au sud	NOMS DES VILLES	PÉRIODE 1887-90 (4 ans.) NOMBRES ABSOLUS 1887	1888	1889	1890	Total.	Moyenne annuelle	PROPORTION	PÉRIODE 1891-95 (5 ans.) NOMBRES ABSOLUS 1891	1892	1893	1894	1895	Total.	Moyenne annuelle	PROPORTION	PÉRIODE 1896-98 (3 ans.) NOMBRES ABSOLUS 1896	1897	1898	Total.	Moyenne annuelle	PROPORTION	NUMÉROS D'ORDRE
1	Nord	Dunkerque	51	35	19	23	128	32	4,5	17	35	21	33	25	131	26	6,1	31	31	23	85	28	6,9	1
2		Tourcoing	32	47	43	115	237	59	9,5	49	68	48	55	84	304	61	8,8	56	57	36	172	57	7,5	2
3		Roubaix	96	110	95	158	456	115	10,7	131	151	113	161	161	655	131	19,9	111	157	112	350	123	9,9	3
4		Lille	231	245	181	191	856	212	11,0	194	227	160	185	260	1.035	207	9,9	208	187	175	570	190	8,8	4
5		Douai	21	19	15	18	71	18	6,9	7	18	20	10	22	77	15	4,8	12	10	12	34	11	3,1	5
6	Pas-de-Calais	Calais	61	60	91	107	328	82	14,2	72	100	76	85	78	412	82	11,5	61	47	62	170	57	10,5	6
7		Boulogne-sur-Mer	35	25	24	35	121	30	6,6	18	31	21	37	35	142	28	6,1	21	22	50	85	28	6,0	7
8	Somme	Amiens	98	93	96	120	407	102	12,5	144	133	75	100	83	535	107	12,4	61	43	35	142	47	5,3	8
9	Aisne	Saint-Quentin	15	33	20	29	97	24	5,5	44	25	38	44	32	183	37	7,7	45	41	24	111	37	7,6	9
10	Seine-inférieure	Le Havre	88	104	98	113	403	101	8,2	103	110	70	81	80	443	89	8,1	72	62	71	205	68	5,7	10
11		Rouen	63	103	68	71	305	76	7,0	108	64	78	60	70	402	80	7,1	70	65	65	200	67	5,5	11
12	Calvados	*Caen**	19	7	»	19	»	»	»	33	29	27	29	16	134	27	5,9	15	17	5	37	12	2,6	12
13	Manche	Cherbourg	120	116	80	122	447	112	28,5	113	63	54	61	56	347	69	17,3	42	36	39	117	39	9,5	13
14	Ille-et-Vilaine	Rennes	185	172	110	112	578	145	21,4	142	111	123	108	131	615	129	18,7	113	134	121	368	123	17,3	14
15	Finistère	Brest	325	273	290	381	1.269	322	42,8	307	230	200	225	202	1.193	239	32,1	178	146	173	497	166	22,9	15
16	Morbihan	Lorient	55	82	79	62	277	57	12,7	84	76	110	108	111	473	95	22,7	91	80	80	253	84	20,5	16
17	Loire-inférieure	Saint-Nazaire	17	11	56	53	137	34	12,3	22	74	26	37	35	220	44	14,4	46	46	37	129	43	14,1	17
18		Nantes	96	77	82	106	355	89	7,4	104	90	101	108	92	495	99	8,0	68	76	61	206	68	5,5	18
19	Maine-et-Loire	*Angers**	13	7	10	45	»	»	»	11	5	6	9	1	»	»	»	»	»	»	»	»	»	19
20	Sarthe	Le Mans	27	27	19	28	101	25	4,2	49	53	47	50	58	257	49	8,3	44	37	49	130	43	7,2	20
21	Indre-et-Loire	Tours	75	84	98	137	393	98	16,2	114	70	85	69	74	418	84	13,4	66	76	76	218	73	11,5	21
22	Loiret	Orléans	28	26	50	61	165	41	5,1	30	38	31	19	27	154	31	4,7	11	15	16	45	15	2,3	22
23	Seine-et-Oise	Versailles	32	31	33	63	165	36	7,3	31	38	46	25	30	170	35	6,5	19	16	21	56	19	3,5	23
24	Seine	Boulogne-sur-Seine	17	26	16	15	74	18	5,3	18	13	12	9	12	64	13	3,7	19	10	11	40	13	3,5	24
25		Paris	1.925	1.929	2.062	2.101	8.017	2.012	8,6	1.880	1.903	1.706	1.486	1.508	8.517	1.709	6,9	1.143	1.116	1.230	3.497	1.166	4,6	25
26		Neuilly-sur-Seine	15	27	46	48	136	34	12,3	35	26	38	26	22	137	27	8,8	12	19	21	52	17	5,3	26
27		*Levallois-Perret**	20	1	4	6	31	8	2,2	24	26	40	24	35	150	32	7,4	15	30	25	70	23	4,9	27
28		Clichy	50	36	43	57	176	44	15,6	41	37	49	30	30	197	39	12,3	35	32	20	87	29	8,7	28
29		Saint-Ouen	24	21	29	32	106	27	11,5	45	39	64	79	84	311	62	22,0	64	67	76	207	69	22,6	29
30		Saint-Denis	67	25	31	50	173	43	8,8	46	36	52	41	45	220	44	8,4	34	33	54	121	40	7,4	30
31	Aube	Troyes	33	65	56	58	203	51	15,6	71	82	72	74	84	383	77	15,0	73	65	67	204	69	13,1	31
32	Marne	Reims	88	118	106	150	462	115	11,8	115	137	143	86	75	555	111	10,4	77	57	66	200	67	6,2	32
33	Meurthe-et-Moselle	Nancy	42	23	30	37	132	33	3,9	28	28	27	18	17	118	24	2,6	15	15	21	51	17	1,8	33
34	Doubs	Besançon	55	65	38	43	201	50	8,9	40	39	45	50	37	221	44	7,7	17	13	13	43	14	2,4	34
35	Côte-d'Or	Dijon	21	20	19	41	101	25	3,9	40	37	36	26	58	197	39	5,9	23	19	19	61	20	3,0	35
36	Cher	Bourges	26	30	37	40	123	31	7,9	42	46	54	30	24	216	43	9,6	48	39	35	92	31	7,1	36
37	Vienne	*Poitiers**	»	»	»	»	»	»	»	»	»	»	1	1	»	»	»	»	12	20	»	»	»	37
38	Charente-inférieure	Rochefort	51	57	68	49	225	56	15,3	55	45	47	35	60	223	44	13,1	50	68	50	108	36	10,6	38
39	Gironde	Bordeaux	215	228	290	277	[illegible]	235	9,6	179	115	152	94	91	631	126	4,9	62	96	61	219	73	2,8	39
40	Dordogne	Périgueux	30	40	37	41	148	37	11,3	41	36	44	44	40	205	41	13,2	48	33	31	112	37	11,9	40
41	Charente	Angoulême	13	13	8	32	66	16	4,5	31	34	19	20	25	129	26	7,0	24	21	31	76	25	6,6	41
42	Haute-Vienne	Limoges	98	88	88	111	385	96	13,5	110	93	98	111	111	523	105	13,9	113	74	100	287	96	12,3	42
43	Puy-de-Dôme	Clermont-Ferrand	41	53	24	37	191	38	10,9	78	32	27	28	20	185	37	7,4	13	21	29	63	21	4,3	43
44	Allier	*Montluçon**	»	15	13	20	48	12	4,3	30	26	36	32	20	132	26	8,6	26	27	26	79	26	8,2	44
45	Saône-et-Loire	Le Creusot	14	6	7	27	54	13	4,7	30	15	27	16	29	117	23	7,6	20	17	29	66	22	6,9	45
46	Loire	*Roanne**	»	»	»	»	»	»	»	3	4	30	18	31	86	17	5,2	17	6	13	36	12	3,6	46
47		Saint-Étienne	201	134	151	108	674	168	12,1	150	161	119	102	176	708	144	11,4	127	90	94	320	107	7,9	47
48	Rhône	Lyon	650	585	535	605	2.375	594	14,3	304	500	556	677	592	2.629	526	11,7	385	354	402	1.150	383	8,2	48
49	Isère	Grenoble	50	74	29	50	202	50	8,9	43	38	37	28	37	183	37	5,9	28	29	28	85	28	4,4	49
50	Alpes-maritimes	Nice	215	188	186	197	804	201	25,5	108	157	137	150	152	704	157	15,5	118	94	101	303	101	9,5	50
51	Var	Toulon	149	129	158	231	667	166	22,2	105	171	136	131	106	719	150	17,8	150	158	132	440	140	15,6	51
52	Vaucluse	Avignon	60	75	62	98	295	71	17,9	72	93	79	65	76	385	77	17,7	51	38	30	120	46	10,3	52
53	Gard	Nîmes	95	68	86	119	368	92	13,9	112	110	101	89	99	511	102	14,0	87	90	107	283	98	13,2	53
54	Bouches-du-Rhône	Marseille	154	163	165	428	910	227	5,9	344	336	250	332	337	1.687	337	7,9	267	271	276	804	268	6,9	54
55	Hérault	*Montpellier**	»	»	»	20	»	»	»	51	71	90	50	35	297	59	8,2	55	31	37	123	41	5,6	55
56		*Cette**	3	5	»	5	»	»	»	3	1	22	10	8	44	9	2,6	5	8	9	21	7	2,1	56
57		Béziers	50	88	58	118	319	78	17,0	8	11	18	28	30	95	19	4,1	4	14	15	33	11	2,3	57
58	Pyrénées-orientales	Perpignan	33	20	33	53	148	37	10,2	37	27	25	17	13	119	24	7,0	13	9	7	29	10	2,9	58
59	Haute-Garonne	Toulouse	29	56	83	205	353	88	6,6	198	161	122	104	58	658	132	8,9	105	135	126	366	122	8,2	59
60	Basses-Pyrénées	Pau	30	17	16	18	81	20	4,4	18	20	17	19	19	93	19	5,8	15	20	18	53	18	5,4	60

(*) Renseignements incomplets pour tout ou partie des périodes.

IV. — RÉSULTATS GÉNÉRAUX ET RÉCAPITULATIFS EXTRAITS DES DIVERS TABLEAUX QUI PRÉCÈDE

		PÉRIODE 1887-90 4 ans.			PÉRIODE 1891-95 5 ans.			PÉRIODE 1896- 3 ans.		
		NOMBRES ABSOLUS		Proportion pr 10.000 habit.	NOMBRES ABSOLUS		Proportion pr 10.000 habit.	NOMBRES ABSOLUS		[illegible]
		Total.	Moyenne annuelle		Total.	Moyenne annuelle		Total.	Moyenne annuelle	
I Répartition générale par périodes.	Villes de plus de 30.000 hab.	25.741	6.435	9,9	31.149	6,230	8,8	14.178	4.726	[illegible]
	Villes de 10.001 à 30.000 hab.	11.054	2.763	9,0	25.044	5.008	9,3	13.146	4.382	[illegible]
	Villes de 5.001 à 10.000 hab.	»	»	»						
	Totaux	36.795	9.198	9,6	56.193	11.238	9,0	27.324	9.108	[illegible]
	Proportions extrêmes	11,1 en 1890 8,8 en 1889			10,0 en 1891 8,2 en 1894			7,3 en 1898 6,9 en 1897		
	Proportion par rapport au nombre des décès de toutes causes	3,2 o/o 1 sur 31,4			3,8 o/o 1 sur 26			3,3 o/o 1 sur 30,1		
II Répartition par groupes de villes.	I. Paris	8.047	2.012	8,6	8.547	1.709	6,9	3.497	1.166	[illegible]
	II. Villes de 100.001 à 467.000 h.	8.084	2.021	9,7	10.011	2.002	9,1	4.912	1.637	[illegible]
	III. Villes de 30.001 à 100.000 h.	9.610	2.402	11,6	12.591	2.518	10,5	5.769	1.923	[illegible]
	IV. Villes de 20.001 à 30.000 h.	4.232	1.058	8,6	6.111	1.222	9,9	3.382	1.127	[illegible]
	V. Villes de 10.001 à 20.000 h.	6.822	1.705	9,2	8.890	1.778	9,7	4.640	1.547	[illegible]
	VI. Villes de 5.001 à 10.000 h.	»	»	»	10.043	2.009	8,7	5.124	1.708	[illegible]
III Répartition par groupes d'âges dans les villes de plus de 30.000 habit. Proport. p. 10.000 de ch. groupe	de 0 à 1 an	598	149	16,8	519	104	10,5	227	76	[illegible]
	de 1 à 19 ans	1.616	404	2,2	1.509	302	1,5	648	216	[illegible]
	de 20 à 39 ans	3.289	822	3,3	3.479	696	2,6	1.703	568	[illegible]
	de 40 à 59 ans	5.885	1.471	10,0	7.014	1.403	8,8	3.400	1.133	[illegible]
	de 60 ans et au-dessus	14.353	3.588	61,6	18.028	3.725	59,2	8.200	2.733	[illegible]

IV Répartition par villes de plus de 30.000 habit. Moyennes annuelles et proportions pour 10.000 habit.		PÉRIODE 1887-90		PÉRIODE 1891-95		PÉRIODE 1896-	
	Moyenne générale annuelle	4,0 à 43,8		2,6 à 32,1		1,8 à 22,9	
	Villes ayant présenté consécutivement pendant les trois périodes une moyenne supérieure à 10,0	Calais	11,2	…	11,5	…	[illegible]
		Rennes	21,4	…	18,7	…	[illegible]
		Brest	43,8	…	32,1	…	[illegible]
		Lorient	13,9	…	22,7	…	[illegible]
		Saint-Nazaire	12,3	…	11,4	…	[illegible]
		Tours	16,2	…	13,4	…	[illegible]
		Saint-Ouen	11,1	…	22,0	…	[illegible]
		Troyes	10,6	…	15,0	…	[illegible]
		Rochefort	18,3	…	13,1	…	[illegible]
		Périgueux	13,3	…	13,2	…	[illegible]
		Limoges	13,5	…	13,9	…	[illegible]
		Toulon	22,2	…	17,3	…	[illegible]
		Avignon	17,6	…	17,7	…	[illegible]
		Nîmes	13,0	…	14,0	…	[illegible]
	Villes ayant présenté pour chaque période une moyenne inférieure à 5,0			Douai	4,8	Douai	[illegible]
		Le Mans	4,3	Orléans	4,7	Orléans	[illegible]
						Versailles	[illegible]
				Boulogne-s-Seine	3,7	Boulogne-s-Seine	[illegible]
						Paris	[illegible]
						Levallois-Perret	[illegible]
		Nancy	4,0	Nancy	2,6	Nancy	[illegible]
						Besançon	[illegible]
						Dijon	[illegible]
						Bourges	[illegible]
				Bordeaux	4,9	Bordeaux	[illegible]
		Angoulême	4,5			Clermont-Ferrand	[illegible]
		Le Creusot	4,7			Roanne	[illegible]
						Grenoble	[illegible]
				Cette	2,6	Cette	[illegible]
				Béziers	4,1	Béziers	[illegible]
						Perpignan	[illegible]

STATISTIQUE SANITAIRE DES VILLES DE FRANCE

XIV

DÉCÈS PAR BRONCHITE AIGUË

DE 1887 A 1898

(12 ans)

NOMBRES ABSOLUS ET PROPORTIONNELS

Villes de plus de 5.000 habitants.

I. — RÉPARTITION GÉNÉRALE ANNUELLE PAR GROUPES DE VILLES.

Villes de plus de 30.000 habitants.

II. — RÉPARTITION ANNUELLE PAR GROUPES DE VILLES ET PAR AGES.

III. — RÉPARTITION PAR VILLES.

IV. — RÉSULTATS GÉNÉRAUX ET RÉCAPITULATIFS.

DÉCÈS PAR BRONCHITE AIGUË DE 1887 À 1898.

I. — RÉPARTITION GÉNÉRALE PAR GROUPES DE VILLES DE PLUS DE 5.000 HABITANTS

PROPORTIONS POUR 10.000 HABITANTS

GROUPES DE VILLES	1887 Nombre absolu.	1887 Proportion.	1888 Nombre absolu.	1888 Proportion.	1889 Nombre absolu.	1889 Proportion.	1890 Nombre absolu.	1890 Proportion.	1891 Nombre absolu.	1891 Proportion.	1892 Nombre absolu.	1892 Proportion.	1893 Nombre absolu.	1893 Proportion.	1894 Nombre absolu.	1894 Proportion.	1895 Nombre absolu.	1895 Proportion.	1896 Nombre absolu.	1896 Proportion.	1897 Nombre absolu.	1897 Proportion.	1898 Nombre absolu.	1898 Proportion.
I. Paris	1.326	5,8	1.418	6,1	1.705	7,2	1.650	[illegible]	1.360	5,4	1.357	5,5	1.491	5,8	910	3,7	1.097	4,4	750	3,0	845	3,4	792	3,3
II. Villes de 100,001 à 467,000 habitants	1.623	8,0	1.795	8,7	1.674	8,0	1.889	[illegible]	1.735	8,4	1.067	7,7	1.626	7,4	1.456	6,5	1.405	6,3	1.320	5,6	1.270	5,4	1.387	5,9
III. Villes de 30,001 à 100,000 habitants	1.377	6,7	1.510	7,3	1.495	7,1	1.837	[illegible]	1.749	7,4	1.635	6,9	1.597	6,6	1.397	5,8	1.585	6,5	1.210	5,0	1.033	4,5	1.256	5,3
IV. Villes de 20,001 à 30,000 habitants	917	7,6	920	7,5	798	6,5	1.108	[illegible]	850	7,0	906	7,5	849	6,9	754	6,3	933	8,5	645	4,7	653	4,8	605	4,4
V. Villes de 10,001 à 20,000 habitants	1.184	6,5	1.497	6,5	1.050	5,6	1.405	[illegible]	1.228	6,4	1.150	6,5	1.136	6,2	955	5,1	1.154	6,0	839	4,5	749	4,4	771	4,1
VI. Villes de 5,001 à 10,000 habitants	»	»	»	»	»	»	»	»	1.432	6,5	1.393	6,1	1.352	5,8	1.156	5,5	1.209	5,3	939	4,1	853	3,7	1.092	4,7
Totaux généraux — Villes de plus de 10,000 h.	6.427	6,8	6.840	7,2	6.722	7,0	7.889	8,[illegible]	6.931	6,4	6.720	6,7	6.399	6,3	5.463	5,2	6.053	5,4	4.755	4,5	4.550	4,5	4.841	[illegible]
Totaux généraux — Villes de plus de 5.000 h.	»	»	»	»	»	»	»	»	8.383	6,7	8.113	6,4	7.751	6,2	6.659	5,3	7.322	5,8	5.716	4,4	5.403	4,2	5.983	4,5

II. — RÉPARTITION PAR GROUPES D'AGES DANS LES VILLES DE PLUS DE 30.000 HABITANTS

PROPORTIONS POUR 10,000 INDIVIDUS DE CHAQUE GROUPE

GROUPES DE VILLES	D'AGE	1887 Nombre absolu.	1887 Proportion.	1888 Nombre absolu.	1888 Proportion.	1889 Nombre absolu.	1889 Proportion.	1890 Nombre absolu.	1890 Proportion.	1891 Nombre absolu.	1891 Proportion.	1892 Nombre absolu.	1892 Proportion.	1893 Nombre absolu.	1893 Proportion.	1894 Nombre absolu.	1894 Proportion.	1895 Nombre absolu.	1895 Proportion.	1896 Nombre absolu.	1896 Proportion.	1897 Nombre absolu.	1897 Proportion.	1898 Nombre absolu.	1898 Proportion.
I. Paris	de 0 à 1 an	615	219,8	747	261,9	658	226,4	684	[illegible]	629	212,0	609	199,5	579	188,1	439	141,5	514	163,6	344	108,4	417	131,4	392	122,5
	de 1 à 19 ans	440	7,4	404	6,7	582	9,5	571	[illegible]	476	7,0	429	6,5	347	5,5	292	4,6	339	5,3	256	4,0	255	3,9	251	3,9
	de 20 à 39 ans	42	0,5	25	0,3	51	0,5	55	[illegible]	30	0,3	48	0,4	30	0,3	37	0,4	36	0,4	18	0,2	25	0,2	18	0,2
	de 40 à 59 ans	61	1,1	69	1,2	139	2,4	121	[illegible]	53	0,9	64	1,1	70	1,2	41	0,7	69	1,1	35	0,6	42	0,7	37	0,6
	de 60 ans et au-dessus	108	9,1	173	9,2	275	14,4	219	[illegible]	102	8,5	207	10,5	165	8,2	101	5,6	139	6,8	97	4,7	106	5,1	93	4,6
II. Villes de 100.001 à 467,000 habit.	de 0 à 1 an	639	239,4	772	268,2	682	229,5	708	[illegible]	644	204,0	610	190,4	603	185,8	589	179,6	516	153,6	512	145,6	486	138,2	484	137,7
	de 1 à 19 ans	422	7,5	582	9,5	506	8,1	557	[illegible]	502	7,8	462	7,1	430	6,6	390	5,4	334	5,0	418	6,9	393	5,6	374	5,3
	de 20 à 39 ans	77	1,0	76	1,0	73	0,9	105	[illegible]	89	1,1	94	1,2	91	1,1	66	0,8	68	0,8	86	1,0	72	0,8	96	1,1
	de 40 à 59 ans	165	3,6	136	3,5	145	3,1	177	[illegible]	178	3,5	173	3,4	197	4,0	137	2,7	178	3,5	130	2,4	115	2,1	139	2,7
	de 60 ans et au-dessus	320	17,0	229	12,1	268	14,2	342	[illegible]	342	18,0	328	17,4	305	15,6	234	11,8	315	15,0	174	8,1	204	9,5	275	12,8
III. Villes de 30.001 à 100,000 habit.	de 0 à 1 an	371	122,7	462	156,7	433	139,3	520	[illegible]	497	140,5	550	154,5	526	147,1	486	135,2	538	149,6	477	131,0	448	123,1	503	138,2
	de 1 à 19 ans	358	5,8	306	5,8	355	5,6	463	[illegible]	492	6,8	419	5,8	435	5,9	404	5,5	379	5,1	371	5,0	287	3,8	339	4,5
	de 20 à 39 ans	140	1,9	170	2,2	187	2,4	163	[illegible]	157	1,8	131	1,5	116	1,3	86	0,9	95	1,0	91	1,0	70	0,8	93	1,0
	de 40 à 59 ans	142	3,3	191	4,4	175	4,9	203	[illegible]	196	3,5	177	3,5	177	3,5	146	2,9	144	2,8	102	2,0	83	1,6	123	2,4
	de 60 ans et au-dessus	366	18,1	315	15,5	345	16,8	422	[illegible]	407	17,7	357	15,4	343	14,7	275	7,8	328	13,4	160	7,3	145	6,3	198	8,6

Récapitulation par périodes (Nombres absolus.)

Années.	0 à 1 an.	1 à 19 ans.	20 à 39 ans.	40 à 59 ans.	60 ans et au-dessus.
1887	1.625	1.220	259	368	[illegible]
1888	1.981	1.352	277	396	[illegible]
1889	1.773	1.443	311	459	[illegible]
1890	1.918	1.501	323	561	[illegible]
Totaux (4 ans)	7.297	5.606	1.170	1.784	3.442

Années.	0 à 1 an.	1 à 19 ans.	20 à 39 ans.	40 à 59 ans.	60 ans et au-dessus.
1891	1.780	1.470	276	427	911
1892	1.769	1.310	273	414	892
1893	1.708	1.212	237	444	813
1894	1.514	1.036	189	324	610
1895	1.562	1.052	200	391	781
Totaux (5 ans)	8.333	6.130	1.175	2.000	4.007

Années	0 à 1 an	1 à 19 ans.	20 à 39 ans.	40 à 59 ans.	60 ans et au-dessus.
1896	1.333	1.045	195	207	[illegible]
1897	1.351	935	107	240	[illegible]
1898	1.379	964	207	319	[illegible]
Totaux (3 ans)	4.063	2.944	509	826	1.461

III. — RÉPARTITION DANS LES VILLES DE PLUS DE 30,000 HABITANTS

PENDANT LES TROIS PÉRIODES 1887-90, 1891-95 ET 1896-98. — PROPORTIONS POUR 10,000 HABITANTS.

NUMÉROS D'ORDRE	DÉPARTEMENTS par groupement géographique du nord au sud.	NOMS DES VILLES	PÉRIODE 1887-90 (4 ans.) Nombres absolus 1887	1888	1889	1890	Total.	Moyenne annuelle	PROPORTION	PÉRIODE 1891-95 (5 ans.) Nombres absolus 1891	1892	1893	1894	1895	Total.	Moyenne annuelle	PROPORTION	PÉRIODE 1896-98 (3 ans.) Nombres absolus 1896	1897	1898	Total.	Moyenne annuelle	PROPORTION	NUMÉROS D'ORDRE
1	Nord	Dunkerque	17	34	27	19	97	24	6,1	33	50	26	35	23	167	33	8,2	16	36	29	81	27	6,7	1
2		Tourcoing	35	81	74	61	251	63	10,[illegible]	20	81	52	41	35	229	46	6,6	30	32	30	92	27	2,7	2
3		Roubaix	90	149	140	148	527	132	[illegible]	182	247	215	146	125	915	183	15,3	98	110	86	294	98	7,9	3
4		Lille	291	394	441	300	1.426	356	[illegible]	273	220	290	156	187	1.056	211	10,1	98	106	121	325	108	5,0	4
5		Douai	11	21	5	26	63	16	[illegible]	4	10	10	8	6	38	8	2,[illegible]	8	7	5	20	7	2,2	5
6	Pas-de-Calais	Calais	50	57	50	80	237	59	10,[illegible]	60	36	42	15	20	193	39	6,9	18	35	59	112	37	4,3	6
7		Boulogne-sur-Mer	30	32	21	35	118	29	[illegible]	30	38	25	15	11	119	24	5,2	20	22	27	69	23	1,9	7
8	Somme	Amiens	45	71	67	110	293	73	[illegible]	98	77	65	61	68	372	74	8,6	68	71	63	202	67	7,2	8
9	Aisne	Saint-Quentin	7	10	8	60	80	22	[illegible]	48	27	39	34	43	190	38	7,9	33	56	57	149	56	11,5	9
10	Seine-Inférieure	Le Havre	37	71	62	78	248	57	[illegible]	65	49	45	56	61	276	55	4,7	81	39	92	212	71	6,0	10
11		Rouen	100	69	30	34	233	61	[illegible]	37	22	50	37	32	178	36	3,2	22	35	27	84	28	2,5	11
12	Calvados	Caen*	7	17	8	24	56	14	[illegible]	11	4	9	9	11	44	9	1,9	5	15	10	30	10	2,2	12
13	Manche	Cherbourg	30	57	35	34	156	39	[illegible]	38	20	15	42	18	133	27	6,8	11	11	6	28	9	2,9	13
14	Ille-et-Vilaine	Rennes	125	165	151	189	630	160	[illegible]	140	119	168	118	99	639	128	18,6	81	68	70	219	73	10,5	14
15	Finistère	Brest	56	78	65	22	190	50	[illegible]	35	56	57	70	37	253	47	6,3	24	26	47	97	32	4,4	15
16	Morbihan	Lorient*	23	30	56	78	187	47	[illegible]	110	69	65	55	70	368	74	[illegible]	6	5	8	19	6	1,4	16
17	Loire-Inférieure	Saint-Nazaire	21	40	10	9	80	20	7,[illegible]	6	2	11	29	29	77	15	4,8	18	11	4	33	11	3,6	17
18		Nantes	48	55	47	71	221	55	4,[illegible]	57	47	54	34	29	221	44	3,0	18	17	15	50	16	1,8	18
19	Maine-et-Loire	Angers*	15	28	16	46	»	»	»	30	9	22	21	10	»	»	»	2	»	1	»	»	»	19
20	Sarthe	Le Mans	19	10	6	3	38	9	[illegible]	13	8	13	11	13	58	12	2,0	12	4	5	21	7	1,5	20
21	Indre-et-Loire	Tours*	22	19	18	24	83	21	[illegible]	13	7	11	5	4	40	8	1,3	»	1	2	»	»	»	21
22	Loiret	Orléans	36	43	22	28	129	32	[illegible]	38	20	22	16	30	126	25	3,8	7	15	18	40	13	2,0	22
23	Seine-et-Oise	Versailles	9	12	9	30	60	15	[illegible]	23	20	18	4	4	69	14	2,6	21	10	15	47	16	3,0	23
24	Seine	Boulogne-sur-Seine	38	38	45	36	157	39	12,[illegible]	49	57	58	33	61	258	52	13,3	20	25	23	68	23	6,8	24
25		Paris	1.396	1.518	1.705	1.650	6.269	1.567	[illegible]	1.360	1.357	1.101	910	1.187	5.915	1.183	4,8	750	845	792	2.387	796	3,2	25
26		Neuilly-sur-Seine	9	11	10	9	39	10	[illegible]	8	5	12	17	11	53	11	3,[illegible]	16	13	15	44	15	4,7	26
27		Levallois-Perret	17	5	9	2	33	8	[illegible]	20	34	39	18	14	125	25	5,8	11	11	8	30	10	2,1	27
28		Clichy	32	27	22	45	126	31	11,[illegible]	22	66	55	51	59	252	50	13,5	37	26	56	119	40	11,9	28
29		Saint-Ouen	21	28	27	49	125	31	13,[illegible]	49	30	65	83	107	333	71	25,2	101	95	127	323	108	35,4	29
30		Saint-Denis	35	38	37	69	179	45	[illegible]	44	26	6	10	15	101	20	3,3	14	5	10	29	10	1,3	30
31	Aube	Troyes	25	20	31	50	126	31	6,[illegible]	29	8	28	9	30	104	21	4,1	12	10	16	38	13	2,5	31
32	Marne	Reims	54	78	69	97	298	75	[illegible]	126	100	126	101	81	532	106	9,9	63	67	62	192	64	5,9	32
33	Meurthe-et-Moselle	Nancy	12	18	17	11	58	15	[illegible]	29	31	30	19	28	137	27	2,9	23	19	21	63	21	2,2	33
34	Doubs	Besançon	53	29	32	45	159	40	[illegible]	24	18	14	31	17	103	20	5,1	14	11	8	33	11	1,9	34
35	Côte-d'Or	Dijon	29	30	31	48	138	34	[illegible]	36	26	42	24	32	160	32	4,8	18	13	21	52	17	2,5	35
36	Cher	Bourges	30	15	32	40	117	29	[illegible]	39	18	30	5	4	96	19	4,3	5	6	12	23	8	1,9	36
37	Vienne	Poitiers*	»	»	»	»	»	»	»	»	0	»	5	»	»	»	»	3	20	43	66	22	5,7	37
38	Charente-Inférieure	Rochefort	13	19	16	19	67	17	[illegible]	28	25	27	24	19	123	25	7,4	23	9	21	53	18	5,3	38
39	Gironde	Bordeaux	163	135	117	108	523	131	[illegible]	195	137	128	146	198	804	160	6,2	153	160	180	493	164	6,1	39
40	Dordogne	Périgueux	46	28	28	20	122	31	[illegible]	29	21	25	19	27	118	24	7,7	17	12	15	45	15	4,3	40
41	Charente	Angoulême	22	31	16	18	87	22	[illegible]	21	15	16	9	8	69	14	3,8	2	1	15	18	6	1,6	41
42	Haute-Vienne	Limoges	112	95	59	97	363	91	[illegible]	89	96	96	81	109	453	91	12,0	52	50	42	144	48	5,2	42
43	Puy-de-Dôme	Clermont-Ferrand	69	86	181	153	489	122	20,[illegible]	95	59	66	80	77	378	76	15,2	50	65	60	175	58	11,6	43
44	Allier	Montluçon*	»	13	30	27	70	23	[illegible]	20	22	30	51	26	149	29	9,6	47	18	37	102	34	10,7	44
45	Saône-et-Loire	Le Creusot	27	18	23	27	98	24	[illegible]	61	12	30	13	19	135	27	9,0	20	15	10	45	15	4,7	45
46	Loire	Roanne*	»	»	»	»	»	»	»	20	7	15	11	25	81	16	4,9	8	7	8	23	8	2,4	46
47		Saint-Étienne	116	96	70	143	425	106	[illegible]	102	97	72	129	87	487	97	7,2	84	59	69	212	71	5,2	47
48	Rhône	Lyon	370	287	296	365	1.317	329	[illegible]	287	272	285	302	379	1.525	305	6,8	250	224	306	780	260	5,6	48
49	Isère	Grenoble	33	49	17	35	134	33	[illegible]	24	30	21	20	52	163	29	4,5	19	25	31	75	25	3,9	49
50	Alpes-Maritimes	Nice	129	84	113	97	421	105	[illegible]	92	96	109	119	89	505	101	9,9	107	97	88	292	97	9,1	50
51	Var	Toulon	48	37	75	38	198	49	[illegible]	35	53	49	50	38	225	45	5,2	70	28	42	140	47	4,9	51
52	Vaucluse	Avignon	33	26	21	40	120	30	[illegible]	12	25	7	24	28	96	19	4,4	32	8	12	52	17	2,8	52
53	Gard	Nîmes	68	32	43	24	167	42	[illegible]	9	9	10	16	11	55	11	1,5	5	5	7	17	6	1,6	53
54	Bouches-du-Rhône	Marseille	306	397	316	427	1.446	361	[illegible]	302	347	322	248	210	1.429	286	5,7	282	308	309	899	300	6,7	54
55	Hérault	Montpellier*	1	»	»	40	»	»	»	10	52	39	33	47	181	36	5,6	37	4	15	56	19	2,6	55
56		Cette	7	11	23	64	105	26	[illegible]	73	94	18	39	37	260	52	15,1	10	15	23	48	16	4,8	56
57		Béziers	76	94	84	28	282	70	16,[illegible]	82	89	70	69	126	436	87	18,8	81	94	60	235	78	27,8	57
58	Pyrénées-Orientales	Perpignan	15	18	15	19	67	17	[illegible]	10	4	11	6	8	39	8	2,3	6	13	4	23	8	2,2	58
59	Haute-Garonne	Toulouse	70	64	106	88	328	82	[illegible]	131	129	115	61	21	457	91	6,1	64	48	33	145	48	3,2	59
60	Basses-Pyrénées	Pau	13	17	22	19	71	18	[illegible]	20	11	12	8	19	70	14	4,3	8	6	8	22	7	2,1	60

(*) Renseignements incomplets pour tout ou partie des périodes.

IV. — RÉSULTATS GÉNÉRAUX ET RÉCAPITULATIFS EXTRAITS DES DIVERS TABLEAUX QUI PRÉCÈDENT

		PÉRIODE 1887-90 4 ans.			PÉRIODE 1891-95 5 ans.			PÉRIODE 189[illegible] 3 ans.		
		NOMBRES ABSOLUS		Proportion pr 10.000 habit.	NOMBRES ABSOLUS		Proportion pr 10.000 habit.	NOMBRES ABSOLUS		Pro[illegible]
		Total.	Moyenne annuelle		Total.	Moyenne annuelle		Total.	Moyenne annuelle	
I Répartition générale par périodes.	Villes de plus de 30.000 hab. . .	19.299	4.824	7,4	21.645	4.329	6,1	9.863	3,288	[illegible]
	Villes de 10.001 à 30.000 hab. .	8.579	2.145	7,0	16.533	3.306	6,1	7.157	2.38[illegible]	[illegible]
	Villes de 5.001 à 10.000 hab . .	»	»	»						
	Totaux.	27.878	6.969	7,3	38.178	7.635	6,1	17.020	5.67[illegible]	[illegible]
	Proportions extrêmes. . .	8,1 en 1890 6,8 en 1887			6,8 en 1891 5,3 en 1894			4,6 en 1898 4,2 en 1897		
	Proportion par rapport au nombre des décès de toutes causes.	2,4 o/o 1 sur 41,5			2,6 o/o 1 sur 38,3			2,1 o/o 1 sur 48,4		
II Répartition par groupes de villes.	I. Paris.	6.099	1.525	6,5	5.915	1.183	4,8	2.387	796	[illegible]
	II. Villes de 100.001 à 467.000 h.	6.981	1.745	8,4	7.868	1.574	7,2	3.977	1.326	[illegible]
	III. Villes de 30.001 à 100.000 h.	6.219	1.555	7,5	7.862	1.572	6,5	3.499	1.166	[illegible]
	IV. Villes de 20.001 à 30.000 h.	3.743	936	7,6	4.337	867	7,0	1.903	634	[illegible]
	V. Villes de 10.001 à 20.000 h.	4.836	1.209	6,5	5.604	1.121	6,1	2.350	783	[illegible]
	VI. Villes de 5.001 à 10.000 h.	»	»	»	6.592	1.318	5,7	2.904	968	[illegible]
III Répartition par groupes d'âges dans les villes de plus de 30.000 habit. Proport. p. 10.000 de ch groupe	de 0 à 1 an.	7.297	1.824	205,2	8.333	1.667	168,4	4.063	1.354	13[illegible]
	de 1 à 19 ans.	5.606	1.401	7,6	6.130	1.226	6,1	2.944	981	[illegible]
	de 20 à 39 ans.	1.170	292	1,2	1.175	235	0,9	569	190	[illegible]
	de 40 à 59 ans.	1.784	446	3,0	2.000	400	2,5	826	275	[illegible]
	de 60 ans et au-dessus	3.442	860	14,7	4.007	801	12,7	1.461	487	[illegible]

IV Répartition par villes de plus de 30.000 habit. Moyennes annuelles et proportions pour 10.000 habit.		PÉRIODE 1887-90		PÉRIODE 1891-95		PÉRIODE 189[illegible]	
Moyenne générale annuelle. . . .		1,5 à 25,4		1,3 à 25,2		1,0 à 35,4	
Villes ayant présenté une moyenne supérieure à 10,0.		Tourcoing.	10,3				
		Roubaix.	12,2	Roubaix.	15,3		
		Lille.	18,4	Lille.	10,1		
		Calais.	10,2			Saint-Quentin.	[illegible]
		Rennes.	23,7	Rennes.	18,6	Rennes	[illegible]
		Lorient	11,4	Lorient	17,7		
		Boulogne-s-Seine .	12,6	Boulogne-s-Seine. .	13,3		
		Clichy.	11,0	Clichy	12,5	Clichy.	[illegible]
		Saint-Ouen.	13,3	Saint-Ouen.	25,2	Saint-Ouen	[illegible]
		Périgueux.	10,3				
		Limoges	12,8	Limoges.	12,0		
		Clermont-Ferrand	25,4	Clermont-Ferrand.	15,2	Clermont-Ferrand.	[illegible]
		Nice.	12,3			Montluçon.	[illegible]
		Béziers	16,0	Beziers	18,8	Béziers	[illegible]
Villes ayant présenté une moyenne inférieure à 2,5.						Douai.	[illegible]
						Cherbourg	[illegible]
						Lorient	[illegible]
						Nantes.	[illegible]
		Le Mans.	1,5	Le Mans	2,0	Le Mans.	[illegible]
				Tours.	1,3	Orléans	[illegible]
		Levallois-Perret. .	2,2			Levallois-Perret . .	[illegible]
						Saint-Denis	[illegible]
		Nancy.	1,7			Nancy.	[illegible]
						Besançon.	[illegible]
						Bourges.	[illegible]
						Angoulême.	[illegible]
						Roanne	[illegible]
				Nimes.	1,5	Nîmes.	[illegible]
				Perpignan.	2,3	Perpignan.	[illegible]
						Pau.	[illegible]

STATISTIQUE SANITAIRE DES VILLES DE FRANCE

XV

DÉCÈS PAR PNEUMONIE

DE 1887 A 1898

(12 ans)

NOMBRES ABSOLUS ET PROPORTIONNELS

Villes de plus de 5.000 habitants.

I. — RÉPARTITION GÉNÉRALE ANNUELLE PAR GROUPES DE VILLES.

Villes de plus de 30.000 habitants.

II. — RÉPARTITION ANNUELLE PAR GROUPES DE VILLES ET PAR AGES.

III. — RÉPARTITION PAR VILLES.

IV. — RÉSULTATS GÉNÉRAUX ET RÉCAPITULATIFS.

DÉCÈS PAR PNEUMONIE DE 1887 À 1898.

I. — RÉPARTITION GÉNÉRALE PAR GROUPES DE VILLES DE PLUS DE 5.000 HABITANTS

PROPORTIONS POUR 10.000 HABITANTS

GROUPES DE VILLES	1887 Nombre absolu.	1887 Proportion.	1888 Nombre absolu.	1888 Proportion.	1889 Nombre absolu.	1889 Proportion.	1890 Nombre absolu.	1890 Proportion.	1891 Nombre absolu.	1891 Proportion.	1892 Nombre absolu.	1892 Proportion.	1893 Nombre absolu.	1893 Proportion.	1894 Nombre absolu.	1894 Proportion.	1895 Nombre absolu.	1895 Proportion.	1896 Nombre absolu.	1896 Proportion.	1897 Nombre absolu.	1897 Proportion.	1898 Nombre absolu.	1898 Proportion.
I. Paris	4.305	18,7	4.155	17,8	4.793	26,3	5.119	21,5	4.037	19,1	4.871	19,9	5.467	26,9	3.906	15,8	4.734	19,6	3.628	14,3	3.595	14,3	4.147	16,5
II. Villes de 100.001 à 467.000 habitants	4.680	23,1	5.007	24,3	4.535	21,7	6.095	31,5	5.563	25,9	5.503	25,4	5.500	25,1	4.713	21,3	5.558	24,8	5.410	23,2	4.855	20,5	5.395	22,8
III. Villes de 30.001 à 100.000 habitants	4.119	20,2	4.105	19,9	3.578	17,1	5.456	25,7	5.548	23,4	5.177	21,7	5.681	23,6	4.409	18,2	5.285	21,6	3.961	16,3	3.727	15,4	4.517	18,7
IV. Villes de 20.001 à 30.000 habitants	2.294	19,1	2.266	18,6	2.349	15,1	3.396	27,2	3.084	25,2	3.184	25,9	3.185	25,8	2.798	22,5	2.863	22,8	2.501	18,3	2.287	16,7	2.776	20,3
V. Villes de 10.001 à 20.000 habitants	3.580	19,8	3.308	18,0	2.865	15,4	4.370	23,2	4.212	23,4	3.625	19,9	4.001	21,8	3.390	18,2	3.977	21,2	2.872	15,4	2.895	15,5	3.296	17,9
VI. Villes de 5.001 à 10.000 habitants	»	»	»	»	2.315	10,1	4.579	20,2	4.493	18,3	4.262	18,6	4.280	18,5	3.092	15,9	4.187	17,8	3.118	13,5	3.169	13,6	3.725	16,1
TOTAUX GÉNÉRAUX — Villes de plus de 10.000 h.	18.991	20,2	18.641	19,8	18.120	18,8	25.036	25,5	23.044	23,1	22.366	22,3	23.534	23,2	19.219	18,8	22.412	21,7	18.452	17,5	17.359	16,5	20.130	19,1
TOTAUX GÉNÉRAUX — Villes de plus de 5.000 h.	»	»	»	»	20.435	17,2	29.615	25,5	27.237	22,3	26.622	21,6	27.814	22,2	22.911	18,3	26.599	21,6	21.570	16,8	20.508	16,5	23.855	18,6

II. — RÉPARTITION PAR GROUPES D'AGES DANS LES VILLES DE PLUS DE 30.000 HABITANTS

PROPORTIONS POUR 10.000 INDIVIDUS DE CHAQUE GROUPE

GROUPES DE VILLES	D'AGE	1887 Nombre absolu.	1887 Proportion.	1888 Nombre absolu.	1888 Proportion.	1889 Nombre absolu.	1889 Proportion.	1890 Nombre absolu.	1890 Proportion.	1891 Nombre absolu.	1891 Proportion.	1892 Nombre absolu.	1892 Proportion.	1893 Nombre absolu.	1893 Proportion.	1894 Nombre absolu.	1894 Proportion.	1895 Nombre absolu.	1895 Proportion.	1896 Nombre absolu.	1896 Proportion.	1897 Nombre absolu.	1897 Proportion.	1898 Nombre absolu.	1898 Proportion.
I. Paris	de 0 à 1 an	606	216,6	741	259,8	623	214,4	637	215,2	703	233,2	759	219,1	835	271,5	688	220,6	859	273,4	636	200,4	790	248,9	769	242,3
	de 1 à 19 ans	899	15,1	754	12,5	952	15,6	1.049	17,0	950	15,2	1.137	18,0	985	15,5	874	13,7	1.015	15,8	832	12,9	896	13,9	1.153	17,8
	de 20 à 39 ans	401	4,2	337	3,6	469	4,9	531	5,3	415	4,2	407	4,1	456	4,0	330	3,2	389	3,8	302	3,5	251	2,5	282	2,8
	de 40 à 59 ans	845	15,0	781	13,7	1.015	17,7	1.062	18,4	885	15,1	902	15,3	973	16,4	733	12,6	874	14,5	660	11,0	591	9,7	652	10,7
	de 60 ans et au-dessus	1.554	84,1	1.542	82,1	1.734	90,8	1.840	94,4	1.684	85,4	1.666	83,8	1.918	95,0	1.253	62,4	1.606	78,7	1.180	52,9	1.067	51,8	1.291	62,7
II. Villes de 100.001 à 467.000 habit.	de 0 à 1 an	693	248,8	863	282,9	671	225,8	957	312,2	782	247,7	809	252,7	855	262,5	856	260,2	809	247,2	843	239,8	810	230,4	960	275,1
	de 1 à 19 ans	935	15,6	1.154	18,9	920	14,8	1.201	20,4	1.015	15,8	991	15,3	1.134	17,4	968	14,7	948	14,3	1.272	18,2	972	13,2	1.077	15,4
	de 20 à 39 ans	417	5,5	445	5,8	446	5,7	711	9,1	510	6,5	455	5,7	453	5,6	406	5,0	452	5,5	465	5,3	391	4,5	437	5,0
	de 40 à 59 ans	896	19,8	831	18,1	811	17,3	1.320	25,2	947	19,6	1.031	21,0	930	18,8	816	16,2	976	19,1	939	17,3	830	15,3	893	16,5
	de 60 ans et au-dessus	1.748	92,7	1.734	91,8	1.687	89,1	2.416	127,4	2.300	121,9	2.217	114,9	2.122	108,4	1.669	84,1	2.373	117,9	1.971	92,2	1.852	86,0	2.027	94,8
III. Villes de 30.001 à 100.000 habit.	de 0 à 1 an	593	196,2	646	210,8	480	154,5	680	215,5	723	204,1	664	186,6	757	211,7	649	180,6	726	201,1	666	182,4	720	197,8	857	235,4
	de 1 à 19 ans	729	11,8	738	11,8	659	10,4	1.108	17,2	906	12,6	894	12,3	1.120	15,3	781	10,6	874	11,7	855	11,4	770	8,2	902	12,0
	de 20 à 39 ans	441	5,9	452	5,9	408	5,2	691	8,7	664	7,5	548	6,2	561	6,7	457	5,1	597	6,6	418	4,6	366	4,1	404	4,5
	de 40 à 59 ans	807	18,7	739	17,0	644	14,6	977	22,6	1.047	21,1	933	18,7	1.012	20,1	839	16,5	927	18,6	677	13,4	585	11,5	714	14,1
	de 60 ans et au-dessus	1.549	76,5	1.530	75,1	1.387	67,7	2.000	97,5	2.209	96,0	2.138	92,4	2.231	95,9	1.683	72,6	2.161	91,3	1.347	58,5	1.256	55,9	1.040	71,2

RÉCAPITULATION PAR PÉRIODES (Nombres absolus.)

Années.	0 à 1 an.	1 à 19 ans.	20 à 39 ans.	40 à 59 ans.	60 ans et au-dessus.
1887....	1.892	2.563	1.259	2.548	4.851
1888....	2.230	2.040	1.234	2.351	4.835
1889....	1.774	2.531	1.323	2.470	4.808
1890....	2.274	3.448	1.933	3.359	6.258
TOTAUX (4 ans)	8.170	11.188	5.749	10.728	20.731

Années.	0 à 1 an.	1 à 19 ans.	20 à 39 ans.	40 à 59 ans.	60 ans et au-dessus.
1891....	2.208	2.870	1.598	2.879	6.403
1892....	2.232	3.022	1.410	2.866	6.021
1893....	2.447	3.289	1.470	2.921	6.271
1894....	2.191	2.623	1.193	2.408	4.615
1895....	2.389	2.837	1.429	2.777	6.140
TOTAUX (5 ans)	11.467	14.591	7.100	13.851	29.240

Années	0 à 1 an.	1 à 19 ans.	20 à 39 ans.	40 à 59 ans.	60 ans et au-dessus.
1896.	2.143	2.959	1.185	2.285	4.507
1897.	2.320	2.638	1.008	2.006	4.205
1898.	2.586	3.132	1.123	2.259	4.958
TOTAUX (3 ans)	7.049	8.729	3.316	6.550	13.670

MORTALITÉ PAR PNEUMONIE DE 1887 A 1898.

III. — RÉPARTITION DANS LES VILLES DE PLUS DE 30,000 HABITANTS

PENDANT LES TROIS PÉRIODES 1887-90, 1891-95, 1896-98. — PROPORTIONS POUR 10.000 HABITANTS.

NUMÉROS D'ORDRE	DÉPARTEMENTS par groupement géographique du nord au sud.	NOMS DES VILLES	PÉRIODE 1887-90 (4 ans.) Nombres absolus 1887	1888	1889	1890	Total.	Moyenne annuelle	PROPORTION	PÉRIODE 1891-95 (5 ans.) Nombres absolus 1891	1892	1893	1894	1895	Total.	Moyenne annuelle	PROPORTION	PÉRIODE 1896-98 (3 ans.) Nombres absolus 1896	1897	1898	Total.	Moyenne annuelle	PROPORTION	NUMÉROS D'ORDRE
1	Nord	Dunkerque	102	103	86	136	469	117	[illegible]	95	114	120	99	80	508	102	25,7	55	53	47	155	52	12,9	1
2		Tourcoing	47	86	90	200	423	106	[illegible]	122	156	127	132	123	660	132	19,9	142	135	123	400	133	18,1	2
3		Roubaix	167	140	149	208	664	166	[illegible]	153	203	175	165	170	866	173	17,9	175	150	215	540	180	17,3	3
4		Lille	343	344	346	534	1.567	392	[illegible]	405	329	392	370	500	2.325	465	25,1	400	392	308	1.100	368	18,5	4
5		Douai	24	39	29	56	148	37	[illegible]	46	57	51	50	41	245	49	15,8	55	44	38	137	46	15,3	5
6	Pas-de-Calais	Calais	85	102	91	112	390	98	[illegible]	121	131	174	116	149	691	138	21,1	108	58	134	300	100	17,8	6
7		Boulogne-sur-Mer	96	108	78	152	434	108	[illegible]	107	109	112	89	72	571	115	25,1	73	78	96	255	82	17,7	7
8	Somme	Amiens	109	117	75	141	442	110	[illegible]	133	119	153	113	124	672	134	15,5	80	96	115	291	97	14,6	8
9	Aisne	Saint-Quentin	69	73	65	107	314	79	[illegible]	35	38	78	45	71	267	53	9,7	36	28	51	115	38	7,8	9
10	Seine-inférieure	Le Havre	220	298	203	372	1.130	283	[illegible]	250	267	315	235	284	1.351	270	25,7	287	163	231	681	227	19,3	10
11		Rouen	320	267	270	330	1.196	299	[illegible]	352	281	350	309	338	1.630	326	28,7	258	292	256	806	269	23,0	11
12	Calvados	Caen*	30	24	11	73	138	35	[illegible]	101	59	44	36	50	290	58	12,6	36	27	28	91	30	6,6	12
13	Manche	Cherbourg*	31	36	31	62	160	40	[illegible]	73	92	76	80	84	405	81	20,3	62	51	41	154	51	11,7	13
14	Ille-et-Vilaine	Rennes	157	148	124	222	651	163	[illegible]	159	136	241	136	105	777	155	25,5	119	75	125	319	106	15,3	14
15	Finistère	Brest	206	156	190	268	820	205	[illegible]	251	233	502	215	317	1.540	308	12,7	161	125	215	500	167	23,5	15
16	Morbihan	Lorient*	60	63	19	30	172	43	[illegible]	35	27	32	22	44	160	32	7,6	116	101	110	327	109	26,1	16
17	Loire-inférieure	Saint-Nazaire	66	45	63	110	284	71	[illegible]	63	32	90	64	35	284	59	16,0	37	68	45	150	50	15,4	17
18		Nantes	312	302	242	263	1.119	280	[illegible]	409	270	358	262	228	1.527	305	21,7	171	215	207	593	198	16,9	18
19	Maine-et-Loire	Angers*	60	34	25	17	»	»	[illegible]	36	16	17	14	19	»	»	»	8	14	3	»	»	»	19
20	Sarthe	Le Mans	130	116	118	167	531	133	[illegible]	165	113	217	100	170	765	153	25,2	82	101	115	298	99	16,5	20
21	Indre-et-Loire	Tours	124	68	33	108	333	83	[illegible]	65	88	205	73	152	583	117	18,7	98	87	112	297	99	15,4	21
22	Loiret	Orléans	168	102	88	176	534	134	[illegible]	170	106	155	105	150	686	137	20,6	98	96	102	296	99	14,9	22
23	Seine-et-Oise	Versailles	119	110	130	195	554	139	[illegible]	130	112	135	107	170	654	131	21,6	115	119	117	351	117	21,6	23
24	Seine	Boulogne-sur-Seine	50	98	50	66	264	66	[illegible]	59	77	92	58	67	353	71	19,9	60	44	73	177	59	12,5	24
25		Paris	4.365	4.155	4.733	5.119	18.372	4.593	[illegible]	4.867	4.871	5.167	3.506	4.739	23.315	4.663	15,9	3.642	3.525	4.153	11.320	3.773	15,1	25
26		Neuilly-sur-Seine	49	88	56	73	266	66	[illegible]	71	50	72	39	35	267	53	15,2	25	39	46	110	37	11,5	26
27		Levallois-Perret	156	171	167	271	765	191	[illegible]	225	201	115	78	139	758	152	25,8	86	104	122	312	104	22,3	27
28		Clichy	36	85	53	76	250	62	[illegible]	81	75	83	55	42	336	67	21,0	24	50	42	116	39	11,3	28
29		Saint-Ouen	55	56	51	76	238	59	[illegible]	55	59	85	58	50	307	61	21,6	51	50	73	174	58	19,0	29
30		Saint-Denis	95	71	67	147	380	95	[illegible]	131	126	172	101	140	670	134	21,1	122	119	136	377	126	23,3	30
31	Aube	Troyes	81	85	71	165	402	100	[illegible]	130	137	152	97	151	667	133	25,8	73	84	88	245	82	15,6	31
32	Marne	Reims	141	205	139	236	721	180	[illegible]	145	133	150	141	157	726	145	13,6	125	145	151	421	140	12,3	32
33	Meurthe-et-Moselle	Nancy	123	197	162	253	735	184	[illegible]	361	207	204	170	240	1.182	236	27,8	221	207	239	667	222	27,1	33
34	Doubs	Besançon	103	100	80	158	441	110	[illegible]	85	119	199	120	106	688	138	21,4	105	136	140	381	127	21,6	34
35	Côte-d'Or	Dijon	105	112	97	158	472	118	[illegible]	186	135	155	128	108	712	142	22,1	92	77	95	273	91	12,5	35
36	Cher	Bourges	86	43	60	63	252	63	[illegible]	170	79	77	43	40	409	82	17,5	29	41	65	135	45	10,3	36
37	Vienne	Poitiers*	»	»	»	»	»	»	[illegible]	»	»	»	16	9	»	»	»	4	25	49	78	26	6,2	37
38	Charente-inférieure	Rochefort	87	59	54	57	257	64	[illegible]	72	64	60	55	75	335	67	19,9	52	51	72	175	58	17,3	38
39	Gironde	Bordeaux	528	472	454	553	2.007	502	[illegible]	498	458	506	419	424	2.305	461	19,7	320	352	428	1.100	367	14,3	39
40	Dordogne	Périgueux	110	65	73	77	325	81	[illegible]	78	55	107	58	59	357	71	22,8	50	57	73	180	60	15,8	40
41	Charente	Angoulême	34	56	52	63	205	51	[illegible]	89	53	71	73	85	371	75	19,2	60	58	71	189	63	16,6	41
42	Haute-Vienne	Limoges	185	183	190	236	794	198	[illegible]	211	185	227	156	270	1.153	231	30,5	171	124	190	485	162	30,8	42
43	Puy-de-Dôme	Clermont-Ferrand	73	87	80	132	372	93	[illegible]	108	69	62	35	67	341	68	14,6	56	41	58	155	52	10,4	43
44	Allier	Montluçon*	»	16	53	61	121	41	[illegible]	35	59	60	30	28	207	41	13,6	25	21	12	58	19	6,0	44
45	Saône-et-Loire	Le Creusot	45	53	41	62	201	51	[illegible]	102	45	62	58	63	330	66	22,3	102	49	56	207	69	21,7	45
46	Loire	Roanne*	»	»	»	»	»	»	[illegible]	90	69	86	80	70	395	79	21,2	77	70	72	219	73	21,7	46
47		Saint-Étienne	356	377	290	427	1.450	363	[illegible]	377	368	398	384	281	1.808	362	21,2	361	342	302	1.005	335	21,7	47
48	Rhône	Lyon	723	827	814	1.169	3.533	883	[illegible]	1.048	1.134	1.229	915	1.060	5.386	1.077	24,0	823	755	1.098	2.676	892	18,9	48
49	Isère	Grenoble	126	99	85	158	468	117	[illegible]	106	123	108	157	132	627	125	20,1	80	71	124	275	92	14,4	49
50	Alpes-maritimes	Nice	159	111	177	218	665	166	[illegible]	187	196	216	205	214	1.018	204	19,9	185	199	187	571	190	17,8	50
51	Var	Toulon	261	178	202	322	963	241	[illegible]	208	187	210	161	134	900	180	20,7	190	141	160	491	164	17,2	51
52	Vaucluse	Avignon	84	110	91	90	375	94	[illegible]	96	93	60	109	102	460	92	20,9	77	61	64	202	67	15,9	52
53	Gard	Nîmes	233	168	148	225	774	194	[illegible]	171	183	151	174	244	923	185	25,3	172	166	215	553	184	24,8	53
54	Bouches-du-Rhône	Marseille	1.066	1.142	1.297	2.003	5.508	1.377	[illegible]	1.285	1.540	1.322	1.275	1.305	6.727	1.345	31,8	1.052	1.551	1.361	3.964	1.321	27,1	54
55	Hérault	Montpellier	323	360	346	301	1.314	329	[illegible]	291	250	211	202	316	1.270	254	35,1	143	232	206	581	194	26,3	55
56		Cette*	25	36	21	22	104	26	[illegible]	25	31	53	42	32	183	37	10,8	43	30	35	108	36	11,1	56
57		Béziers*	34	23	22	40	119	30	[illegible]	166	113	132	139	127	677	135	29,2	108	138	144	390	130	27,2	57
58	Pyrénées-orientales	Perpignan	67	97	86	139	389	97	[illegible]	75	99	106	93	90	463	93	27,1	79	75	72	226	75	21,6	58
59	Haute-Garonne	Toulouse	433	503	308	450	1.694	424	[illegible]	353	207	364	241	652	1.817	363	21,1	307	324	477	1.108	369	26,8	59
60	Basses-Pyrénées	Pau	56	50	34	51	191	48	[illegible]	82	68	73	40	43	306	61	18,5	66	57	78	201	67	20,6	60

(*) Renseignements incomplets pour tout ou partie des périodes.

IV. — RÉSULTATS GÉNÉRAUX ET RÉCAPITULATIFS EXTRAITS DES DIVERS TABLEAUX QUI PRÉCÉD

		PÉRIODE 1887-90 4 ans (sauf exceptions indiquées.)			PÉRIODE 1891-95 5 ans.			PÉRIODE 1896-9 3 ans.		
		NOMBRES ABSOLUS		Proportion pr 10.000 habit.	NOMBRES ABSOLUS		Proportion pr 10.000 habit.	NOMBRES ABSOLUS		Proportion pr 10.000 habit.
		Total.	Moyenne annuelle		Total.	Moyenne annuelle		Total.	Moyenne annuelle	
I Répartition générale par périodes.	Villes de plus de 30.000 hab.	56.556	14.139	21,8	76.249	15.250	21,6	39.314	13.104	[illegible]
	Villes de 10.001 à 30.000 hab.	24.432	6.108	19,9	54.934	10.986	20,1	26.619	8.873	[illegible]
	Villes de 5.001 à 10.000 hab. (*) 2 ans.	*6.894	3.447	15,1						
	Totaux	87.882	23.694	20,0	131.183	26.236	21,1	65.933	21.977	[illegible]
	Proportions extrêmes	24,6 en 1890 17,2 en 1889			22,3 en 1893 18,3 en 1894			18,6 en 1898 16,0 en 1897		
	Proportion par rapport au nombre des décès de toutes causes.	8,2 0/0 1 sur 12,2			8,9 0/0 1 sur 11,1			8,0 0/0 1 sur 12,5		
II Répartition par groupes de villes.	I. Paris	18.372	4.593	19,6	23.315	4.663	18,9	11.370	3.790	[illegible]
	II. Villes de 100.001 à 467.000 h.	20.926	5.231	25,2	26.834	5.367	21,5	15.739	5.246	[illegible]
	III. Villes de 30.001 à 100.000 h.	17.258	4.314	26,8	26.100	5.220	21,7	12.205	4.068	[illegible]
	IV. Villes de 20.001 à 30.000 h.	10.305	2.576	21,0	15.115	3.023	21,4	7.564	2.521	[illegible]
	V. Villes de 10.001 à 20.000 h.	14.127	3.532	19,1	19.205	3.841	20,9	9.063	3.021	[illegible]
	VI. Villes de 5.001 à 10.000 h. (*) 2 ans.	*6.894	3.447	15,1	20.614	4.123	17,9	9.992	3.331	[illegible]
III Répartition par groupes d'âges dans les villes de plus de 30.000 habit. Proport. p. 10.000 de ch. groupe	de 0 à 1 an	8.170	2.042	229,7	11.467	2.294	231,7	7.049	2.350	[illegible]
	de 1 à 19 ans	11.188	2.797	15,1	14.591	2.918	11,4	8.729	2.910	[illegible]
	de 20 à 39 ans	5.749	1.437	5,8	7.100	1.420	5,3	3.316	1.105	[illegible]
	de 40 à 59 ans	10.728	2.682	18,2	13.851	2.770	17,1	6.550	2.183	[illegible]
	de 60 ans et au-dessus	20.721	5.180	88,9	29.240	5.848	93,0	13.670	4.556	[illegible]

IV Répartition par villes de plus de 30.000 habit. Moyennes annuelles et proportions pour 10.000 habit.		Période 1887-90		Période 1891-95		Période 1896-9	
	Moyenne générale annuelle	11,7 à 51,8		9,3 à 42,7		6,0 à 37,1	
	Villes ayant présenté une moyenne supérieure à 25,0	Dunkerque	28,4	Dunkerque	25,7		
		Le Havre	26,2	Boulogne-sur-mer	25,1		
		Rouen	27,4	Rouen	28,7		
		Brest	29,4	Brest	42,7	Lorient	[illegible]
		Saint-Nazaire	25,8				
		Nantes	28,5	Le Mans	25,9		
		Versailles	26,7				
		Levallois-Perret	51,1	Levallois-Perret	35,8		
		Saint-Ouen	25,3	Troyes	25,8		
		Limoges	25,8	Limoges	30,5		
		Saint-Étienne	29,0	Saint-Étienne	28,2		
		Toulon	29,9				
		Nîmes	27,7	Nîmes	25,3		
		Marseille	35,5	Marseille	31,8	Marseille	[illegible]
		Montpellier	51,8	Montpellier	35,4	Montpellier	[illegible]
				Béziers	29,2	Béziers	[illegible]
		Perpignan	28,5	Perpignan	27,1		
		Toulouse	27,4			Toulouse	[illegible]
	Villes ayant présenté une moyenne inférieure à 15,0	Douai	11,7	Roubaix	14,9	Roubaix	[illegible]
		Amiens	13,3			Amiens	[illegible]
				Saint-Quentin	9,3	Saint-Quentin	[illegible]
						Orléans	[illegible]
						Neuilly-sur-Seine	[illegible]
						Clichy	[illegible]
				Reims	13,6	Reims	[illegible]
						Dijon	[illegible]
						Bourges	[illegible]
		Angoulême	11,4			Bordeaux	[illegible]
				Clermont-Ferrand	13,6	Clermont-Ferrand	[illegible]
		Montluçon	11,8	Montluçon	13,6	Montluçon	[illegible]
						Grenoble	[illegible]
				Cette	10,8	Cette	[illegible]

STATISTIQUE SANITAIRE DES VILLES DE FRANCE

XVI

DÉCÈS PAR GRIPPE

RÉSULTANT DE L'EXCÈS DE MORTALITÉ DUE AUX

BRONCHITE AIGUË, BRONCHITE CHRONIQUE, PNEUMONIE

ET BRONCHO-PNEUMONIE RÉUNIES

DE 1887 A 1898

(12 ans)

NOMBRES ABSOLUS ET PROPORTIONNELS

Villes de plus de 30.000 habitants.

I. — RÉPARTITION MENSUELLE.

II. — RÉSULTATS GÉNÉRAUX ET RÉCAPITULATIFS.

I. — RÉPARTITION MENSUELLE POUR L'ENSEMBLE DES VILLES AYANT PLUS DE 30.000 HABITANTS (Groupes I, II et III).

PROPORTIONS POUR 100.000 HABITANTS.

MOIS	1887 Nombre	1887 Proportion	1888 Nombre	1888 Proportion	1889 Nombre	1889 Proportion	1890 Nombre	1890 Proportion	1891 Nombre	1891 Proportion	1892 Nombre	1892 Proportion	1893 Nombre	1893 Proportion	1894 Nombre	1894 Proportion	1895 Nombre	1895 Proportion	1896 Nombre	1896 Proportion	1897 Nombre	1897 Proportion	1898 Nombre	1898 Proportion	MOIS
Janvier	2.960	47,02	3.209	50,39	2.674	40,91	7.476	112,85	4.295	61,98	5.965	85,3	3.818	55,50	3.753	52,82	4.190	57,73	2.722	31,82	2.710	37,13	3.319	45,98	Janvier
Février	2.864	45,65	2.855	44,75	2.419	36,39	3.192	47,28	3.135	45,22	3.365	47,8	2.527	35,97	2.497	34,98	4.649	64,91	2.300	32,24	2.338	32,03	2.900	39,73	Février
Mars	3.150	49,55	3.505	50,20	2.913	43,01	3.255	52,16	3.563	51,73	3.298	46,8	2.789	39,56	2.757	38,77	3.419	47,87	2.447	33,52	2.275	31,16	2.737	37,50	Mars
Avril	2.549	40,61	2.622	40,67	2.292	35,07	2.369	35,99	2.858	41,24	2.345	35,4	4.366	61,64	2.276	32,01	2.146	29,95	2.192	30,03	1.967	26,09	2.397	32,84	Avril
Mai	2.066	32,49	1.981	30,31	1.707	26,12	1.905	30,11	2.157	31,13	2.152	30,2	2.019	30,99	1.780	25,16	1.711	23,86	2.085	28,57	1.623	22,26	1.610	22,07	Mai
Juin	1.501	23,61	1.425	22,11	1.247	19,08	1.580	23,85	1.571	22,67	1.425	20,8	1.765	25,32	1.356	19,06	1.290	17,98	1.353	18,53	1.119	15,33	1.310	17,94	Juin
Juillet	1.123	17,66	1.160	18,00	1.079	16,51	1.309	19,56	1.199	17,31	1.180	16,8	1.323	19,02	1.001	14,63	1.155	16,11	1.204	16,39	943	12,92	1.241	17,00	Juillet
Août	1.106	17,40	1.070	16,29	1.091	16,09	1.121	16,56	1.065	15,35	1.076	15,5	1.096	16,93	963	13,54	1.001	14,00	1.058	14,49	965	13,22	1.100	15,07	Août
Septembre	965	15,17	983	15,24	1.104	16,89	1.174	17,72	1.076	15,53	944	13,6	909	13,74	954	13,41	1.036	14,44	975	13,36	920	12,60	956	13,24	Septembre
Octobre	1.526	24,00	1.518	23,51	1.453	22,23	1.393	21,02	1.292	18,64	1.252	17,0	1.189	15,78	1.257	17,68	1.306	18,19	1.146	15,67	1.160	15,89	1.336	18,31	Octobre
Novembre	1.829	28,76	1.553	24,09	1.552	23,75	1.980	29,89	2.412	34,81	1.362	19,2	1.700	25,09	1.315	18,49	1.543	21,51	1.628	22,30	1.549	21,22	1.388	19,01	Novembre
Décembre	1.903	30,35	2.168	33,62	4.254	65,54	3.138	47,37	2.962	43,18	2.407	33,1	2.404	34,38	2.451	34,57	1.891	26,39	2.333	31,97	2.389	32,73	2.012	27,56	Décembre
Totaux	25.098	372,66	24.068	373,02	23.679	362,22	30.100	454,98	27.635	398,80	26.747	382,0	25.990	382,52	22.402	315,02	25.289	352,63	21.101	289,40	19.938	273,17	22.316	305,75	Totaux

BRONCHITE AIGUË, BRONCHITE CHRONIQUE ET PNEUMONIE DE 1887 A 1898.

II. — RÉSULTATS GÉNÉRAUX ET RÉCAPITULATIFS EXTRAITS DES DIVERS TABLEAUX QUI PRÉCÈDENT (1)

		PÉRIODE 1887-90 4 ans.			PÉRIODE 1891-95 5 ans.			PÉRIODE 1896-98 3 ans.		
		NOMBRES ABSOLUS		Proportion p^r 10.000 habit.	NOMBRES ABSOLUS		Proportion p^r 10.000 habit.	NOMBRES ABSOLUS		Proportion p^r 10.000 habit.
		Total.	Moyenne annuelle		Total.	Moyenne annuelle		Total.	Moyenne annuelle	
I **Répartition générale par périodes.**	Villes de plus de 30.000 hab.	101.596	25.399	*39,1*	129.043	25.808	*36,6*	63.355	21.118	[illegible]
	Villes de 10.001 à 30.000 hab.	44.065	11.016	*35,9*	96.511	19.302	*35,9*	46.922	15.640	[illegible]
	Villes de 5.001 à 10.000 hab.	»	»	»						
	TOTAUX	145.661	36.415	*38,1*	225.554	45.110	*36,3*	110.277	36.758	[illegible]
	Proportions extrêmes	43,8 en 1890 33,0 en 1889			39,0 en 1891 31,8 en 1894			30,5 en 1898 27,1 en 1897		
	Proportion par rapport au nombre des décès de toutes causes.	12,6 0/0 1 sur 7,9			15,4 0/0 1 sur 6,5			13,4 0/0 1 sur 7,4		
II **Répartition par groupes de villes.**	I. Paris	32.518	8.129	*31,7*	37.777	7.555	*30,7*	17.254	5.751	[illegible]
	II. Villes de 100.001 à 467.000 h.	35.991	8.998	*43,1*	44.713	8.943	*40,8*	24.628	8.209	[illegible]
	III. Villes de 30.001 à 100.000 h.	33.087	8.272	*39,9*	46.553	9.310	*38,8*	21.473	7.158	[illegible]
	IV. Villes de 20.001 à 30.000 h.	18.280	4.570	*37,3*	25.563	5.112	*41,3*	12.849	4.283	[illegible]
	V. Villes de 10.001 à 20.000 h.	25.785	6.446	*31,9*	33.699	6.740	*36,7*	16.053	5.351	[illegible]
	VI. Villes de 5.001 à 10.000 h.	»	»	»	37.249	7.450	*32,3*	18.020	6.006	[illegible]
III **Répartition par groupes d'âges** dans les villes de plus de 30.000 habit. Proport. p. 10.000 de ch. groupe	de 0 à 1 an	16.065	4.016	*451,7*	20.319	4.064	*410,5*	11.339	3.780	[illegible]
	de 1 à 19 ans	18.410	4.602	*21,8*	22.230	4.446	*22,0*	12.321	4.107	[illegible]
	de 20 à 39 ans	10.208	2.552	*10,3*	11.754	2.351	*8,7*	5.588	1.862	[illegible]
	de 40 à 59 ans	18.397	4.599	*31,2*	22.865	4.573	*28,7*	10.776	3.592	[illegible]
	de 60 ans et au-dessus	38.516	9.629	*165,2*	51.875	10.375	*165,0*	23.331	7.777	[illegible]
IV **Répartition par saisons** dans les villes de plus de 30.000 habit.	Hiver (décem., janv., févr.) (*) Moins décembre 1886.	*36.093	9.723	*15,0*	51.631	10.326	*11,6*	22.562	7.521	[illegible]
	Printemps (mars, avril, mai)	30.546	7.636	*11,8*	40.407	8.081	*11,5*	19.313	6.437	[illegible]
	Été (juin, juillet, août)	14.789	3.697	*5,7*	18.615	3.723	*5,3*	10.293	3.431	[illegible]
	Automne (sept., oct., nov.)	17.030	4.257	*6,5*	19.637	3.927	*5,6*	11.066	3.689	[illegible]

		PÉRIODE 1887-90		PÉRIODE 1891-95		PÉRIODE 1896-98	
V **Répartition par villes** de plus de 30.000 habit. Moyennes annuelles et proportions pour 10.000 habit.	Moyenne générale annuelle	23,0 à 80,0		23,2 à 81,1		19,0 à 77,0	
	Villes ayant présenté une moyenne supérieure à 45,0	Lille	*49,1*	Calais	*45,8*		
		Cherbourg	*45,7*				
		Rennes	*68,8*	Rennes	*59,8*		
		Brest	*80,0*	Brest	*81,1*	Brest	[illegible]
		Saint-Nazaire	*45,4*	Lorient	*48,0*	Lorient	[illegible]
				Levallois-Perret	*48,7*		
		Clichy	*48,6*	Clichy	*45,8*		
		Saint-Ouen	*49,7*	Saint-Ouen	*68,8*	Saint-Ouen	[illegible]
		Périgueux	*50,5*				
		Limoges	*52,1*	Limoges	*56,4*		
		Clermont-Ferrand	*51,7*				
		Saint-Étienne	*51,1*	Saint-Étienne	*46,8*		
		Nice	*55,4*	Nice	*45,3*		
		Toulon	*58,7*				
		Avignon	*46,9*				
		Nîmes	*46,6*	Marseille	*46,4*	Marseille	[illegible]
		Montpellier	*51,8*	Montpellier	*48,6*		
				Béziers	*52,1*	Béziers	[illegible]
	Villes ayant présenté une moyenne inférieure à 25,0	Douai	*23,0*	Douai	*23,2*	Douai	[illegible]
				Saint-Quentin	*24,9*	Amiens	[illegible]
						Cherbourg	[illegible]
						Nantes	[illegible]
						Le Mans	[illegible]
						Orléans	[illegible]
						Paris	[illegible]
						Neuilly-sur-Seine	[illegible]
						Dijon	[illegible]
						Bourges	[illegible]
						Bordeaux	[illegible]
						Angoulême	[illegible]
						Montluçon	[illegible]
						Grenoble	[illegible]
						Cette	[illegible]

(1) Chapitres XIII, XIV, XV et XVI.

STATISTIQUE SANITAIRE DES VILLES DE FRANCE

XVII

DÉCÈS PAR CANCER ET AUTRES TUMEURS

DE 1887 A 1898

(12 ans)

NOMBRES ABSOLUS ET PROPORTIONNELS

Villes de plus de 5.000 habitants.

I. — RÉPARTITION GÉNÉRALE ANNUELLE PAR GROUPES DE VILLES.

Villes de plus de 30.000 habitants.

II. — RÉPARTITION ANNUELLE PAR GROUPES DE VILLES ET PAR AGES.

III. — RÉPARTITION PAR VILLES.

IV. — RÉSULTATS GÉNÉRAUX ET RÉCAPITULATIFS.

DÉCÈS PAR CANCER ET AUTRES TUMEURS DE 1887 A 1898.

I. — RÉPARTITION GÉNÉRALE PAR GROUPES DE VILLES DE PLUS DE 5.000 HABITANTS

PROPORTIONS POUR 10.000 HABITANTS

GROUPES DE VILLES	1887 Nombre absolu.	1887 Proportion.	1888 Nombre absolu.	1888 Proportion.	1889 Nombre absolu.	1889 Proportion.	1890 Nombre absolu.	1890 Proportion.	1891 Nombre absolu.	1891 Proportion.	1892 Nombre absolu.	1892 Proportion.
I. Paris	2.738	11,9	2.647	11,3	2.653	11,2	2.626	10,5	2.758	11,3	2.613	10,7
II. Villes de 100.001 à 467.000 habitants	1.645	8,1	1.705	8,2	1.779	8,5	2.122	10,6	2.027	9,4	2.134	9,8
III. Villes de 30.001 à 100.000 habitants	1.056	5,2	1.341	6,5	1.334	6,4	1.615	[illegible]	1.925	8,5	1.990	8,3
IV. Villes de 20.001 à 30.000 habitants	640	5,3	866	7,1	1.035	8,4	1.046	8,4	1.086	8,9	1.044	8,5
V. Villes de 10.001 à 20.000 habitants	1.099	6,0	1.304	7,1	1.353	7,3	1.491	7,5	1.459	8,1	1.424	7,8
VI. Villes de 5.001 à 10.000 habitants	»	»	»	»	»	»	»	»	»	»	1.556	6,8
TOTAUX GÉNÉRAUX — Villes de plus de 10.000 h.	7.178	7,6	7.863	8,2	8.154	8,5	8.900	9,1	9.355	9,4	9.205	9,2
TOTAUX GÉNÉRAUX — Villes de plus de 5.000 h.	»	»	»	»	»	»	»	»	»	»	10.761	8,7

GROUPES DE VILLES	1893 Nombre absolu.	1893 Proportion.	1894 Nombre absolu.	1894 Proportion.	1895 Nombre absolu.	1895 Proportion.	1896 Nombre absolu.	1896 Proportion.	1897 Nombre absolu.	1897 Proportion.	1898 Nombre absolu.	1898 Proportion.
I. Paris	2.760	11,2	2.841	11,5	2.880	11,1	2.919	11,6	2.965	11,8	3.049	12,1
II. Villes de 100.001 à 467.000 habitants	2.270	10,4	2.371	10,7	2.323	10,5	2.536	10,7	2.620	11,1	2.641	11,2
III. Villes de 30.001 à 100.000 habitants	2.134	8,3	2.196	9,1	2.272	9,2	2.329	9,6	2.416	10,0	2.393	9,9
IV. Villes de 20.001 à 30.000 habitants	1.103	8,9	1.065	8,5	1.118	8,9	1.155	8,4	1.260	9,1	1.301	9,5
V. Villes de 10.001 à 20.000 habitants	1.521	8,3	1.597	8,6	1.695	9,0	1.592	8,5	1.731	9,2	1.706	9,1
VI. Villes de 5.001 à 10.000 habitants	1.654	7,2	1.538	6,6	1.667	7,1	1.681	7,3	1.639	7,1	1.699	7,4
TOTAUX GÉNÉRAUX — Villes de plus de 10.000 h.	9.788	9,7	10.009	9,8	10.288	10,0	10.531	10,0	10.992	10,4	11.090	10,5
TOTAUX GÉNÉRAUX — Villes de plus de 5.000 h.	11.442	9,2	11.007	9,2	11.955	9,4	12.212	9,5	12.631	9,8	12.789	10,0

II. RÉPARTITION PAR GROUPES D'AGES DANS LES VILLES DE PLUS DE 30.000 HABITANTS

PROPORTIONS POUR 10.000 INDIVIDUS DE CHAQUE GROUPE

GROUPES DE VILLES	D'AGE	1887 Nombre absolu.	1887 Proportion.	1888 Nombre absolu.	1888 Proportion.	1889 Nombre absolu.	1889 Proportion.	1890 Nombre absolu.	1890 Proportion.	1891 Nombre absolu.	1891 Proportion.	1892 Nombre absolu.	1892 Proportion.
I. Paris	de 0 à 1 an	5	1,8	1	0,3	3	1,0	-	-	1	0,3	12	3,9
	de 1 à 19 ans	35	0,6	15	0,2	21	0,3	14	0,2	10	0,2	7	0,1
	de 20 à 39 ans	333	3,6	299	3,2	263	2,8	242	[illegible]	284	2,9	292	3,0
	de 40 à 59 ans	1.327	23,6	1.224	21,5	1.201	20,9	1.179	20,1	1.260	21,7	1.177	20,6
	de 60 ans et au-dessus	1.038	56,2	1.111	59,1	1.165	61,9	1.191	61,8	1.196	60,6	1.125	56,6
II. Villes de 100.001 à 467.000 habit.	de 0 à 1 an	7	2,5	1	0,3	3	1,0	7	[illegible]	3	0,9	7	2,2
	de 1 à 19 ans	27	0,4	22	0,4	23	0,4	20	[illegible]	22	0,3	25	0,4
	de 20 à 39 ans	153	2,0	151	2,0	173	2,2	176	[illegible]	154	1,9	183	2,3
	de 40 à 59 ans	697	15,4	703	15,3	751	16,1	870	[illegible]	866	17,9	951	19,4
	de 60 ans et au-dessus	701	40,4	828	43,8	829	43,8	1.049	[illegible]	982	51,7	969	50,2
III. Villes de 30.001 à 100.000 habit.	de 0 à 1 an	10	3,2	12	3,9	5	1,6	6	[illegible]	17	4,8	16	4,5
	de 1 à 19 ans	27	0,4	48	0,8	32	0,5	49	[illegible]	63	0,9	56	0,8
	de 20 à 39 ans	104	1,4	137	1,8	120	1,5	159	[illegible]	164	1,9	201	2,3
	de 40 à 59 ans	426	9,9	497	11,4	505	11,5	599	[illegible]	813	16,6	773	15,5
	de 60 ans et au-dessus	489	21,2	647	31,8	672	32,8	802	[illegible]	968	42,0	944	40,8

GROUPES DE VILLES	D'AGE	1893 Nombre absolu.	1893 Proportion.	1894 Nombre absolu.	1894 Proportion.	1895 Nombre absolu.	1895 Proportion.	1896 Nombre absolu.	1896 Proportion.	1897 Nombre absolu.	1897 Proportion.	1898 Nombre absolu.	1898 Proportion.
I. Paris	de 0 à 1 an	1	0,3	-	-	1	0,3	1	0,3	1	0,3	1	0,3
	de 1 à 19 ans	14	0,2	11	0,2	13	0,2	13	0,2	28	0,4	19	0,3
	de 20 à 39 ans	304	3,1	288	2,9	305	3,0	296	2,9	264	2,6	243	2,4
	de 40 à 59 ans	1.250	21,1	1.355	22,7	1.291	21,4	1.305	21,5	1.328	21,9	1.402	23,1
	de 60 ans et au-dessus	1.191	55,4	1.187	58,7	1.270	62,2	1.304	63,3	1.344	65,3	1.384	67,2
II. Villes de 100.001 à 467.000 habit.	de 0 à 1 an	4	1,2	3	0,9	4	1,2	3	0,8	-	-	3	0,8
	de 1 à 19 ans	26	0,4	18	0,3	15	0,3	24	0,3	24	0,3	20	0,3
	de 20 à 39 ans	190	2,3	221	2,7	178	2,2	217	2,5	184	2,1	222	2,5
	de 40 à 59 ans	1.062	20,2	1.062	21,1	1.028	20,1	1.056	19,3	1.106	20,4	1.101	20,2
	de 60 ans et au-dessus	1.058	53,6	1.067	53,7	1.098	54,5	1.246	58,3	1.306	61,1	1.295	60,6
III. Villes de 30.001 à 100.000 habit.	de 0 à 1 an	8	2,2	5	1,4	2	0,5	8	2,2	6	1,6	3	0,8
	de 1 à 19 ans	41	0,5	26	0,4	30	0,5	18	0,2	28	0,4	30	0,4
	de 20 à 39 ans	203	2,3	188	2,1	196	2,1	185	2,0	220	2,4	233	2,6
	de 40 à 59 ans	831	16,5	872	17,1	867	16,9	933	18,4	1.009	19,9	962	19,9
	de 60 ans et au-dessus	1.049	45,1	1.105	47,2	1.171	49,8	1.183	51,5	1.153	50,1	1.165	50,6

RÉCAPITULATION PAR PÉRIODES (Nombres absolus.)

Années.	0 à 1 an.	1 à 19 ans.	20 à 39 ans.	40 à 59 ans.	60 ans et au-dessus.
1887	23	89	590	2.450	2.283
1888	14	85	587	2.421	[illegible]
1889	11	76	556	2.457	[illegible]
1890	13	83	577	2.648	[illegible]
TOTAUX (4 ans)	60	333	2.310	9.976	[illegible]

Années.	0 à 1 an.	1 à 19 ans.	20 à 39 ans.	40 à 59 ans.	60 ans et au-dessus.
1891	21	95	602	2.948	3.444
1892	35	87	676	2.901	3.038
1893	13	81	699	3.083	3.288
1894	8	55	697	3.280	3.259
1895	7	64	679	3.150	3.539
TOTAUX (5 ans)	84	382	3.353	15.407	16.568

Années	0 à 1 an.	1 à 19 ans.	20 à 39 ans.	40 à 59 ans.	60 ans et au-dessus.
1896	12	55	698	3.284	3.735
1897	7	80	668	3.443	3.803
1898	7	69	698	3.465	3.844
TOTAUX (3 ans)	26	204	2.064	10.192	11.382

III. — RÉPARTITION DANS LES VILLES DE PLUS DE 30.000 HABITANTS

PENDANT LES TROIS PÉRIODES 1887-90, 1891-95, 1896-98. — PROPORTIONS POUR 10.000 HABITANTS.

Numéros d'ordre	Départements par groupement géographique du nord au sud	Noms des villes	Période 1887-90 (4 ans) Nombres absolus 1887	1888	1889	1890	Total	Moyenne annuelle	Proportions	Période 1891-95 (5 ans) Nombres absolus 1891	1892	1893	1894	1895	Total	Moyenne annuelle	Proportions	Période 1896-98 (3 ans) Nombres absolus 1896	1897	1898	Total	Moyenne annuelle	Proportions	Numéros d'ordre
1	Nord	Dunkerque*	»	3	»	15	»	»	»	52	36	39	53	60	212	42	10,1	55	31	37	123	41	10,2	1
2		Tourcoing*	4	5	»	4	»	»	»	24	6	9	5	19	63	13	1,9	51	61	49	161	54	6,5	2
3		Roubaix	57	85	100	93	335	84	7,8	101	90	81	85	101	457	91	7,6	97	77	88	262	87	7,0	3
4		Lille	181	235	221	259	896	224	11,8	234	230	254	250	252	1.220	244	11,7	235	214	256	705	235	19,9	4
5		Douai	33	31	35	22	121	30	10,5	35	36	32	35	31	169	32	10,3	33	35	37	105	35	11,6	5
6	Pas-de-Calais	Calais	8	43	73	60	184	46	7,5	58	61	65	54	73	311	62	10,9	49	39	50	138	46	8,2	6
7		Boulogne-sur-Mer	28	63	60	58	209	52	11,5	63	81	77	98	82	401	80	17,5	49	64	59	172	57	12,3	7
8	Somme	Amiens	41	66	81	88	276	69	[illegible]	106	80	112	96	135	537	107	12,1	114	102	128	345	115	13,6	8
9	Aisne	Saint-Quentin	66	58	28	59	211	53	11,1	58	64	80	75	60	337	67	13,9	58	70	78	206	68	14,4	9
10	Seine-Inférieure	Le Havre	116	108	108	107	439	110	[illegible]	111	126	112	124	130	612	122	10,1	135	125	123	383	127	10,2	10
11		Rouen	147	118	181	162	608	152	12,5	178	177	165	205	189	914	183	16,3	188	210	174	572	190	16,9	11
12	Calvados	Caen*	11	15	12	20	58	14	[illegible]	32	38	38	22	25	155	31	6,7	43	32	33	108	36	7,9	12
13	Manche	Cherbourg	16	18	20	25	79	20	5,1	18	29	26	19	19	102	20	5,0	16	19	18	53	17	4,1	13
14	Ille-et-Vilaine	Rennes*	12	15	15	14	56	14	[illegible]	18	12	51	46	57	179	36	5,2	63	69	59	191	64	9,3	14
15	Finistère	Brest	30	43	42	50	165	41	5,7	56	41	50	67	76	290	58	7,8	51	60	42	153	51	7,0	15
16	Morbihan	Lorient	17	26	48	64	155	39	5,2	47	36	43	30	25	181	36	8,6	27	32	28	87	29	7,0	16
17	Loire-Inférieure	Saint-Nazaire	12	14	9	13	48	12	4,2	9	10	13	12	9	53	11	3,6	5	8	24	37	13	4,3	17
18		Nantes	95	114	111	126	446	111	4,3	121	101	110	118	106	556	111	9,6	143	153	176	464	155	12,5	18
19	Maine-et-Loire	Angers*	3	1	3	»	»	»	»	1	»	1	»	»	»	»	»	1	»	1	»	»	»	19
20	Sarthe	Le Mans*	11	3	1	21	30	10	[illegible]	62	61	56	75	84	337	67	7,3	122	98	107	327	109	18,2	20
21	Indre-et-Loire	Tours	73	69	77	93	312	78	[illegible]	91	71	101	75	78	416	84	13,4	77	91	76	244	81	12,7	21
22	Loiret	Orléans	51	79	86	85	302	75	[illegible]	94	95	102	95	93	479	96	14,7	103	103	95	301	100	15,1	22
23	Seine-et-Oise	Versailles*	5	7	17	66	95	24	[illegible]	60	67	69	92	92	380	76	14,2	86	78	92	256	85	15,8	23
24	Seine	Boulogne-sur-Seine	21	38	47	60	130	12	[illegible]	59	51	57	51	54	273	55	15,9	54	59	55	168	56	15,1	24
25		Paris	2.738	2.647	2.653	2.626	10.664	2.666	[illegible]	2.758	2.613	2.700	2.801	2.880	13.852	2.770	11,3	2.919	2.965	3.049	8.933	2.978	11,8	25
26		Neuilly-sur-Seine	19	25	53	47	161	41	[illegible]	45	53	44	52	49	243	47	15,4	54	48	42	154	51	15,9	26
27		Levallois-Perret	26	81	51	53	211	53	[illegible]	37	46	43	58	72	216	43	10,0	38	44	48	130	43	9,2	27
28		Clichy	22	31	43	37	133	33	[illegible]	27	30	27	38	33	155	31	9,7	43	41	35	119	40	11,0	28
29		Saint-Ouen	16	22	31	26	95	24	[illegible]	24	39	46	25	25	169	34	12,1	38	35	36	109	36	11,8	29
30		Saint-Denis	39	68	42	38	187	47	[illegible]	45	51	61	40	57	253	51	10,1	50	43	50	143	48	8,9	30
31	Aube	Troyes	24	41	33	35	133	33	6,5	32	40	35	54	38	199	40	7,8	37	30	37	103	34	6,5	31
32	Marne	Reims	89	101	96	125	411	103	[illegible]	93	122	125	135	139	614	123	11,5	127	171	149	447	149	13,8	32
33	Meurthe-et-Moselle	Nancy	102	98	106	157	463	116	[illegible]	102	141	143	117	162	665	133	14,5	151	166	158	458	153	15,9	33
34	Doubs	Besançon	50	77	78	96	301	75	[illegible]	87	75	53	53	67	335	67	11,7	74	77	80	231	77	13,3	34
35	Côte-d'Or	Dijon	58	88	77	110	333	83	[illegible]	106	91	88	79	89	453	91	11,4	100	90	91	281	94	14,0	35
36	Cher	Bourges	50	42	36	30	158	39	[illegible]	63	31	50	40	41	205	41	9,2	43	49	45	137	46	10,5	36
37	Vienne	Poitiers*	»	»	»	»	»	»	»	»	»	»	1	»	»	»	»	»	9	20	29	10	2,6	37
38	Charente-Inférieure	Rochefort	29	19	28	19	95	24	[illegible]	27	37	27	29	21	141	28	8,3	19	27	27	73	24	7,9	38
39	Gironde	Bordeaux	111	205	57	219	592	148	[illegible]	224	217	258	249	247	1.195	239	9,4	251	283	261	795	265	10,3	39
40	Dordogne	Périgueux	5	6	7	10	28	7	[illegible]	9	13	11	10	11	54	11	3,5	20	19	10	49	16	5,1	40
41	Charente	Angoulême	14	9	12	26	61	15	[illegible]	38	31	29	25	28	151	30	4,1	18	27	20	65	22	3,8	41
42	Haute-Vienne	Limoges*	20	9	10	7	46	11	[illegible]	8	9	11	97	70	195	39	5,1	85	149	92	326	109	14,0	42
43	Puy-de-Dôme	Clermont-Ferrand*	13	14	19	17	63	16	[illegible]	18	17	5	2	»	»	»	»	»	»	»	»	»	»	43
44	Allier	Montluçon*	»	1	6	4	11	5	[illegible]	4	5	4	6	13	32	6	2,0	35	21	13	69	23	7,3	44
45	Saône-et-Loire	Le Creusot	17	29	33	16	95	24	[illegible]	22	23	19	26	28	118	24	8,0	33	39	38	110	37	11,5	45
46	Loire	Roanne*	»	»	»	»	»	»	»	14	23	28	37	37	139	28	8,6	27	48	40	115	38	11,3	46
47		Saint-Étienne	184	10	156	184	534	134	[illegible]	197	190	181	220	201	989	198	14,7	216	207	219	642	214	15,8	47
48	Rhône	Lyon	523	567	510	700	2.100	525	[illegible]	562	529	605	674	630	3.091	618	13,8	671	681	676	2.028	676	14,5	48
49	Isère	Grenoble	46	50	56	58	210	53	[illegible]	71	67	60	64	69	331	66	10,6	96	71	76	243	81	12,7	49
50	Alpes-Maritimes	Nice	38	36	45	49	168	42	[illegible]	49	65	61	58	59	292	58	5,7	72	65	86	223	74	6,9	50
51	Var	Toulon*	8	18	34	23	83	21	[illegible]	38	48	48	47	61	243	49	5,6	56	59	65	180	60	6,7	51
52	Vaucluse	Avignon	21	32	26	39	118	29	[illegible]	29	34	40	39	40	182	36	8,3	54	24	41	119	40	9,0	52
53	Gard	Nîmes	38	44	41	37	160	42	[illegible]	48	64	63	60	60	273	55	7,5	66	72	73	211	70	9,4	53
54	Bouches-du-Rhône	Marseille	58	31	65	250	398	99	[illegible]	232	222	253	249	239	1.049	210	4,9	281	268	269	818	273	6,1	54
55	Hérault	Montpellier*	7	4	1	12	24	6	[illegible]	36	47	75	78	68	304	61	8,3	58	77	79	214	71	9,5	55
56		Cette*	14	30	18	32	94	23	[illegible]	48	40	14	31	15	153	31	9,0	6	15	12	33	11	3,4	56
57		Béziers	9	28	5	21	63	16	[illegible]	41	47	30	23	20	161	32	6,9	22	34	28	84	28	5,5	57
58	Pyrénées-Orientales	Perpignan	15	20	13	18	66	17	[illegible]	23	20	24	40	20	126	25	7,3	34	25	28	87	29	8,3	58
59	Haute-Garonne	Toulouse	109	131	134	136	510	127	[illegible]	72	46	136	84	87	425	85	5,7	121	176	164	461	154	10,3	59
60	Basses-Pyrénées	Pau	11	27	35	31	100	25	[illegible]	48	29	26	37	35	175	35	10,7	32	33	41	106	35	16,6	60

(*) Renseignements incomplets pour tout ou partie des périodes.

IV. — RÉSULTATS GÉNÉRAUX ET RÉCAPITULATIFS EXTRAITS DES DIVERS TABLEAUX QUI PRÉCÈDEN

		PÉRIODE 1887-90 4 ans			PÉRIODE 1891-95 5 ans (sauf exceptions indiquées)			PÉRIODE 1896-98 3 ans		
		Nombres absolus Total.	Nombres absolus Moyenne annuelle	Proportion pr 10.000 habit.	Nombres absolus Total.	Nombres absolus Moyenne annuelle	Proportion pr 10.000 habit.	Nombres absolus Total.	Nombres absolus Moyenne annuelle	Proportion pr 10.000 habit.
I Répartition générale par périodes.	Villes de plus de 30.000 hab.	23.261	5.815	8,9	35.594	7.119	10,1	23.868	7.956	10,9
	Villes de 10.001 à 30.000 hab.	8.834	2.208	7,2	13.111	2.622	8,5	13.764	4.588	8,3
	Villes de 5.001 à 10.000 hab. (*) 4 ans.	»	»	»	*6.415	1.604	6,9			
	TOTAUX	32.095	8.023	8,4	55.120	11.345	9,1	37.632	12.544	9,8
	Proportions extrêmes	9,1 en 1890 7,6 en 1887			5,4 en 1895 8,7 en 1892			10,0 en 1898 9,5 en 1896		
	Proportion par rapport au nombre des décès de toutes causes	2,8 o/o 1 sur 36			3,9 o/o 1 sur 25,7			4,6 o/o 1 sur 21,9		
II Répartition par groupes de villes.	I. Paris	10.664	2.666	11,4	13.852	2.770	11,3	8.933	2.978	11,8
	II. Villes de 100.001 à 467.000 h.	7.251	1.813	8,7	11.125	2.225	10,2	7.797	2.599	11,9
	III. Villes de 30.001 à 100.000 h.	5.346	1.336	6,4	10.617	2.123	8,8	7.138	2.379	9,8
	IV. Villes de 20.001 à 30.000 h.	3.587	897	7,3	5.415	1.083	8,8	3.716	1.239	9,0
	V. Villes de 10.001 à 20.000 h.	5.247	1.312	7,1	7.696	1.539	8,4	5.029	1.676	9,9
	VI. Villes de 5.001 à 10.000 h. (*) 4 ans.	»	»	»	*6.415	1.604	6,9	5.019	1.673	[illegible]
III Répartition par groupes d'âges dans les villes de plus de 30.000 habit. Proport. p. 10.000 de ch. groupe	de 0 à 1 an	60	15	1,7	84	17	1,7	26	9	[illegible]
	de 1 à 19 ans	333	83	0,4	382	76	0,4	204	68	[illegible]
	de 20 à 39 ans	2.310	577	2,3	3.353	671	2,5	2.064	688	[illegible]
	de 40 à 59 ans	9.976	2.494	16,9	15.407	3.081	19,3	10.192	3.397	20,5
	de 60 ans et au-dessus	10.582	2.645	45,4	16.368	3.274	52,1	11.382	3.794	58,1

IV Répartition par villes de plus de 30.000 habit. Moyennes annuelles et proportions pour 10.000 habit.

	PÉRIODE 1887-90		PÉRIODE 1891-95		PÉRIODE 1896-98	
Moyenne générale annuelle	de 2,3 à 14,9		de 3,5 à 17,5		de 4,1 à 16,9	
Villes ayant présenté une moyenne supérieure à 13,0			Boulogne-sur-mer	17,5	Saint-Quentin	[illegible]
	Rouen	13,5	Rouen	16,3	Rouen	[illegible]
			Tours	14,1	Le Mans	[illegible]
			Orléans	14,7	Orléans	[illegible]
			Versailles	14,2	Versailles	[illegible]
	Boulogne-s-Seine	13,6	Boulogne-s-Seine	15,9	Boulogne-s-Seine	[illegible]
	Neuilly-s-Seine	14,9	Neuilly-s-Seine	15,1	Neuilly-s-Seine	[illegible]
	Levallois-Perret	14,3			Reims	[illegible]
	Nancy	14,0	Nancy	14,5	Nancy	[illegible]
	Besançon	13,3			Besançon	[illegible]
	Dijon	13,1	Dijon	14,4	Dijon	[illegible]
					Limoges	[illegible]
			Saint-Étienne	14,7	Saint-Étienne	[illegible]
			Lyon	13,8	Lyon	
Villes ayant présenté une moyenne inférieure à 7,0					Tourcoing	[illegible]
	Cherbourg	5,3	Cherbourg	5,0	Cherbourg	[illegible]
	Brest	5,6	Rennes	5,2		
	Saint-Nazaire	4,3	Saint-Nazaire	3,6	Saint-Nazaire	[illegible]
	Bordeaux	6,0			Troyes	[illegible]
	Périgueux	2,3	Périgueux	3,5	Périgueux	[illegible]
	Angoulême	4,2			Angoulême	
			Limoges	5,1		
	Nice	4,9	Nice	5,7	Nice	[illegible]
	Avignon	6,9	Toulon	5,6	Toulon	[illegible]
	Nîmes	6,9				
			Marseille	4,9	Marseille	[illegible]
					Cette	[illegible]
	Béziers	3,6	Béziers	6,9	Béziers	[illegible]
	Perpignan	4,7	Toulouse	5,7		

XVIII

DÉCÈS PAR MALADIES ORGANIQUES DU CŒUR

DE 1887 A 1898

(12 ans)

NOMBRES ABSOLUS ET PROPORTIONNELS

Villes de plus de 5.000 habitants.

I. — RÉPARTITION GÉNÉRALE ANNUELLE PAR GROUPES DE VILLES.

Villes de plus de 30.000 habitants.

II. — RÉPARTITION ANNUELLE PAR GROUPES DE VILLES ET PAR AGES.

III. — RÉPARTITION PAR VILLES.

IV. — RÉSULTATS GÉNÉRAUX ET RÉCAPITULATIFS.

DÉCÈS PAR MALADIES ORGANIQUES DU CŒUR DE 1887 A 1898.

I. — RÉPARTITION GÉNÉRALE PAR GROUPES DE VILLES DE PLUS DE 5.000 HABITANTS

PROPORTIONS POUR 10.000 HABITANTS

GROUPES DE VILLES	1887 Nombre absolu.	1887 Proportion.	1888 Nombre absolu.	1888 Proportion.	1889 Nombre absolu.	1889 Proportion.	1890 Nombre absolu.	1890 Proportion.	1891 Nombre absolu.	1891 Proportion.	1892 Nombre absolu.	1892 Proportion.
I. Paris	3.013	13,1	3.022	13,0	2.933	12,4	2.925	12,3	…000	12,3	3.485	13,0
II. Villes de 100.001 à 467.000 habitants	2.967	14,6	3.124	15,1	3.047	14,6	3.359	15,9	…325	15,5	3.114	14,5
III. Villes de 30.001 à 100.000 habitants	2.684	13,2	2.766	13,4	2.775	13,2	2.916	[illegible]	…468	14,7	3.401	14,3
IV. Villes de 20.001 à 30.000 habitants	1.627	12,5	1.654	12,6	1.687	13,7	1.849	18,3	…774	15,5	1.899	15,5
V. Villes de 10.001 à 20.000 habitants	2.460	13,6	2.488	13,5	2.322	12,5	2.543	13,3	…470	13,7	2.578	14,2
VI. Villes de 5.001 à 10.000 habitants	»	»	»	»	»	»	»	»	»	»	2.853	12,5
Totaux généraux — Villes de plus de 10.000 h.	12.751	13,6	13.054	13,7	12.704	13,2	13.562	13,9	…037	14,1	14.177	14,1
Totaux généraux — Villes de plus de 5.000 h.	»	»	»	»	»	»	»	»	»	»	17.030	13,8

GROUPES DE VILLES	1893 Nombre absolu.	1893 Proportion.	1894 Nombre absolu.	1894 Proportion.	1895 Nombre absolu.	1895 Proportion.	1896 Nombre absolu.	1896 Proportion.	1897 Nombre absolu.	1897 Proportion.	1898 Nombre absolu.	1898 Proportion.
I. Paris	3.210	13,0	3.016	12,9	3.205	12,8	3.232	12,9	3.172	12,6	3.139	12,5
II. Villes de 100.001 à 467.000 habitants	3.289	15,0	3.311	15,0	3.440	15,4	3.467	14,7	3.598	15,2	3.759	15,9
III. Villes de 30.001 à 100.000 habitants	3.380	14,1	3.385	14,0	3.427	14,5	3.419	14,1	3.477	14,4	3.602	14,3
IV. Villes de 20.001 à 30.000 habitants	1.872	15,1	1.838	14,8	1.952	15,6	2.127	15,5	2.211	16,1	2.318	16,9
V. Villes de 10.001 à 20.000 habitants	2.634	14,3	2.576	13,9	2.841	15,1	2.613	14,5	2.577	13,8	2.668	14,3
VI. Villes de 5.001 à 10.000 habitants	3.017	13,1	2.934	12,6	2.909	12,8	2.852	12,3	2.916	12,6	2.956	12,7
Totaux généraux — Villes de plus de 10.000 h.	14.385	14,2	14.126	13,8	14.965	14,5	14.858	14,1	15.035	14,3	15.493	14,7
Totaux généraux — Villes de plus de 5.000 h.	17.402	14,5	17.066	13,6	17.904	14,2	17.710	13,8	17.951	14,0	18.439	14,3

II. — RÉPARTITION PAR GROUPES D'AGES DANS LES VILLES DE PLUS DE 30.000 HABITANTS

PROPORTIONS POUR 10.000 INDIVIDUS DE CHAQUE GROUPE

GROUPES DE VILLES	D'AGE	1887 Nombre absolu.	1887 Proportion.	1888 Nombre absolu.	1888 Proportion.	1889 Nombre absolu.	1889 Proportion.	1890 Nombre absolu.	1890 Proportion.	1891 Nombre absolu.	1891 Proportion.	1892 Nombre absolu.	1892 Proportion.
I. Paris	de 0 à 1 an	3	1,1	9	3,2	7	2,4	25	8,5	22	7,3	22	7,2
	de 1 à 19 ans	105	1,8	94	1,6	98	1,6	101	1,6	…117	1,9	107	1,7
	de 20 à 39 ans	341	3,7	328	3,5	319	3,3	259	[illegible]	…321	3,3	360	3,6
	de 40 à 59 ans	1.122	19,9	1.113	19,6	1.090	19,0	1.025	[illegible]	…035	17,7	1.093	18,6
	de 60 ans et au-dessus	1.442	78,6	1.478	78,7	1.419	74,3	1.514	[illegible]	…805	70,4	1.603	80,6
II. Villes de 100.001 à 467.000 habit.	de 0 à 1 an	13	4,7	10	3,5	5	1,7	19	[illegible]	17	5,4	25	7,8
	de 1 à 19 ans	87	1,4	97	1,6	113	1,8	116	1,8	…114	1,8	123	1,9
	de 20 à 39 ans	275	3,6	290	3,8	286	3,7	341	[illegible]	…319	4,0	295	3,7
	de 40 à 59 ans	927	20,5	960	20,9	944	20,2	996	20,9	…923	19,1	907	18,5
	de 60 ans et au-dessus	1.665	88,3	1.707	93,5	1.699	89,8	1.887	99,5	…952	102,7	1.764	91,5
III. Villes de 30.001 à 100.000 habit.	de 0 à 1 an	18	5,9	9	2,9	17	5,5	14	[illegible]	13	3,7	27	7,6
	de 1 à 19 ans	100	1,6	90	1,4	111	1,7	109	[illegible]	138	1,9	135	1,9
	de 20 à 39 ans	215	2,9	243	3,2	225	2,9	267	[illegible]	…305	3,5	335	3,8
	de 40 à 59 ans	760	17,6	779	17,9	781	17,8	779	[illegible]	…961	19,4	963	19,3
	de 60 ans et au-dessus	1.591	78,6	1.645	80,8	1.641	89,8	1.747	[illegible]	…051	89,4	1.941	83,9

GROUPES DE VILLES	D'AGE	1893 Nombre absolu.	1893 Proportion.	1894 Nombre absolu.	1894 Proportion.	1895 Nombre absolu.	1895 Proportion.	1896 Nombre absolu.	1896 Proportion.	1897 Nombre absolu.	1897 Proportion.	1898 Nombre absolu.	1898 Proportion.
I. Paris	de 0 à 1 an	20	6,5	17	5,5	18	5,7	15	4,7	28	8,8	19	6,0
	de 1 à 19 ans	120	1,9	111	1,7	105	1,6	95	1,5	105	1,5	100	1,5
	de 20 à 39 ans	330	3,3	291	2,9	342	3,5	306	3,0	322	3,2	312	3,1
	de 40 à 59 ans	1.108	18,7	1.035	17,3	1.121	18,6	1.135	18,7	1.073	17,7	996	16,4
	de 60 ans et au-dessus	1.632	81,3	1.562	77,2	1.619	75,2	1.681	81,7	1.649	80,1	1.712	83,2
II. Villes de 100.001 à 467.000 habit.	de 0 à 1 an	24	7,4	23	7,0	23	7,2	7	2,0	31	8,8	23	6,5
	de 1 à 19 ans	141	2,2	137	2,1	114	1,7	120	1,9	125	1,8	130	1,9
	de 20 à 39 ans	321	4,0	328	4,0	310	3,8	335	3,8	353	4,1	337	4,1
	de 40 à 59 ans	933	18,8	963	19,1	965	18,7	1.021	18,8	1.003	18,5	1.067	19,7
	de 60 ans et au-dessus	1.870	95,6	1.850	93,7	2.026	105,6	1.974	92,3	2.084	97,5	2.182	102,1
III. Villes de 30.001 à 100.000 habit.	de 0 à 1 an	16	4,5	13	3,6	17	4,7	10	2,7	47	12,9	64	17,6
	de 1 à 19 ans	155	2,1	105	1,4	125	1,7	142	1,9	135	1,8	102	1,4
	de 20 à 39 ans	328	3,7	270	3,1	294	3,3	330	3,7	301	3,3	302	3,3
	de 40 à 59 ans	928	18,4	944	18,5	936	18,2	941	18,6	932	18,4	965	19,1
	de 60 ans et au-dessus	1.954	84,0	2.047	87,5	2.155	91,7	1.996	86,7	2.062	89,6	2.176	95,5

RÉCAPITULATION PAR PÉRIODES (Nombres absolus.)

Années.	0 à 1 an.	1 à 19 ans.	20 à 39 ans.	40 à 59 ans.	60 ans et au-dessus.
1887	34	292	831	2.809	4.608
1888	28	281	861	2.852	4.830
1889	29	322	830	2.815	4.759
1890	58	326	867	2.801	5.148
Totaux (4 ans)	149	1.221	3.389	11,277	19.495

Années.	0 à 1 an.	1 à 19 ans.	20 à 39 ans.	40 à 59 ans.	60 ans et au-dessus.
1891	52	369	945	2.919	5.508
1892	74	365	990	2.963	5.308
1893	60	415	979	2.969	5.456
1894	53	353	895	2.942	5.469
1895	60	344	916	3.022	5.820
Totaux (5 ans)	299	1.846	4.725	14.815	27.561

Années	0 à 1 an	1 à 19 ans.	20 à 39 ans.	40 à 59 ans.	60 ans et au-dessus.
1896	32	367	971	3.097	5.651
1897	106	360	978	3.008	5.795
1898	106	332	971	3.028	6.070
Totaux (3 ans)	244	1.059	2,920	9.133	17.516

III. — RÉPARTITION DANS LES VILLES DE PLUS DE 30.000 HABITANTS PENDANT LES TROIS PÉRIODES 1887-90, 1891-95 ET 1896-98. — PROPORTIONS POUR 10.000 HABITANTS.

NUMÉROS D'ORDRE	DÉPARTEMENTS par groupement géographique du nord au sud.	NOMS DES VILLES	PÉRIODE 1887-90 (4 ans.) Nombres absolus 1887	1888	1889	1890	Total.	Moyenne annuelle	PROPORTION	PÉRIODE 1891-95 (5 ans.) Nombres absolus 1891	1892	1893	1894	1895	Total.	Moyenne annuelle	PROPORTION	PÉRIODE 1896-98 (3 ans.) Nombres absolus 1896	1897	1898	Total	Moyenne annuelle	PROPORTION	NUMÉROS D'ORDRE
1	Nord	Dunkerque	61	63	57	57	239	60	[illegible]	68	78	69	54	57	323	65	16,1	56	40	61	157	52	19,9	1
2		Tourcoing	42	53	65	67	227	57	[illegible]	96	53	43	56	62	260	52	7,3	54	46	62	162	54	7,3	2
3		Roubaix	127	133	144	157	561	140	[illegible]	133	95	123	126	134	611	122	16,2	136	117	119	372	124	19,6	3
4		Lille	201	229	246	293	969	242	[illegible]	266	243	234	228	237	1 208	242	11,5	229	223	246	698	233	11,3	4
5		Douai	46	36	45	49	176	44	[illegible]	70	59	63	48	63	303	61	15,6	44	35	58	137	46	15,3	5
6	Pas-de-Calais	Calais	38	35	32	55	160	40	[illegible]	60	58	61	61	53	293	57	16,1	43	74	61	178	59	11,7	6
7		Boulogne-sur-Mer	62	95	82	55	294	73	[illegible]	80	66	58	55	58	316	63	13,7	63	58	58	179	60	12,8	7
8	Somme	Amiens	157	160	161	143	620	155	[illegible]	134	148	139	138	150	709	141	16,4	125	105	130	360	120	17,4	8
9	Aisne	Saint-Quentin	104	85	90	92	371	93	[illegible]	74	73	78	83	82	390	78	16,3	81	102	80	263	88	18,3	9
10	Seine-inférieure	Le Havre	149	167	163	158	637	159	[illegible]	136	143	118	167	160	727	145	12,3	178	181	182	541	180	14,3	10
11		Rouen	206	237	200	217	860	215	[illegible]	181	172	200	185	175	922	184	16,4	206	204	193	603	201	17,8	11
12	Calvados	Caen*	5	16	4	20	45	11	[illegible]	41	30	35	43	25	174	35	8,9	33	48	32	113	38	9,4	12
13	Manche	Cherbourg	23	33	38	30	124	31	[illegible]	35	53	40	39	47	254	51	10,7	35	38	39	112	37	9,6	13
14	Ille-et-Vilaine	Rennes	108	166	169	173	616	154	[illegible]	174	155	162	101	150	795	159	20,1	165	158	154	477	159	22,6	14
15	Finistère	Brest	53	86	77	91	307	76	[illegible]	109	90	97	73	66	435	87	11,7	69	80	61	210	70	9,7	15
16	Morbihan	Lorient	30	54	32	38	154	38	[illegible]	33	48	35	43	18	176	35	8,2	36	61	52	149	50	10,4	16
17	Loire-inférieure	Saint-Nazaire	34	19	22	27	102	25	[illegible]	21	11	23	23	35	114	23	7,5	33	21	36	90	30	5,9	17
18		Nantes	217	293	214	209	933	233	[illegible]	215	205	217	211	255	1 103	221	15,9	211	206	212	629	210	18,0	18
19	Maine-et-Loire	Angers*	62	27	26	21	»	»	»	23	25	17	11	7	»	»	»	8	6	5	»	»	»	19
20	Sarthe	Le Mans	81	86	80	88	335	84	[illegible]	91	93	100	108	120	512	102	17,3	97	111	103	311	104	17,4	20
21	Indre-et-Loire	Tours	95	114	80	101	390	100	[illegible]	110	104	95	92	96	497	97	15,5	77	96	118	291	97	15,3	21
22	Loiret	Orléans	102	101	90	94	385	96	[illegible]	108	85	66	93	89	438	88	13,4	122	87	85	294	98	14,8	22
23	Seine-et-Oise	Versailles	55	77	63	76	271	68	[illegible]	87	83	83	90	78	421	80	14,9	76	68	71	215	72	13,4	23
24	Seine	Boulogne-sur-Seine	61	80	73	79	293	73	[illegible]	87	90	75	95	86	433	87	25,1	85	77	78	240	80	21,6	24
25		Paris	3.013	3 022	2.933	2.925	11.893	2.973	[illegible]	3.000	3.185	3.210	3.016	3 205	15 616	3.123	12,6	3.232	3.172	3.139	9 543	3.181	12,7	25
26		Neuilly-sur-Seine	45	51	49	56	201	50	[illegible]	38	42	51	37	40	206	41	13,1	52	35	34	121	40	12,5	26
27		Levallois-Perret	38	26	43	31	138	34	[illegible]	64	71	62	66	62	325	65	15,1	86	68	68	222	74	15,9	27
28		Clichy	51	34	19	17	120	30	[illegible]	29	25	40	38	34	170	34	10,6	51	33	28	112	37	11,1	28
29		Saint-Ouen	41	38	45	42	166	41	[illegible]	29	33	33	40	55	188	38	13,5	36	58	77	168	56	14,2	29
30		Saint-Denis	70	51	61	101	282	72	[illegible]	96	85	93	98	108	482	96	18,5	73	84	72	232	77	11,2	30
31	Aube	Troyes	57	88	70	102	317	79	[illegible]	116	90	93	93	105	497	99	19,2	133	128	95	356	118	22,4	31
32	Marne	Reims	156	150	136	165	606	149	[illegible]	162	136	174	158	173	803	161	15,1	123	188	192	503	168	15,7	32
33	Meurthe-et-Moselle	Nancy	149	140	147	158	594	148	[illegible]	161	150	145	136	153	745	149	16,4	161	161	175	497	165	17,2	33
34	Doubs	Besançon	118	119	151	139	527	132	[illegible]	115	132	137	111	126	621	124	21,6	134	120	128	382	127	21,9	34
35	Côte-d'or	Dijon	112	124	129	107	472	118	[illegible]	111	116	137	97	105	566	113	17,1	106	98	108	312	104	15,5	35
36	Cher	Bourges	80	74	59	42	255	64	[illegible]	98	53	28	50	32	261	52	11,7	51	61	51	163	54	12,4	36
37	Vienne	Poitiers*	»	»	»	»	»	»	»	»	9	»	2	5	»	»	»	1	15	31	47	16	4,1	37
38	Charente-inférieure	Rochefort	14	15	19	18	66	16	[illegible]	13	20	26	26	19	104	21	6,2	23	29	30	82	27	7,9	38
39	Gironde	Bordeaux	354	278	400	370	1.502	375	[illegible]	350	302	363	403	397	1.887	377	11,8	389	427	402	1.218	406	13,8	39
40	Dordogne	Périgueux	28	34	57	62	181	45	[illegible]	96	74	72	56	75	373	75	21,1	63	63	73	199	66	21,9	40
41	Charente	Angoulême	32	27	35	28	122	31	[illegible]	40	31	39	38	33	181	36	9,7	32	46	53	131	44	11,6	41
42	Haute-Vienne	Limoges	71	60	55	60	246	61	[illegible]	86	73	76	71	85	391	77	10,2	96	123	115	334	111	11,3	42
43	Puy-de-Dôme	Clermont-Ferrand	123	91	90	74	378	94	[illegible]	118	89	75	80	96	458	90	18,9	88	96	127	311	104	20,1	43
44	Allier	Montluçon*	»	4	25	32	61	20	[illegible]	14	17	25	20	21	96	19	6,7	17	18	9	44	15	4,2	44
45	Saône-et-Loire	Le Creusot	30	46	30	40	146	36	[illegible]	34	21	30	22	30	137	27	9,0	34	46	42	122	41	12,5	45
46	Loire	Roanne*	»	»	»	»	»	»	»	65	66	80	86	88	385	77	22,5	78	68	70	216	72	21,1	46
47		Saint-Étienne	261	273	239	243	1.016	254	[illegible]	280	256	273	257	289	1.355	271	20,1	255	265	300	820	273	20,6	47
48	Rhône	Lyon	667	674	655	718	2.714	678	[illegible]	728	711	729	752	740	3.658	732	16,3	807	796	779	2.382	794	17,6	48
49	Isère	Grenoble	119	107	96	121	443	111	[illegible]	98	120	104	116	121	556	111	17,8	86	106	93	285	95	14,5	49
50	Alpes-maritimes	Nice	77	52	61	71	261	65	[illegible]	82	91	89	84	128	474	95	9,3	80	93	105	278	93	8,7	50
51	Var	Toulon	104	75	97	100	376	94	[illegible]	80	75	79	87	99	419	84	9,7	105	124	132	361	120	12,6	51
52	Vaucluse	Avignon	60	58	72	80	270	67	[illegible]	88	80	77	95	103	444	89	20,5	102	109	138	349	116	26,6	52
53	Gard	Nîmes	108	107	95	96	406	101	[illegible]	108	99	112	101	91	509	102	14,6	93	97	92	282	94	12,6	53
54	Bouches-du-Rhône	Marseille	388	423	454	433	1.698	425	[illegible]	469	487	502	459	538	2.455	491	11,7	505	530	566	1 601	534	12,6	54
55	Hérault	Montpellier*	9	8	7	31	55	14	[illegible]	44	102	153	160	122	571	115	15,9	172	160	130	402	134	18,2	55
56		Cette	15	59	106	150	330	82	[illegible]	108	93	30	50	29	280	65	18,6	30	31	54	121	40	12,3	56
57		Béziers	34	30	41	28	133	33	[illegible]	68	68	57	65	78	336	67	14,5	54	68	98	220	73	15,3	57
58	Pyrénées-orientales	Perpignan	42	75	68	47	232	58	[illegible]	50	41	59	49	56	255	51	14,9	38	45	70	153	51	14,7	58
59	Haute-Garonne	Toulouse	221	207	197	376	1.001	250	[illegible]	371	299	310	330	322	1.650	330	22,2	370	342	303	1.014	338	22,7	59
60	Basses-Pyrénées	Pau	74	73	67	76	290	72	[illegible]	78	70	79	56	77	356	71	21,6	65	71	63	199	73	22,1	60

(*) Renseignements incomplets pour tout ou partie des périodes.

IV. — RÉSULTATS GÉNÉRAUX ET RÉCAPITULATIFS EXTRAITS DES DIVERS TABLEAUX QUI PRÉCÈDENT.

		PÉRIODE 1887-90 4 ans.			PÉRIODE 1891-95 5 ans (sauf exceptions indiquées.)			PÉRIODE 1896-98 3 ans.		
		Nombres absolus		Proportion p^r 10.000 habit.	Nombres absolus		Proportion p^r 10.000 habit.	Nombres absolus		Proportion p^r 10.000 habit.
		Total.	Moyenne annuelle		Total.	Moyenne annuelle		Total.	Moyenne annuelle	
I Répartition générale par périodes.	Villes de plus de 30.000 hab.	35.531	8.883	*13,7*	49.256	9.851	*14,0*	30.872	10.291	[illegible]
	Villes de 10.001 à 30.000 hab.	16.600	4.150	*13,5*	22.434	4.487	*14,6*	23.228	7.742	[illegible]
	Villes de 5.001 à 10.000 hab. (*) 4 ans.	»	»	»	(*) 11.803	2.951	*12,7*			
	Totaux	52.131	13.033	*13,6*	83.493	17.289	*13,9*	54.100	18.033	*14,0*
	Proportions extrêmes	13,9 en 1890 13,2 en 1889			14,2 en 1895 13,6 en 1894			14,3 en 1898 13,8 en 1896		
	Proportion par rapport au nombre des décès de toutes causes	4,5 o/o 1 sur 22,2			5,9 o/o 1 sur 16,9			6,6 o/o 1 sur 15,2		
II Répartition par groupes de villes.	I. Paris	11.893	2.793	*11,9*	15.616	3.123	*12,7*	9.543	3.181	[illegible]
	II. Villes de 100.001 à 467.000 h.	12.497	3.124	*15,1*	16.479	3.296	*15,0*	10.824	3.608	[illegible]
	III. Villes de 30.001 à 100 000 h.	11.141	2.785	*13,4*	17.161	3.432	*14,3*	10.505	3.502	[illegible]
	IV. Villes de 20.001 à 30.000 h.	6.817	1.704	*13,9*	9.335	1.867	*15,1*	6.656	2.219	[illegible]
	V. Villes de 10.001 à 20.000 h.	9.783	2.446	*13,3*	13.099	2.620	*14,2*	7.858	2.619	[illegible]
	VI. Villes de 5.001 à 10.000 h. (*) 4 ans.	»	»	»	(*) 11.803	2.951	*12,7*	8.714	2.905	[illegible]
III Répartition par groupes d'âges dans les villes de plus de 30.000 habit. Proport. p. 10.000 de ch. groupe	de 0 à 1 an	149	39	*4,4*	299	60	*6,1*	244	81	[illegible]
	de 1 à 19 ans	1.221	305	*1,6*	1.846	369	*1,8*	1.059	353	[illegible]
	de 20 à 39 ans	3.389	847	*3,4*	4.755	951	*3,5*	2.920	973	[illegible]
	de 40 à 59 ans	11.277	2.819	*19,1*	14.815	2.963	*18,6*	9.133	3.044	[illegible]
	de 60 ans et au-dessus	19.495	4.873	*83,6*	27.541	5.508	*87,6*	17.516	5.839	[illegible]
IV Répartition par villes de plus de 30.000 habit. Moyennes annuelles et proportions pour 10.000 habit.	Moyenne générale annuelle	5,0 à 24,3			6,2 à 24,1			4,7 à 26,0		
	Villes ayant présenté une moyenne supérieure à 17,9	Amiens		*19,0*	Douai		*19,6*	Saint-Quentin		[illegible]
		Saint-Quentin		*19,6*						
		Rouen		*19,7*						
		Rennes		*24,3*	Rennes		*23,1*	Rennes		[illegible]
		Nantes		*19,0*	Nantes		*18,9*	Nantes		[illegible]
		Boulogne-s-Seine		*23,7*	Boulogne-s-Seine		*25,1*	Boulogne-s-Seine		[illegible]
		Neuilly-s-Seine		*18,1*	Saint-Denis		*18,3*	Saint-Ouen		[illegible]
								Troyes		[illegible]
		Besançon		*23,4*	Besançon		*21,6*	Besançon		[illegible]
		Dijon		*18,6*	Périgueux		*24,1*	Périgueux		[illegible]
		Clermont-Ferrand		*19,5*	Clermont-Ferrand		*18,0*	Clermont-Ferrand		[illegible]
					Roanne		*22,5*	Roanne		[illegible]
		Saint-Étienne		*18,2*	Saint-Étienne		*20,1*	Saint-Étienne		[illegible]
		Grenoble		*19,9*	Avignon		*20,5*	Avignon		[illegible]
		Cette		*22,4*	Cette		*18,6*	Montpellier		[illegible]
					Toulouse		*22,2*	Toulouse		[illegible]
		Pau		*23,0*	Pau		*21,6*	Pau		[illegible]
	Villes ayant présenté une moyenne inférieure à 10,0	Tourcoing		*9,3*	Tourcoing		*7,5*	Tourcoing		[illegible]
		Calais		*6,0*						
		Cherbourg		*8,2*				Cherbourg		[illegible]
		Lorient		*9,2*	Lorient		*8,3*	Brest		[illegible]
		Saint-Nazaire		*9,1*	Saint-Nazaire		*7,5*	Saint-Nazaire		[illegible]
		Levallois-Perret		*9,2*						
		Rochefort		*5,0*	Rochefort		*6,2*	Rochefort		[illegible]
		Angoulême		*8,5*	Angoulême		*9,7*			
		Limoges		*8,6*						
		Montluçon		*7,2*	Montluçon		*6,3*	Montluçon		[illegible]
					Le Creusot		*9,0*			
		Nice		*7,6*	Nice		*9,3*	Nice		[illegible]
		Cette		*8,0*	Toulon		*9,7*			

STATISTIQUE SANITAIRE DES VILLES DE FRANCE

XIX

DÉCÈS DE 0 A 1 AN

DE 1887 A 1898

(12 ans)

NOMBRES ABSOLUS ET PROPORTIONNELS

Villes de plus de 30.000 habitants.

I. — RÉPARTITIONS MENSUELLES { **A.** — TOTAL DES DÉCÈS. / **B.** — DÉCÈS PAR DIARRHÉE, GASTRO-ENTÉRITE.

II. — RÉSULTATS GÉNÉRAUX ET RÉCAPITULATIFS.

I. — RÉPARTITIONS MENSUELLES POUR L'ENSEMBLE DES VILLES DE PLUS DE 30,000 HABITANTS (Groupes I, II et III réunis).

PROPORTIONS POUR 1,000 ENFANTS DE 0 A 1 AN.

A. — TOTAL DES DÉCÈS

MOIS	1887 Nombre.	1887 Proportion.	1888 Nombre.	1888 Proportion.	1889 Nombre.	1889 Proportion.	1890 Nombre.	1890 Proportion.	1891 Nombre.	1891 Proportion.	1892 Nombre.	1892 Proportion.
Janvier	2.518	28,10	2.330	26,56	2.138	23,80	2.565	27,96	2.297	23,65	2.493	25,1[illegible]
Février	2.333	27,11	2.506	27,49	2.027	22,54	2.184	23,81	2.183	22,08	2.132	21,5[illegible]
Mars	2.590	28,43	2.871	32,64	2.115	23,52	2.417	26,35	2.517	25,01	2.326	23,[illegible]
Avril	2.099	23,81	2.727	29,73	1.958	21,70	2.196	23,94	2.193	22,00	2.075	21,1[illegible]
Mai	2.302	25,59	2.438	29,31	1.979	22,10	2.280	24,51	2.107	21,09	2.125	21,6[illegible]
Juin	2.550	28,47	2.112	23,01	2.008	23,35	2.182	23,78	1.983	20,41	2.516	25,6[illegible]
Juillet	2.073	30,55	2.325	26,54	3.002	34,08	2.496	27,21	2.578	25,51	3.254	33,[illegible]
Août	3.787	44,00	3.180	36,16	2.918	32,48	3.709	40,43	2.854	29,18	3.756	35,[illegible]
Septembre	2.477	28,78	2.920	33,30	2.325	25,88	2.531	27,50	2.706	28,79	2.504	26,2[illegible]
Octobre	1.802	20,94	2.388	27,45	1.921	21,38	2.002	22,58	2.225	22,91	1.962	19,6[illegible]
Novembre	1.628	18,92	1.806	20,51	1.824	20,30	1.849	19,72	1.936	19,93	1.505	15,1[illegible]
Décembre	1.915	22,25	2.063	21,77	2.174	25,22	2.246	21,48	2.035	20,93	2.119	21,[illegible]
Totaux	28.529	331,65	29.119	331,08	25.389	295,30	28.636	312,16	27.607	280,21	28.731	292,9[illegible]

MOIS	1893 Nombre.	1893 Proportion.	1894 Nombre.	1894 Proportion.	1895 Nombre.	1895 Proportion.	1896 Nombre.	1896 Proportion.	1897 Nombre.	1897 Proportion.	1898 Nombre.	1898 Proportion.
Janvier	2.410	24,34	2.266	22,68	2.208	22,29	1.852	17,46	2.198	20,79	2.102	20,35
Février	2.015	20,86	1.906	19,07	2.280	22,67	1.955	18,94	1.831	17,73	1.818	17,60
Mars	2.316	23,39	2.150	21,52	2.185	21,96	1.890	18,30	1.950	18,98	2.059	19,53
Avril	2.275	23,09	1.959	19,61	2.037	20,39	1.798	17,51	1.771	17,14	1.894	18,35
Mai	2.197	22,19	1.865	18,95	1.850	18,20	1.866	18,29	1.723	16,68	1.799	17,1[illegible]
Juin	2.408	31,01	2.117	21,19	1.915	18,97	2.056	19,90	2.181	21,11	1.900	18,30
Juillet	2.908	29,76	3.106	31,08	3.126	30,90	3.474	30,34	3.365	32,38	2.350	22,81
Août	2.846	28,71	2.743	27,46	3.216	31,80	2.840	27,49	3.428	33,19	4.065	45,16
Septembre	1.923	19,43	2.033	20,35	3.275	32,47	1.706	16,51	1.975	19,12	3.304	32,08
Octobre	1.631	16,48	1.785	17,86	2.316	22,56	1.428	13,82	1.547	14,98	2.049	19,84
Novembre	1.666	16,81	1.506	15,67	1.572	15,59	1.440	13,94	1.525	14,76	1.586	15,35
Décembre	1.838	18,57	1.801	18,92	1.619	16,16	1.840	17,81	1.729	17,14	1.744	16,98
Totaux	26.278	265,05	25.018	254,36	27.031	278,15	24.123	233,68	25.223	244,18	27.236	263,85

B. — DÉCÈS PAR DIARRHÉE ET GASTRO-ENTÉRITE

MOIS	1887 Nombre.	1887 Proportion.	1888 Nombre.	1888 Proportion.	1889 Nombre.	1889 Proportion.	1890 Nombre.	1890 Proportion.	1891 Nombre.	1891 Proportion.	1892 Nombre.	1892 Proportion.
Janvier	389	4,52	567	6,22	513	5,71	515	5,61	481	4,95	553	5,5[illegible]
Février	465	5,40	363	3,72	430	5,01	456	4,97	478	4,92	479	[illegible]
Mars	495	5,75	637	7,01	474	5,27	492	5,36	600	6,18	539	5,[illegible]
Avril	408	4,71	530	5,80	492	5,58	545	5,94	563	5,80	582	5,8[illegible]
Mai	598	6,95	501	6,72	590	6,57	622	6,78	609	6,08	641	6,5[illegible]
Juin	890	10,34	789	8,97	828	9,22	789	8,58	696	7,17	1.143	11,4[illegible]
Juillet	1.494	17,36	1.065	11,63	1.685	18,75	1.107	12,07	1.180	12,15	1.865	18,8[illegible]
Août	2.370	27,54	1.786	20,30	1.646	18,32	2.122	23,13	1.567	16,13	2.385	23,[illegible]
Septembre	1.384	16,08	1.650	18,76	1.194	13,29	1.363	14,20	1.507	16,94	1.462	14,9[illegible]
Octobre	680	7,90	1.056	12,01	750	8,35	927	10,11	1.109	11,34	871	8,[illegible]
Novembre	474	5,51	607	6,90	503	6,00	556	6,06	638	6,57	503	5,[illegible]
Décembre	458	5,21	499	5,67	495	5,51	475	5,18	520	5,35	503	5,[illegible]
Totaux	10.096	117,30	10.167	115,60	9.739	108,06	9.889	107,90	10.071	103,68	11.506	111,40

MOIS	1893 Nombre.	1893 Proportion.	1894 Nombre.	1894 Proportion.	1895 Nombre.	1895 Proportion.	1896 Nombre.	1896 Proportion.	1897 Nombre.	1897 Proportion.	1898 Nombre.	1898 Proportion.
Janvier	503	5,08	480	4,80	477	4,73	394	3,81	449	4,35	431	4,17
Février	435	4,30	403	4,03	438	4,34	421	4,08	384	3,72	360	3,49
Mars	549	5,55	500	5,00	449	4,45	412	3,99	433	4,19	460	4,45
Avril	502	5,08	491	4,91	523	5,18	425	4,11	453	4,39	398	3,85
Mai	705	7,12	572	5,72	572	5,67	571	5,53	475	4,60	519	5,02
Juin	1.073	10,88	734	7,35	723	7,19	872	8,45	933	9,03	681	6,59
Juillet	2.334	23,58	1.661	16,62	1.781	17,66	2.072	20,06	2.122	20,55	1.085	10,50
Août	1.540	15,56	1.561	15,62	1.964	19,31	1.960	18,92	2.261	21,89	3.216	31,13
Septembre	900	9,09	1.019	10,20	2.012	19,95	791	7,66	1.057	10,23	2.254	21,82
Octobre	637	6,43	717	7,18	1.224	12,14	541	5,24	617	5,97	1.012	9,80
Novembre	450	4,54	444	4,44	536	5,31	425	4,10	678	6,63	532	5,15
Décembre	430	4,34	430	4,30	394	3,91	423	4,09	460	4,44	457	4,42
Totaux	10.557	106,64	9.021	90,27	11.079	109,86	9.042	87,53	10.122	97,99	11.403	110,39

DANS LES VILLES DE PLUS DE 30.000 HABITANTS.

II. — RÉSULTATS GÉNÉRAUX ET RÉCAPITULATIFS EXTRAITS DES DIVERS TABLEAUX QUI PRÉCÈDENT.

		1886	1891			1896		
		Nombre.	Nombre.	Augmentation.	Proportion 0/0	Nombre.	Augmentation.	Proportion 0/0
I **Nombre des enfants de 0 à 1 an** d'après les recensements.	I. Paris	27.438	30.146	2.708	*9,9*	31.736	1.590	[illegible]
	II. Villes de 100.001 à 467.000 habit.	26.927	31.566	4.639	*17,2*	35.157	3.591	[illegible]
	III. Villes de 30.001 à 100.000 habit.	29.802	35.421	5.619	*18,8*	36.404	98[illegible]	[illegible]
	Ensemble	84.167	97.133	12.966	*15,4*	103.297	6.164	[illegible]

		PÉRIODE 1887-90 4 ans.			PÉRIODE 1891-95 5 ans.			PÉRIODE 1896-98 3 ans.		
		NOMBRES ABSOLUS		Proportion p^r 1.000 enfants.	NOMBRES ABSOLUS		Proportion p^r 1.000 enfants.	NOMBRES ABSOLUS		Proportion p^r 1.000 enfants.
		Total.	Moyenne annuelle		Total.	Moyenne annuelle		Total.	Moyenne annuelle	
II **Répartition des décès par groupes de villes.**	I. Paris	34.437	8.609	*299,02*	39.164	7.833	*251,47*	19.917	6.639	[illegible]
	II. Villes de 100.001 à 467.000 habit.	41.026	10.256	*350,67*	50.162	10.032	*309,13*	29.387	9.796	[illegible]
	III. Villes de 30.001 à 100.000 habit.	37.355	9.339	*302,63*	48.359	9.672	*270,46*	27.314	9.105	[illegible]
	Ensemble	112.818	28.204	*317,26*	137.685	27.537	*278,16*	76.618	25.539	[illegible]
	Proportions extrêmes	331,45 en 1887 295,39 en 1889			292,08 en 1892 254,36 en 1894			263,86 en 1898 233,68 en 1896		
III **Répartition des décès par causes.**	Fièvre typhoïde	115	29	*0,33*	68	13	*0,13*	56	18	[illegible]
	Diphtérie	1.757	439	*4,94*	1.247	249	*2,51*	338	113	[illegible]
	Rougeole	3.451	863	*9,71*	2.849	570	*5,76*	1.622	540	[illegible]
	Variole	1.037	259	*2,91*	771	154	*1,55*	179	60	[illegible]
	Scarlatine	164	41	*0,46*	116	23	*0,23*	41	14	[illegible]
	Coqueluche	2.001	500	*5,62*	2.226	445	*4,49*	1.186	395	[illegible]
	Total	8.525	2.131	*23,97*	7.277	1.455	*14,70*	3.422	1.141	[illegible]
	Tuberculose pulmonaire	648	162	*1,82*	879	176	*1,78*	484	161	[illegible]
	Tuberculose autres	1.284	321	*3,61*	2.374	475	*4,80*	1.511	504	[illegible]
	Bronchite chronique	598	149	*1,68*	519	104	*1,05*	227	76	[illegible]
	Bronchite aiguë	7.297	1.824	*20,52*	8.333	1.666	*16,81*	4.063	1.354	[illegible]
	Pneumonie	8.170	2.042	*22,97*	11.467	2.294	*23,17*	7.049	2.350	[illegible]
	Cancer et autres tumeurs	60	15	*0,17*	84	17	*0,17*	26	9	[illegible]
	Maladies organiques du cœur	149	39	*0,44*	299	60	*0,61*	244	81	[illegible]
	Diarrhée, gastro-entérite	39.860	9.965	*112,10*	52.244	10.449	*105,55*	30.567	10.189	[illegible]
	Proportion des décès par diarrhée, gastro-entérite pour 100 décès de toutes causes, de 0 à 1 an	35,3 0/0 1 sur 2,8			37,9 0/0 1 sur 2,7			39,9 0/0 1 sur 2,5		
IV **Répartition par saisons.** Total des décès	Hiver (décembre, janvier, février) (*) Moins décembre 1886.	*24.001	6.658	*74,89*	32.366	6.473	*65,39*	16.965	5.655	[illegible]
	Printemps (mars, avril, mai)	27.179	6.795	*76,41*	32.316	6.463	*65,29*	16.743	5.581	[illegible]
	Été (juin, juillet, août)	33.292	8.323	*93,62*	42.881	8.576	*86,63*	26.215	8.738	[illegible]
	Automne (septembre, octobre, nov.)	25.500	6.375	*71,71*	30.749	6.150	*62,12*	16.570	5.523	[illegible]
Diarrhée, gastro-entérite.	Hiver (décembre, janvier, février) (*) Moins décembre 1886.	*5.280	1.440	*16,20*	7.064	1.413	*14,27*	3.716	1.238	[illegible]
	Printemps (mars, avril, mai)	6.424	1.606	*18,06*	8.527	1.705	*17,22*	4.146	1.382	[illegible]
	Été (juin, juillet, août)	16.498	4.124	*46,39*	22.633	4.526	*45,72*	14.936	4.979	[illegible]
	Automne (septembre, octobre, nov.)	11.183	2.796	*31,45*	14.101	2.820	*28,49*	7.706	2.568	[illegible]

STATISTIQUE SANITAIRE DES VILLES DE FRANCE

XX

MORTALITÉ GÉNÉRALE

SUIVANT LES PRINCIPALES CAUSES

DE 1886 A 1898

(13 ans)

TABLEAUX RÉCAPITULATIFS

Ville de plus de 10. 000 habitants.

I. — MORTALITÉ ANNUELLE DE 1886 A 1898.

II. — RÉPARTITION PROPORTIONNELLE D'APRÈS LA MOYENNE DES TROIS DERNIÈRES ANNÉES 1896, 1897 ET 1898.

POUR L'ENSEMBLE DES VILLES DE PLUS DE 10.000 HABITANTS.

PROPORTIONS POUR 100.000 HABITANTS.

CAUSES DES DÉCÈS	1886	1887	1888	1889	1890	1891	1892	1893	1894	1895	1896	1897
Fièvre typhoïde	53	66	53	47	44	37	42	36	31	27	23	26
Diphtérie	54	63	63	61	60	54	51	51	38	18	17	12
Rougeole	33	64	38	35	59	31	23	38	27	17	28	24
Variole	36	30	38	17	13	16	15	11	10	10	10	1
Scarlatine	9	9	9	6	6	6	5	7	5	6	6	3
Coqueluche	19	16	15	16	17	15	11	14	13	12	10	9
Typhus	»	»	»	»	»	»	»	1	»	»	»	»
Phtisie pulmonaire	»	290	283	277	298	284	271	270	269	282	273	262
Méningite tuberculeuse	»	63	59	57	64	70	69	32	31	31	31	32
Autres tuberculoses								49	52	50	47	48
Bronchite chronique	»	94	91	88	111	103	95	91	82	85	70	69
Bronchite aiguë	»	68	72	70	81	69	67	63	53	50	45	43
Pneumonie, broncho-pneumonie	»	202	198	188	256	231	223	232	188	217	175	165
Cancer et autres tumeurs	»	76	83	85	91	94	92	97	98	100	100	104
Maladies organiques du cœur	»	136	137	132	139	141	141	142	138	145	141	143
Diarrhée, gastro-entérite	»	199	197	186	198	188	222	195	163	198	155	176
Choléra et maladies cholériformes							27	29	8	2	2	2
Fièvre et péritonite puerpérales	»	13	11	11	10	10	9	9	7	7	7	6
Autres affections puerpérales	»	6	6	5	6	5	6	5	4	4	4	4
Méningite simple	»	77	73	68	74	68	68	62	57	57	51	51
Ramollissement cérébral	»	33	30	30	30	31	29	32	28	29	28	29
Paralysie sans cause indiquée	»	29	29	28	29	31	29	27	25	26	25	26
Congestion et hémorragie cérébrales	»	128	127	126	128	129	125	125	123	126	121	121
Débilité congénitale	»	71	74	70	74	72	69	69	63	67	60	59
Sénilité	»	95	100	100	103	116	110	107	100	111	102	104
Suicides	»	27	26	26	27	29	20	28	31	28	27	28
Autres morts violentes	»	32	30	31	33	34	36	37	36	34	36	38
Autres causes	»	433	421	410	431	439	443	453	436	457	428	423
Causes inconnues	»	169	153	137	132	115	108	103	98	103	92	94
Mortalité totale	2.637	2.497	2.424	2.313	2.519	2.420	2.417	2.418	2.216	2.305	2.115	2.102

II. — RÉPARTITION PROPORTIONNELLE DES DÉCÈS

DANS LES VILLES DE PLUS DE 10.000 HABITANTS

D'APRÈS LA MOYENNE DES TROIS DERNIÈRES ANNÉES 1896-1897-1898

PROPORTIONS POUR 1.000 HABITANTS

…ALITÉ TOTALE : **21,45**

- CAUSES NON RELEVÉES* : **5,27**
- CAUSES RELEVÉES..... **16,18**
  - MALADIES ÉPIDÉMIQUES**.......... *0,95*
  - TUBERCULOSES.................... *3,46*
  - BRONCHITE
    - CHRONIQUE............ *0,70*
    - AIGUË............... *0,45*
  - PNEUMONIE...................... *1,77*
  - CANCER ET TUMEURS.............. *1,03*
  - MALADIES ORGANIQUES DU CŒUR...... *1,44*
  - DIARRHÉE, GASTRO-ENTÉRITE....... *1,78*
  - MÉNINGITE SIMPLE................ *0,52*
  - CONGESTION ET HÉMORRAGIE CÉRÉBRALES, PARALYSIE SANS CAUSE INDIQUÉE ET RAMOLLISSEMENT CÉRÉBRAL........................ *1,77*
  - DÉBILITÉ CONGÉNITALE............ *0,60*
  - SÉNILITÉ........................ *1,06*
  - SUICIDES ET AUTRES MORTS VIOLENTES *0,65*

…tres causes et causes inconnues.

…Cette rubrique comprend : fièvre typhoïde, diphtérie, rougeole, variole, scarlatine, coqueluche, fièvre et péritonite puerpérales, choléra et …ladies cholériformes.

RÉSUMÉ GÉNÉRAL ET CONCLUSIONS

La **population** totale de la France (population de fait, pages 10 et 20) d'après le recensement de 1896 est de 38.269.011 habitants; celle des villes de plus de 5.000 habitants, sur lesquelles porte la statistique sanitaire dans son ensemble, représente 12.848.235 habitants, soit à peu près exactement le tiers de la population totale.

Pendant la période décennale 1886-1896, la population de la France a augmenté de 338.252 habitants, soit 0,89 pour 100; celle des villes dont il est fait mention ci-dessus de 1.326.975 habitants, soit 11,52 pour 100.

Les villes comprises dans la statistique forment six groupes entre lesquels est ainsi répartie l'augmentation constatée:

	Augmentation.	Proportion 0/0.	Nombre de villes en 1896.
Paris	250.684	11,1	1
Villes de 100.001 à 467.000 habitants	360.953	18,0	12
Villes de 30.001 à 100.000 habitants	417.831	20,8	47
Villes de 20.001 à 30.000 habitants	184.364	15,5	56
Villes de 10.001 à 20.000 habitants	83.598	4,6	134
Villes de 5.001 à 10.000 habitants	29.545	1,3	334
Ensemble	1.326.975	11,5	584

L'ensemble des villes de plus de 30.000 habitants représente, d'après le recensement de 1896, une population de 7.298.687 habitants, avec une augmentation de 1.029.468 habitants sur le recensement de 1886 : cette population est répartie par groupes d'âges de la manière suivante:

	Population.	Augmentation.	Proportion 0/0.
de 0 à 1 an	403.297	49.130	22,7
de 1 à 19 ans	2.092.602	309.603	17,3
de 20 à 39 ans	2.790.086	393.476	16,4
de 40 à 59 ans	1.655.311	227.627	15,9
de 60 ans et au-dessus	649.833	78.882	13,8

Parmi les 60 villes qui composent ce groupement, 13 ont présenté une augmentation supérieure à 20 pour 100 et 13 une augmentation inférieure à 5 pour 100; 3 ont subi une diminution. L'augmentation la plus forte a été de 46,6 pour 100 (Saint-Ouen); la plus faible de 1,6 (Perpignan); les diminutions ont varié de 1,7 à 12 pour 100 (Cette).

La statistique sanitaire des villes de France a été instituée en 1886; de 1886 à 1898, elle se trouve divisée en trois périodes, correspondant aux recensements quinquennaux :

La première période comprend les années 1886-87 à 1890 (5-4 ans); la seconde comprend les années 1891 à 1895 (5 ans); la troisième comprend les années 1896 à 1898 (3 ans).

La comparaison des divers résultats obtenus porte sur ces trois périodes.

La moyenne annuelle des **naissances** (pages 18 et 20) de 1896 à 1898, a été pour la France entière de 856.208, soit 22,3 pour 1.000 habitants. Sur ce total, les villes de plus de 5.000 habitants comptent pour 294.235, soit 22,9 pour 1.000 habitants et le reste de la France pour 561.973, soit 22,1 pour 1.000 habitants.

Ces chiffres, comparés à ceux de la période 1887-90, accusent une diminution du nombre des naissances égale à 1,15 pour 1.000 habitants dans l'ensemble des villes de plus de 5.000 habitants et à 0,85 dans la France entière, proportions qui représenteraient une perte annuelle d'environ 14.700 enfants (44.100 en trois ans) dans les villes, 17.700 pour le reste de la France et 32.400 pour l'ensemble du pays.

Le maximum de natalité dans les villes de plus de 5.000 habitants a été de 24,72 en 1887; le minimum de 22,36 en 1893.

La diminution de natalité est d'autant plus sensible que les villes qui composent les groupes sont plus importantes; elle varie pour les périodes extrêmes de 2,7 pour 1.000 habitants (Paris) à 0,5 (groupe V); le groupe VI présente une augmentation de 0,09.

Les villes de plus de 30.000 habitants qui ont eu une moyenne de natalité supérieure à 28 pour 1.000 habitants ont été respectivement pendant les trois périodes au nombre de 11, 9 et 10; celles qui ont eu moins de 21 naissances pour 1.000 habitants au nombre de 18, 20 et 21.

Les moyennes les plus élevées ont été observées dans les villes de Tourcoing (34,7 et 32,1) pendant les première et troisième périodes et de Calais (32,5) pendant la deuxième période; les plus faibles dans la ville de Clermont-Ferrand pendant les trois périodes (16,0 — 15,4 — 15,5).

Le nombre des **mort-nés** (pages 19 et 20) s'est élevé en moyenne à 41.369 pour la France entière de 1896 à 1898, soit 1,0 pour 1.000 habitants. Dans ce nombre, les villes de plus de 5.000 habitants figurent pour 19.588, soit 1,5 pour 1.000 habitants, et le reste de la France pour 21.781, soit 0,8 pour 1.000.

Ces chiffres font ressortir, par comparaison avec ceux de la période 1887-90, une légère augmentation de 0,02 pour 1.000 habitants dans les villes de plus de 5.000 habitants.

La moyenne la plus élevée pour ces dernières villes a été de 1,60 pour 1.000 habitants en 1887 ; la plus faible de 1,43 en 1890.

Cette moyenne varie dans les divers groupes de villes, en 1896-98, de 2,15 pour 1.000 habitants (Paris) à 1,21 (groupe VI).

Au-dessus de 30.000 habitants, le nombre des villes ayant présenté une proportion annuelle supérieure à 1,9 pour 1.000 habitants est de 10 et 11; celui des villes ayant eu moins de 1,0 est de 6 à 9.

La moyenne la plus forte a été observée pour chacune des périodes dans la ville de Saint-Étienne (2,8 — 2,7 — 2,6 pour 1.000 habitants); la plus faible à Levallois-Perret pour les deux premières périodes (0,5) et à Béziers pour la troisième (0,2).

La moyenne annuelle des **décès** (pages 20 et 28), de 1896 à 1898, a été pour la France entière de 777.659, soit 20,3 pour 1.000 habitants. Dans ce total, les villes de plus de 5.000 habitants entrent pour 274.492 décès, soit 21,3 pour 1.000 habitants, et le reste de la France pour 503.167, soit 19,7 pour 1.000.

Les proportions correspondantes de la période 1886-90 s'élevaient à 24,5 pour 1.000 habitants dans les villes de plus de 5.000 habitants, et à 20,3 pour la France entière.

La diminution est représentée dans les villes par 3,2 pour 1.000 habitants et dans l'ensemble de la France par 1,8.

Le gain annuel peut être évalué ainsi pour les villes de plus de 5.000 habitants à 41.000 existences (123.000 en trois ans), pour le reste de la France à 29.000 et dans le pays entier à 70.000.

Dans les divers groupes de villes de plus de 5.000 habitants la diminution de mortalité est d'autant plus grande qu'elle porte sur les agglomérations urbaines plus considérables : c'est la même constatation que pour la natalité avec des conséquences inverses. Voici la proportion de cette diminution dans l'ordre décroissant des groupes : 3,8 — 3,5 — 2,9 — 2,8 — 2,3 — 2,6 pour 1.000 habitants.

Le maximum de mortalité a été de 26,37 en 1886 ; le minimum de 20,91 en 1897.

Les décès se répartissent suivant l'âge dans les proportions ci-après (moyenne annuelle de 1896-98) :

de 0 à 1 an	247,24	pour 1.000 individus de chaque groupe.
de 60 ans et au dessus	74,86	
de 40 à 59 ans	19,65	
de 1 à 19 ans	10,36	
de 20 à 39 ans	9,29	

Sous le rapport des saisons la mortalité présente pour chaque période les moyennes suivantes :

Hiver (décembre, janvier, février)	6,95	— 6,68	— 5,69
Printemps (mars, avril, mai)	6,69	— 6,26	— 5,56
Été (juin, juillet, août)	5,69	— 5,44	— 5,19
Automne (septembre, octobre, novembre)	5,43	— 5,00	— 4,66

Les villes de plus de 30.000 habitants dans lesquelles la moyenne générale annuelle a été supérieure à 27 pour 1.000 habitants ont été respectivement pour chacune des trois périodes au nombre de 16 — 7 — 3 ; celles qui ont présenté une moyenne inférieure à 19,5 ont été au nombre de 3 — 4 — 12.

Le maximum de mortalité a été observé à Rouen pendant les trois périodes (32,7 — 32,8 — 28,6) ; le minimum à Montluçon pendant les mêmes périodes (17,1 — 17,6 — 16,2).

La **fièvre typhoïde** (page 36) a occasionné, de 1896 à 1898, une moyenne annuelle de 3.183 décès, soit 2,5 pour 10.000 habitants et 1,1 pour 100 décès de toutes causes (1 sur 86,9).

Ces proportions étaient, pour 1886-90, de 4,9 pour 10.000 habitants et de 2,0 pour 100 décès.

Maximum (6,6) en 1887; minimum (2,3) en 1896.

La diminution de mortalité est de 2,4 pour 10.000 habitants, environ 49 pour 100, représentant une différence en moins de plus de 3.000 décès par an ou de 9.000 pour les trois années.

La plus forte mortalité a été observée pour l'ensemble des villes de plus de 30.000 habitants non compris Paris (3,3); la décroissance porte sur tous les groupes de villes; elle est particulièrement sensible pour Paris (1,0 en 1896-98 contre 4,1 en 1886-90).

Les groupes d'âges les plus frappés sont de 1 à 39 ans (3,3 et 3,4 pour 10.000 individus de cet âge); tous les groupes ont éprouvé une diminution qui varie de 3,9 et 3,2 pour les plus atteints, à 0,3 pour le groupe de 60 ans et au-dessus.

Les saisons se présentent au point de vue de l'importance de mortalité d'une période à l'autre (proportions extrêmes) dans l'ordre suivant: automne (1,6 — 0,8); été (1,3 — 0,7); hiver (1.4 — 0,5); printemps (1,1 — 0,5).

Parmi les villes de plus de 30.000 habitants, le maximum de mortalité a été respectivement pour les trois périodes de 19,0 (Lorient), 13,6 (Le Havre) et 12,4 (Cherbourg); le minimum de 1,0 (Roanne), 1,3 (Bourges) et 0,6 (Montluçon); la moyenne a été supérieure à 8,0 pour 10.000 habitants dans 9 villes pour la première période, dans 4 seulement pour les deux suivantes. Inversement, la moyenne a été inférieure à 1,5 dans 13 villes de 1896 à 1898, alors que, pour chacune des deux premières périodes, une seule ville rentrait dans cette catégorie.

La **diphtérie** (page 44) est représentée, de 1896 à 1898, par 1.782 décès annuels, soit 1,4 pour 10.000 habitants et 0,6 pour 100 décès de toutes causes (1 sur 156).

Ces chiffres, comparés à ceux de la première période (5,8 pour 10.000 habitants et 2,3 pour 100 décès), font ressortir une diminution annuelle de 4,4 pour 10.000 habitants, environ 75 pour 100, se chiffrant par un gain de 5.650 existences, près de 17.000 en trois ans.

Maximum (6,3) en 1887 et 1888; minimum (1,2) en 1897 et 1898.

La diminution porte sur tous les groupes de villes et tous les groupes d'âges; elle est d'autant plus forte que les agglomérations composant les groupes de villes sont plus importantes et que les éléments formant les groupes d'âges sont plus jeunes. Les proportions varient ainsi de 5,7 pour Paris à 3,2 pour les villes de 5.001 à 10.000 habitants; elles sont de 38,5 pour les enfants de 0 à 1 an, de 15,4 de 1 à 19 ans, de 0,4 à 0,1 pour les autres âges.

Les saisons les plus atteintes sont l'hiver et le printemps; l'été et l'automne offrent une notable atténuation.

Sur les 60 villes de plus de 30.000 habitants, 15 avaient, de 1886 à 1890, une moyenne de mortalité annuelle supérieure à 6,9 pour 10.000 habitants; pour 1891-95, ce nombre tombe à 5; pour 1896-98, néant; au contraire, la moyenne n'était inférieure à 1,0 dans aucune ville pendant la première période; elle apparaît dans 1 ville en 1891-95, dans 9 villes en 1896-98. Le maximum de mortalité est respectivement observé, pour chacune des trois périodes, à Grenoble (15,9), à Marseille (10,2), à Poitiers (4,1); le minimum à Roanne (2,3), au Creusot (0,7), à Douai (0,3)

La **rougeole** (page 50) a causé par an, de 1896 à 1898, une moyenne de 2.983 décès, soit 2,3 pour 10.000 habitants et 1,1 pour 100 décès de toute nature (1 sur 92,5).

De 1886 à 1890, la moyenne était de 4,5 pour 10.000 habitants, et de 1,8 pour 100 décès; la diminution a été de 2,2 (49 pour 100) représentant une différence en moins de 2.800 décès environ (8.400 en trois ans).

Le maximum de mortalité a été observé en 1887 (6,4); le minimum en 1895 (1,6).

La proportion la plus élevée en 1896-98 (3,1) porte sur Paris; elle décroît avec l'importance des groupes de villes de 2,9 à 1,5.

La diminution est au maximum de 2,7 (groupe IV), au minimum de 1,3 (groupe V).

L'âge le plus atteint est de 0 à 1 an : 52,3 pour 10.000 enfants; on note ensuite 7,0 de 1 à 19 ans; 0,1 de 20 à 39 ans; 0 au-dessus de cet âge; pour chacun des trois premiers groupes la décroissance de mortalité est de 50 pour 100 environ, soit 44,8 — 6,5 — 0,1.

De 1886 à 1890, 17 villes de plus de 30.000 habitants présentaient une moyenne annuelle supérieure à 6,9 et aucune des villes de cette importance n'avait une moyenne inférieure à 1,0.

De 1896 à 1898, il n'y a plus que 5 villes ayant une moyenne supérieure à 6,9, et on en relève 9 qui ont une moyenne inférieure à 1,0.

Les villes qui accusent la plus forte mortalité sont respectivement pour chacune des trois périodes: Cette (13,7), Dunkerque (10,1) et Roubaix (7,8); celles qui ont été les moins éprouvées sont: Montluçon (1,0), Saint-Nazaire (0,3) et Saint-Quentin (1 seul décès en trois ans).

La **variole** (page 56) a causé par an, de 1896 à 1898, une moyenne de 457 décès, soit 0,3 pour 10.000 habitants et 0,1 pour 100 décès de toutes causes (1 sur 602).

De 1886 à 1890, la proportion était de 2,5 pour 10.000 habitants et de 1,0 pour 100 décès (1 sur 100). La diminution est représentée par 2,2 pour 10.000 habitants, c'est-à-dire 87 pour 100 ou un gain d'environ 2.800 existences (8.400 en 3 ans).

Le maximum de mortalité a été de 3,8 en 1888; le minimum de 0,1, en 1897 et 1898.

En 1896-98 le groupe II (villes de plus de 100.000 habitants moins Paris) est le plus atteint (0,9), puis le groupe III (0,5); à Paris, la moyenne n'est que de 0,05 pour 10.000 habitants. La diminution se traduit par 3,4 — 3,0 — 2,4 — 2,0 — 1,9, pour les IIe, IIIe, V^e, IVe et VIe groupes; par 0,9 pour Paris.

Par groupes d'âges, le premier, de 0 à 1 an, est de beaucoup le plus éprouvé (5,8 pour 10.000 enfants); le deuxième tombe à 0,8; les trois suivants varient de 0,3 à 0,1. La diminution se répartit sur tous les groupes d'âges.

Dans les villes de plus de 30.000 habitants la comparaison des deux périodes extrêmes donne les résultats suivants : de 1886 à 1890, 18 villes avaient une moyenne supérieure à 3,9 pour 10.000 habitants; de 1896 à 1898, 2 villes: — de 1886 à 1890, 20 villes présentaient une moyenne inférieure de 1,0, 2 n'avaient eu aucun décès; de 1896 à 1898, 25 villes ont eu moins de 1,0, et 29 n'ont eu aucun décès.

Celles de ces villes qui ont été les plus éprouvées sont: Cette pour les première et troisième périodes (15,3 et 19,1), Périgueux pour la deuxième (7,1).

La **scarlatine** (page 62) est, après la variole, la maladie épidémique la moins meurtrière : 565 décès par an de 1896 à 1898, soit 0,4 pour 10.000 habitants, 0,2 par 100 décès de toutes causes (1 sur 487).

Par rapport à la première période (0,7), la diminution annuelle est de 0,3, soit près de 400 décès évités ou 1.200 en trois ans.

Le maximum de mortalité annuelle a été de 0,9 ; le minimum de 0,3.

Suivant les groupes de villes la proportion varie, en 1896-98, de 0,5 à 0,3 : elle décroît pour tous de 0,5 à 0,1 pour 10.000 habitants.

Les groupes d'âges les plus atteints sont de 0 à 1 an (1,3) et de 1 à 19 ans (1,1) ; dans les deux derniers (40 ans et au-dessus) la proportion est inférieure à 0,1.

Les villes de plus de 30.000 habitants présentant une moyenne supérieure à 0,9, en 1886-90, étaient au nombre de 18 ; 2 seulement avaient une moyenne inférieure à 0,2 ; de 1896 à 1898, il n'y a plus que 8 villes dépassant 0,9 ; 14 restent au-dessous de 0,2 ; 3 n'ont présenté aucun décès.

Les villes les plus éprouvées sont par période : Besançon (2,6), Versailles (1,7) et Saint-Ouen (2,0).

De 1896 à 1898, la moyenne annuelle des décès attribués à la **coqueluche** (page 68) s'est élevée à 1.424, soit 1,1 pour 10.000 habitants et 0,5 pour 100 décès (1 sur. 193).

La proportion pour 10.000 habitants, comparée à celle de 1886-90 (1,8), fait ressortir une diminution de 0,7, représentant environ 900 décès de moins par an, 2.700 pour les trois ans.

Le maximum a été 1,9 en 1886 ; le minimum 1,0 en 1897.

Tous les groupes de villes sont atteints à peu près également ; tous ont subi une diminution continue variant de 1,2 à 0,4 pour 10.000 habitants.

Les deux premiers groupes d'âges sont seuls affectés : 38,2 pour 10.000 enfants de 0 à 1 an ; 2,1 de 1 à 19 ans ; rien au-dessus.

La moyenne annuelle était supérieure à 1,9 pour 10.000 habitants dans 19 villes de plus de 30.000 habitants de 1886 à 1890 ; dans 14 seulement de 1896 à 1898 ; 3 villes présentaient une moyenne inférieure à 0,6 dans la première période ; 12 dans la troisième période ; 2 villes n'ont eu aucun décès.

La ville la plus éprouvée pendant les trois périodes a été Dunkerque, qui a présenté successivement les moyennes de 8,6 — 7,9 — 4,5.

Les moyennes les plus faibles ont été observées à Montpellier (0,1) et à Clermont-Ferrand (0,2) pour les deux premières périodes ; Clermont-Ferrand et Rochefort n'ont eu aucun décès pendant la troisième.

La **récapitulation des six maladies épidémiques** (page 74), qui viennent d'être étudiées en détail, permet d'apprécier l'ensemble des résultats obtenus ; la diminution de mortalité est représentée par les proportions suivantes :

Fièvre typhoïde..	2,4	pour 10.000 habitants,	représentant	3.000 décès,	soit	49 o/o
Diphtérie	4,4	—	—	5.650	—	75 o/o
Rougeole	2,2	—	—	2.800	—	49 o/o
Variole	2,2	—	—	2.800	—	87 o/o
Scarlatine	0,3	—	—	400	—	43 o/o
Coqueluche	0,7	—	—	900	—	39 o/o
Ensemble	12,2			15.700		6[illegible] o/o

Cette proportion donne, pour 12.848.000 habitants, un total annuel d'environ 15.700 existences épargnées, 47.100 pour la période entière de 1896 à 1898, soit une diminution de 60 pour 100.

La moyenne annuelle des décès a été, de 1896 à 1898, de 10.395, soit 8,1 pour 10.000 habitants et 3,8 pour 100 décès (1 sur 26); ces proportions étaient pour 1886-90 de 20,3 pour 10.000 habitants et de 8,3 pour 100 décès (1 sur 12).

Le progrès réalisé est donc considérable: il provient pour une bonne part de l'emploi du sérum antidiphtérique, mais aussi, dans une notable proportion, du développement de l'hygiène publique et privée (amélioration des eaux potables; isolement des malades, désinfection des locaux et objets leur ayant servi).

Tous les groupements de villes participent à cette amélioration, particulièrement le IIe, le plus atteint, comprenant les villes de plus de 100.000 habitants moins Paris ; la décroissance y est de 14,1 pour 10.000 habitants; à Paris elle est de 13,3; dans les autres groupes, elle va de 12,6 à 10,0, d'autant moins forte que l'ensemble des villes est moins frappé.

Les groupes d'âges sont atteints dans les proportions suivantes pour la période 1896-98 : 110,4 — 18,6 — 4,1 — 1,4 — 0,8 pour 10.000 individus de chaque groupe. Les deux premiers groupes représentent 95 pour 100 de la mortalité totale ; ils ont bénéficié de la diminution dans les proportions de 129,3 et 30,0 pour 10.000 enfants ou jeunes gens; les autres groupes d'âges ont obtenu une réduction respective de 5,0 — 2,7 — 2,5 pour 10.000 individus.

De 1886 à 1890, on comptait 20 villes de plus de 30.000 habitants qui accusaient une moyenne annuelle supérieure à 25,0 pour 10.000 habitants et aucune présentant une moyenne inférieure à 6,0 ; de 1896 à 1898 on ne trouve plus qu'une seule ville ayant plus de 25,0 et, par contre, 11 donnent une moyenne inférieure à 6,0.

Les moyennes les plus élevées ont été, pour chacune des trois périodes, de 51,6 (Lorient), 28,5 (Dunkerque), 32,0 (Cette); les moins fortes de 9,0 (Dijon), 5,2 (Bourges), 4,4 (Roanne).

La **tuberculose** (page 88) se présente malheureusement dans des conditions bien différentes. L'ensemble des décès attribués aux tuberculoses des divers organes est, pour 1896-98, de 41.874 par an, soit 125.626 pour la période entière. La proportion pour 10.000 habitants est de 32,6 ; pour 100 décès de toutes causes elle est de 15,2, soit 1 sur 6,5.

Comparée à celle des deux précédentes périodes, la situation peut être considérée comme stationnaire. A Paris et dans les villes de plus de 100.000 habitants on constate une certaine diminution (1,6 et 1,8 pour 10.000 habitants), mais dans les autres groupes de villes il y a une augmentation variant de 1,6 à 0,4.

12 villes de plus de 30.000 habitants avaient de 1887 à 1890 une moyenne supérieure à 39,9 par 10.000 habitants ; on en relève 15 de 1896 à 1898 ; d'autre part, 6 villes seulement avaient pour la première période une moyenne inférieure à 26,0; pour la troisième période ce nombre s'est élevé à 13.

Saint-Denis et Saint-Ouen ont présenté pour chacune des trois périodes des moyennes de 60,4 — 60,7 — 69,8 pour 10.000 habitants.

Dans le chiffre de 41.874 applicable à l'ensemble des diverses tuberculoses relevées, 32.015 décès sont imputables à la **phtisie pulmonaire** (page 82), soit 24, 9 pour 10,000 habitants et 11,7 pour 100 décès (1 sur 8, 5).

Les groupes de villes sont d'autant plus frappés que les agglomérations qui les composent sont plus importantes; la mortalité est respectivement représentée, en 1896-98, pour Paris et les cinq groupes de villes dans l'ordre décroissant de population par les proportions ci-après: 38,1 — 27,3 — 24,8 — 20,0 — 18,1 — 16,7 pour 10.000 habitants.

Les cinq groupes d'âges sont atteints dans les conditions suivantes proportionnellement au nombre d'individus qui les constituent :

de 40 à 59 ans	40,0	pour 10.000 individus de chaque groupe.
de 20 à 39 ans	39,0	
de 60 ans et au-dessus	21,0	
de 0 à 1 an	15,6	
de 1 à 19 ans	13,0	

La mortalité est particulièrement élevée au printemps (8,5) et en hiver (7,6); elle est de 7,2 à l'automne, de 7,0 en été.

La moyenne de la phtisie dans les villes de plus de 30.000 habitants a été supérieure à 32,0 pour 10.000 habitants dans 14 villes en 1896 - 98 comme en 1886 - 90, mais dans la première période elle était restée inférieure à 16,0 pour 10.000 habitants dans 9 villes tandis que ce dernier nombre est tombé à 5 dans la troisième période.

Les moyennes les plus élevées ont été constatées pour chaque période respective au Havre (48,7), à Boulogne-sur-Seine (50,5), au Havre (51,2); les moins fortes à Périgueux (9,0 et 8,0) et à Clermont-Ferrand (10,6).

La bronchite chronique (page 94) a causé de son côté, en 1896 - 98, une moyenne annuelle de 9.108 décès, soit 7,1 pour 10.000 habitants et 3, 3 pour 100 décès de toutes causes (1 sur 30,1).

En 1887 - 90, la proportion pour 10.000 habitants était de 9,6; il y aurait une diminution de 2,5 correspondant à un chiffre d'environ 3.000 décès de moins par année (9.000 en 3 ans).

Le maximum a été observé en 1890 (11,1) et en 1891 (10,0); le minimum en 1897 (6, 9).

La proportion dans les divers groupes de villes est comprise, pour 1896-98, entre 8,3 (groupe V) et 4,6 (Paris). La diminution a été sensible dans cette dernière ville (4,0) et dans le groupe III (3,7).

La mortalité a principalement frappé les personnes de plus de 60 ans (42,0 pour 10.000 individus en 1896-98); sur ce groupe également a porté la plus forte diminution qui est, entre les deux périodes extrêmes, de 19,6, soit environ 30 pour 100 ; viennent ensuite les enfants de 0 à 1 an (7,3) avec une diminution de 9,5 pour 10.000 enfants, puis le groupe de 40 à 59 ans (6,8), celui de 20 à 39 (2,0), et enfin celui de 1 à 19 ans (1,0), avec des diminutions de 3,2 — 1,3 — 1,2 pour 10.000 individus.

Parmi les villes de plus de 30.000 habitants, 14 se sont maintenues pendant la durée consécutive des trois périodes dans une moyenne supérieure à 10,0 pour 10.000 habitants. Le nombre de celles dans lesquelles cette moyenne a été inférieure à 5,0 a été respectivement pour les mêmes périodes de 4 — 7 — 17.

A Brest, elle a atteint par période 43,8 — 32,1 — 22,9 représentant le maximum de mortalité relevée; le minimum a été constaté au contraire à Nancy pour les première et deuxième périodes (4,0 et 1,8) et à Cette pour la troisième (2,6).

La **bronchite aiguë** (page 100) est représentée par 5.673 décès annuels de 1896 à 1898, soit 4,4 pour 10.000 habitants et 2,1 pour 100 décès de toutes causes (1 sur 48,4).

La proportion atteinte en 1887-90 était de 7,3 pour 10.000 habitants; la diminution qui a été continue depuis lors se chiffre par 2,9 ou environ 3.700 décès de moins par an.

Le maximum de mortalité s'est produit en 1890 (8,1); le minimum en 1897 (4,2).

La proportion dans les divers groupes de villes, en 1896-98, varie de 5,6 (groupe II) à 3,2 (Paris) pour 10.000 habitants. La diminution a été d'autant plus sensible que les groupes sont formés de villes plus importantes, dans la proportion de 3,3 pour Paris à 1,5 (groupe VI).

Les groupes d'âges sont frappés dans la proportion suivante (moyenne annuelle de 1896-98):

de 0 à 1 an	131,1	pour 10.000 individus de chaque groupe
de 60 ans et au dessus	7,5	
de 1 à 19 ans	4,7	
de 40 à 59 ans	1,6	
de 20 à 39 ans	0,7	

La diminution a été pour ces divers groupes, dans l'ordre ci-dessus, de 74,1 — 7,2 — 2,9 — 1,4 — 0,5 pour 10.000 habitants.

Les villes de plus de 30.000 habitants les plus éprouvées ont été, pour la première période Clermont-Ferrand (25,4) et pour les deux suivantes Saint-Ouen (25,2 et 35,4); les moins atteintes ont été: le Mans (1,5), Tours (1,3) et Nîmes (1,0).

La moyenne a été supérieure à 10,0 pour 10.000 habitants dans 14 villes de 1887 à 1890, dans 10 de 1891 à 1895, dans 7 de 1896 à 1898; elle a été inférieure à 2,5 dans 3 villes en 1887-90, dans 4 en 1891-95, dans 16 en 1896-98.

La **pneumonie** (page 106) a entraîné un chiffre de décès d'autant plus variable qu'il était plus ou moins influencé par la grippe: elle avait occasionné une moyenne annuelle de 23.694 décès de 1887 à 1890, soit 20,0 pour 10.000 habitants; ces chiffres ont été de 26.236 (21,1) en 1891-95 et de 21.977 (17,1) en 1896-98. La proportion pour 100 décès de toutes causes est restée à peu près la même (8,0).

Le maximum a été constaté en 1890 (24,6 pour 10.000 habitants); le minimum en 1897 (16,0).

La proportion varie, en 1896-98, suivant les groupes de villes, de 22,2 (groupe II) à 14,4 (groupe VI). La diminution a porté sur tous les groupes, mais surtout sur Paris (4,5 par 10.000 habitants) et sur le groupe III (4,0).

Les groupes d'âges sont atteints dans les proportions suivantes (moyenne annuelle de 1896-98):

de 0 à 1 an	227,5	pour 10.000 individus de chaque groupe.
de 60 ans et au-dessus	70,1	
de 1 à 19 ans	13,9	
de 40 à 59 ans	13,2	
de 20 à 39 ans	4,0	

La diminution a porté sur tous les groupes d'âges, principalement sur le dernier (60 ans et au-dessus).

Dans les villes de plus de 30.000 habitants, les moyennes annuelles se rapportant aux trois périodes ont été supérieures à 25,0 pour 10.000 habitants dans 17 villes en 1887-90, 14 en 1891-95 et 5 en 1896-98. Inversement, cette moyenne a été inférieure à 15,0 dans 4 villes en 1887-90, 6 en 1891-95, 14 en 1896-98.

Le maximum a été par période: 51,8 (Montpellier), 42,7 (Brest) et 37,1 (Marseille); le minimum de 11,7 (Douai), 9,3 (Saint-Quentin) et 6,0 (Montluçon).

Pour apprécier l'influence exercée sur la mortalité par la **grippe** (page 110) on peut réunir les décès causés par la bronchite aiguë, la bronchite chronique et la pneumonie. La comparaison des résultats obtenus donne la mesure des poussées grippales.

La mortalité afférente à la période 1896-98 se répartit pour les groupes de villes dans l'ordre suivant: 34,7 pour 10.000 habitants (groupe II), 31,3 (groupe IV), 29,5 (groupe III), 28,6 (groupe V), 26,0 (groupe VI), 22,9 (Paris). La diminution résultant de la comparaison de la dernière période avec les deux précédentes est sensible pour tous les groupes; elle varie de 11,8 (Paris) pour 10.000 habitants à 6,3 (groupe VI).

La première période (1887-90), pendant laquelle est apparue la grippe (décembre 1889), comporte pour l'ensemble des villes de plus de 30.000 habitants un mortalité moyenne annuelle de 39,1 décès pour 10.000 habitants; cette moyenne passe à 36,6 de 1891 à 1895 et tombe à 28,9 en 1896-98 (21.118 décès).

La différence en moins de la première à la dernière période est de 10,2, qui représenterait environ 7.400 décès annuels (22.000 en trois ans).

Le maximum annuel a été relevé en 1890 (45,5 pour 10.000 habitants); le minimum en 1897 (27,3).

De 1887 à 1889, la mortalité annuelle causée par les trois maladies réunies dans les villes de plus de 30.000 habitants ne dépassait guère 37 pour 10.000 habitants; de 1890 à 1893, elle était portée à 45, 4 — 39,8 — 38,2 pour retomber, à partir de 1894, à 31,5 — 35,2 — 28,9 — 27,3 — 30,5. Voici les nombres absolus correspondants :

Avant la grippe	1887	23.694	moyenne 23.818.
	1888	24.088	
	1889 (1)	23.674	
Pendant la grippe (moins l'année 1894).	1890	30.140	moyenne 27.356.
	1891	27.635	
	1892	26.747	
	1893	26.970	
	1895	25.289	
Depuis 1894 et 1896.	1894	22.402	moyenne 21.439.
	1896	21.101	
	1897	19.938	
	1898	22.316	

(1) Y compris l'excédent de décembre qu'on peut évaluer à 2.000 décès.

Les enfants de 0 à 1 an paient le plus lourd tribut à ces affections : 451,7 pour 10.000 enfants pendant la première période, 410,5 pendant la seconde, 365, 9 pendant la troisième. La diminution est de 85,8 pour 10.000 enfants (25 pour 100 environ). Pour le groupe de 60 ans et au-dessus la mortalité est, par période, de 165,2 — 165,0 — 119,7 ; diminution : 45,5 pour 10.000 personnes de cet âge. Les trois autres groupes représentent, de 1896 à 1898, une moyenne annuelle de 21,7 (40 à 59 ans), diminution 9,5 ; de 19,6 (1 à 19 ans), diminution 5,2 ; de 6,7 (20 à 39 ans), diminution 3,6.

La mortalité se répartit suivant les saisons dans l'ordre ci-après, de la première à la dernière période : hiver (15,0 — 10,3 pour 10.000 habitants) ; printemps (11,8 — 8,8) ; automne (6,5 — 5,0) ; été (5,7 — 4,7).

Parmi les villes de plus de 30.000 habitants, le nombre de celles qui ont dépassé une moyenne annuelle de 45,0 pour 10.000 habitants a été respectivement pour les trois périodes de 16 — 13 — 5 ; celles dont la moyenne est restée inférieure à 25,0 ont été au nombre de 1 — 2 — 15.

Le maximum a été relevé dans la ville de Brest (première et deuxième périodes) : 80,0 et 81,1 pour 10.000 habitants, et dans celle de Saint-Ouen (troisième période) : 77,0. Le minimum a été de 23,0 et 23,2 à Douai (première et deuxième périodes), de 19,0 à Dijon et Cette (troisième période).

Les **cancer et autres tumeurs** (page 116) ont occasionné, en 1896-98, une moyenne annuelle de 12.544 décès, soit 9,8 pour 10,000 habitants et 4,6 pour 100 décès de toutes causes (1 sur 21,9).

En 1887-90, la moyenne pour 10.000 habitants n'était que de 8,4 : l'augmentation serait de 1,4.

Le maximum a été de 10,0 en 1898 ; le minimum de 7,6 en 1887.

La moyenne suivant les divers groupes de villes est comprise entre 11,8 (Paris) et 7,2 (groupe VI) ; l'augmentation varie de 3,4 (groupe III) à 0,3 (groupe VI) pour 10.000 habitants.

Par groupes d'âges la répartition est la suivante (moyenne annuelle de 1896-98) :

de 60 ans et au-dessus	58,4	pour 10.000 individus de chaque groupe.
de 40 — à 59 ans	20,5	
de 28 — à 39 —	2,5	
de 0 — à 1 —	0,9	
de 1 — à 19 —	0,3	

L'augmentation est au-dessus de 60 ans de 13,0 pour 10.000 habitants, de 3,6 de 40 à 59 ans.

Parmi les villes de plus de 30.000 habitants, Neuilly-sur-Seine (14,9), Boulogne-sur-mer (17,5) et Rouen (16,9) ont présenté respectivement, pour chacune des trois périodes, les chiffres les plus élevés ; le minimum a été relevé à Périgueux pour les deux premières périodes (2,3 et 3,5) et à Cherbourg (4,1) pour la troisième.

La moyenne a été supérieure à 13,0 pour les mêmes périodes dans 7 — 11 — 14 villes ; inférieure à 7,0 dans 11 — 10 — 11 villes.

Les **maladies organiques du cœur** (page 122) sont représentées, de 1896 à 1898, par une moyenne annuelle de 18.033 décès, soit 14,0 pour 10.000 habitants et 6,6 pour 100 décès de toutes causes (1 sur 15,2).

La proportion pour 10.000 habitants était de 13,6 en 1887-90.

Maximum (14,3) en 1898; minimum (13,2) en 1889.

Cette proportion varie dans les divers groupes de villes de 16,2 (groupe IV) à 12,6 (groupe VI) pour 10.000 habitants.

La répartition par âges est la suivante :

de 60 ans et au-dessus	89,8	pour 10.000 individus de chaque groupe.
de 40 à 59 ans	18,4	
de 0 à 1 an	7,8	
de 20 à 39 ans	3,5	
de 1 à 19 ans	1,7	

Les villes de plus de 30.000 habitants qui présentent les chiffres les plus élevés pour chacune des trois périodes ont été : Rennes (24,3), Périgueux (24,1), Avignon (26,0); les plus faibles proportions sont fournies par Rochefort pour les deux premières périodes (5,0 et 6,2), Montluçon pour la troisième (4,7). La moyenne générale pendant les trois périodes est supérieure à 17,9 pour 14 ou 15 villes; inférieure à 10,0 pour une dizaine de villes.

Mortalité infantile (page 126). — En dehors des principales causes de décès qui viennent d'être examinées, un chapitre spécial est consacré aux décès qui frappent les enfants au-dessous d'un an dans une si forte proportion.

Le nombre des enfants de cet âge dans les villes de plus de 30.000 habitants était de 84.167 au recensement de 1886; il s'est élevé de 12.966 en 1891 (15,4 pour 100) et de 6.164 seulement en 1896 (6,3 pour 100).

Sur 1.000 de ces enfants il en est mort par an : 317,2 en 1887-90; 278,1 en 1891-95; 247,2 en 1896-98. Cette dernière proportion représente 25.539 enfants pour l'ensemble des villes de plus de 30.000 habitants, sur une population de 103.297. Le maximum a été de 331,4 en 1887 et le minimum de 233,6 en 1896.

La diminution est de 70 pour 1.000 enfants entre les deux périodes extrêmes ; elle représenterait plus de 7.000 existences épargnées de 1896 à 1898 (21.000 en trois ans). Cette diminution est de 89,8 pour Paris, de 72,0 pour le groupe II, de 52,5 pour le groupe III.

La répartition comparative d'après les principales causes est la suivante pour les deux périodes extrêmes (moyenne annuelle pour 1.000 enfants) :

	1886-90	1896-98	Différence en plus ou en moins pour la dernière période.
Maladies épidémiques	23,97	11,04	— 12,93
Tuberculose pulmonaire	1,82	1,56	— 0,26
Tuberculose autres	3,61	4,88	+ 1,27
Bronchite chronique	1,68	0,73	— 0,95
Bronchite aiguë	20,52	13,11	— 7,41
Pneumonie	22,97	22,75	— 0,22
Diarrhée, gastro-entérite	112,10	98,65	— 13,45

Cette dernière cause représente à elle seule, pour la période 1896-98, une moyenne annuelle de 10.189 décès sur 25.539, soit 39,9 pour 100 (1 sur 2,5).

La mortalité infantile se répartit par saisons de la manière suivante pour 1.000 enfants (moyenne générale établie sur les trois périodes) :

	Mortalité totale.	Diarrhée.	Autres causes.
Été	89,10	46,96	42,14
Printemps	65,25	15,72	49,53
Hiver	64,81	14,09	50,72
Automne	62,59	28,15	34,44

La part revenant ainsi à la diarrhée sur la mortalité totale est de :

Été	52 o/o
Automne	45 —
Printemps	24 —
Hiver	21 —

Voici enfin, à titre de **récapitulation** et pour terminer cette étude, la part proportionnelle annuelle de chacune des causes de décès sur lesquelles elle a porté : 1° pour l'ensemble de la population ; 2° par groupes d'âges, pendant la période triennale 1896-98 :

1° — MORTALITÉ POUR L'ENSEMBLE DES VILLES DE PLUS DE 5.000 H. (12.848.235 H.)

	Proportion pour 10.000 habitants.		Proportion pour 100 décès de toutes causes.		Proportion ramenée à 1 décès.	
Fièvre typhoïde	2,5	8,1	1,1	3,8	1 sur 86,9	1 sur 26,0
Diphtérie	1,4		0,6		1 sur 156,2	
Rougeole	2,3		1,1		1 sur 92,5	
Variole	0,3		0,1		1 sur 602,0	
Scarlatine	0,4		0,2		1 sur 487,0	
Coqueluche	1,1		0,5		1 sur 193,0	
Phtisie pulmonaire	24,9	32,6	11,7	15,2	1 sur 8,5	1 sur 6,5
Autres tuberculoses	7,7		3,6		1 sur 27,8	
Bronchite chronique	7,1	28,6	3,3	13,4	1 sur 30,1	1 sur 7,4
Bronchite aiguë	4,4		2,1		1 sur 48,4	
Pneumonie	17,1		8,0		1 sur 12,5	
Cancer et autres tumeurs		9,8		4,6		1 sur 21,9
Maladies organiques du cœur		14,0		6,6		1 sur 15,2
Totaux		98,1		43,6		
Différence applicable :						
aux autres causes de décès	109,5	120,5		56,4		
aux causes inconnues	11,0					
Mortalité totale		213,6		100,0		

2° — MORTALITÉ PAR GROUPES D'AGES

POUR L'ENSEMBLE DES VILLES DE PLUS DE 30.000 HABITANTS (7.298.687 HABITANTS)

Proportion pour 10.000 individus de chaque groupe.

	0 à 1 an.		1 à 19 ans.		20 à 39 ans.		40 à 59 ans.		60 ans et au-dessus.	
Fièvre typhoïde	1,7	110,4	3,3	18,6	3,4	4,1	1,0	1,4	0,5	0,8
Diphtérie	10,9		4,2		0,1		0,1		0,1	
Rougeole	52,3		7,0		0,1		0,0		0,0	
Variole	5,8		0,8		0,3		0,2		0,1	
Scarlatine	1,3		1,1		0,3		0,0		0,0	
Coqueluche	38,2		2,1		0,0		0,0		0,0	
Tuberculose pulmonaire	15,6	64,4	13,6	25,1	39,6	45,0	40,0	45,9	21,0	25,9
Tuberculose autres	48,8		11,5		5,4		5,9		4,9	
Bronchite chronique	7,3	365,9	1,0	19,6	2,0	6,7	6,8	21,7	42,0	119,7
Bronchite aiguë	131,1		4,7		0,7		1,6		7,5	
Pneumonie	227,5		13,9		4,0		13,2		70,0	
Cancer et autres tumeurs		0,9		0,3		2,5		20,5		58,4
Maladies organiques du cœur		7,8		1,7		3,5		18,4		89,8
Diarrhée infantile		986,4		»		»		»		»
TOTAUX		1.535,8		65,3		61,8		107,9		294,6
Autres causes et causes inconnues		936,6		38,3		31,1		88,6		454,0
MORTALITÉ TOTALE		2.472,4		103,6		92,9		196,5		748,6

MELUN. IMPRIMERIE ADMINISTRATIVE. — M 2243 P

RÉPUBLIQUE FRANÇAISE

MINISTÈRE DE L'INTÉRIEUR

DIRECTION DE L'ASSISTANCE ET DE L'HYGIÈNE PUBLIQUES

BUREAU DE LA PROPHYLAXIE ET DES ÉPIDÉMIES

STATISTIQUE SANITAIRE DES VILLES DE FRANCE

RÉCAPITULATIONS QUINQUENNALES DE 1886 A 1905

STATISTIQUE DES DÉCÈS

MORTALITÉ GÉNÉRALE ET MORTALITÉ DUE AUX PRINCIPALES MALADIES.

TABLEAUX RÉCAPITULATIFS PAR GROUPES DE VILLES ET PAR GROUPES D'AGES

DRESSÉS PAR MM. PAUL ROUX ET HENRI REYNIER

MELUN
IMPRIMERIE ADMINISTRATIVE
1910

SOMMAIRE

Les chiffres contenus dans les tableaux ci-après sont extraits des *Relevés quinquennaux de la statistique sanitaire des villes de France*.

Ils s'appliquent pour partie à l'ensemble des villes de plus de 5.000 habitants et pour partie, au point de vue notamment de la répartition des décès par groupes d'âges, à l'ensemble des villes de plus de 30.000 habitants.

Les populations représentées sont établies de la façon suivante d'après la moyenne annuelle applicable à chacune des périodes quinquennales.

	PÉRIODES QUINQUENNALES			
	1886-90	1891-95	1896-1900	1901-1905
Par groupes de villes pour l'ensemble des villes de plus de 5.000 habitants.				
I. — Paris	2.326.449	2.459.475	2.571.201	2.685.428
II. — Villes de 100.000 à 518.000 habitants	2.059.923	2.189.430	2.391.684	2.664.509
III. — de 30.000 à 100.000 —	2.060.431	2.401.472	2.485.403	2.750.185
IV. — de 20.000 à 30.000 —	1.215.814	1.236.169	1.403.023	1.317.173
V. — de 10.000 à 20.000 —	1.832.232	1.837.950	1.915.763	2.032.242
VI. — de 5.000 à 10.000 —	2.281.772	2.308.073	2.357.631	2.429.740
ENSEMBLE	11.776.642	12.432.570	13.124.705	13.879.277
Par groupes d'âges pour l'ensemble des villes de plus de 30.000 habitants.				
De 0 à 1 an	87.951	98.995	105.842	135.804
De 1 à 19 ans	1.837.633	2.019.056	2.134.617	2.316.877
De 20 à 39 ans	2.468.648	2.697.916	2.848.669	3.064.762
De 40 à 59 ans	1.462.918	1.594.698	1.686.793	1.848.964
De 60 ans et au-dessus	580.399	628.887	660.504	720.865

	PÉRIODES QUINQUENNALES			
	1886-90	1891-95	1896-1900	1901-1905

Répartition par groupes de villes.

Proportions pour 1.000 habitants.

	1886-90	1891-95	1896-1900	1901-1905
I. — Paris	23,02	21,19	19,19	17,98
II. — Villes de 100.000 à 518.000 habitants	25,93	24,82	22,79	21,58
III. — — de 30.000 à 100.000	25,70	24,06	22,14	20,71
IV. — — de 20.000 à 30.000	24,50	23,63	21,90	20,53
V. — — de 10.000 à 20.000 —	24,82	24,55	22,69	21,55
VI. — — de 5.000 à 10.000 —	(*)23,70	23,28	21,39	20,20
Ensemble	24,56	23,51	21,60	20,37

(*) 2 ans (1889-90).

Répartitions pour l'ensemble des villes de plus de 30.000 habitants.

A — *Par groupes d'âges.*

Proportions pour 1.000 individus de chaque groupe.

	1886-90	1891-95	1896-1900	1901-1905
De 0 à 1 an	317,26	278,16	241,25	173,41
De 1 à 19 ans	14,91	12,69	10,23	8,79
De 20 à 39 —	10,59	10,05	9,42	8,84
De 40 à 59 —	20,86	21,04	20,01	19,52
De 60 ans et au-dessus	78,03	80,20	77,07	77,21

B — *Par périodes saisonnières.*

Proportions pour 1.000 habitants.

	1886-90	1891-95	1896-1900	1901-1905
Hiver (décembre, janvier, février).	6,95	6,68	5,78	5,49
Printemps (mars, avril, mai).	6,69	6,26	5,67	5,44
Été (juin, juillet, août).	5,69	5,44	5,21	4,74
Automne (septembre, octobre, novembre).	5,43	5,00	4,65	4,39

	PÉRIODES QUINQUENNALES			
	1886-90	1891-95	1896-1900	1901-1905
Proportion générale par groupes de villes, pour 10.000 habitants.				
I. — Paris	4,1	2,2	1,9	1,2
II. — Villes de 100.000 à 518.000 habitants	6,0	4,3	3,5	2,5
III. — — de 30.000 à 100.000 —	6,2	3,9	3,6	2,3
IV. — — de 20.000 à 30.000 —	5,2	3,8	3,0	2,0
V. — — de 10.000 à 20.000 —	4,9	3,4	2,5	1,7
VI. — de 5.000 à 10.000 —	(*)3,5	3,3	2,3	1,5
Ensemble	4,9	3,4	2,8	1,9
(*) 2 ans 1889-90				
Proportions pour l'ensemble des villes de plus de 30.000 habitants.				
A — *Pour 10.000 individus de chaque groupe d'âges.*				
De 0 à 1 an	3,3	1,3	1,6	0,4
De 1 à 19 ans	7,2	4,4	3,7	2,4
De 20 à 39 —	6,6	4,4	4,0	2,8
De 40 à 59 —	2,4	1,7	1,3	1,0
De 60 ans et au-dessus	1,8	0,9	0,7	0,4
B — *Pour 100 décès de toutes causes.*				
De 0 à 1 an	0,1	0,04	0,06	0,0
De 1 à 19 ans	4,8	3,4	3,7	2,8
De 20 à 39 —	6,3	4,4	4,2	3,1
De 40 à 59 —	1,2	0,8	0,6	0,5
De 60 ans et au-dessus	0,2	0,1	0,1	0,06
C — *Par périodes saisonnières, pour 10.000 habitants.*				
Hiver (décembre, janvier, février)	1,4	0,7	0,6	0,5
Printemps (mars, avril, mai)	1,1	0,7	0,6	0,4
Été (juin, juillet, août)	1,3	0,9	0,8	0,5
Automne (septembre, octobre, novembre)	1,6	1,1	1,0	0,6

	PÉRIODES QUINQUENNALES			
	1886-90	1891-95	1896-1900	1901-1905
Proportion générale par groupes de villes, pour 10.000 habitants.				
I. — Paris	**7,0**	4,4	1,3	**1,7**
II. — Villes de 100.000 à 518.000 habitants	6,8	**5,3**	**1,5**	1,2
III. — — de 30.000 à 100,000 —	5,3	3,8	**1,5**	1,1
IV. — — de 20,000 à 30.000 —	5,3	4,2	1,2	1,1
V. — — de 10.000 à 20.000 —	5,3	3,4	1,3	1,0
VI. — — de 5.000 à 10.000 —	(*) 4,6	3,6	1,3	1,0
Ensemble	5,8	4,1	1,4	1,2

(*) 2 ans (1889-90).

Proportions pour l'ensemble des villes de plus de 30.000 habitants.

A. — Pour 10.000 individus de chaque groupe d'âges.

	1886-90	1891-95	1896-1900	1901-1905
De 0 à 1 an	**49,4**	**25,1**	**9,6**	**8,8**
De 1 à 19 ans	19,6	13,9	4,2	4,0
De 20 à 39 —	0,3	0,2	0,1	0,1
De 40 à 59 —	0,2	0,1	0,1	0,1
De 60 ans et au-dessus	0,5	0,2	0,1	0,1

B. — Pour 100 décès de toutes causes.

	1886-90	1891-95	1896-1900	1901-1905
De 0 à 1 an	1,5	0,9	0,4	0,5
De 1 à 19 ans	**13,2**	**10,9**	**4,1**	**4,6**
De 20 à 39 —	0,3	0,2	0,1	0,1
De 40 à 59 —	0,1	0,06	0,04	0,04
De 60 ans et au-dessus	0,06	0,0	0,0	0,0

C. — Par périodes saisonnières, pour 10.000 habitants.

	1886-90	1891-95	1896-1900	1901-1905
Hiver (décembre, janvier, février)	**1,9**	**1,5**	**0,5**	**0,4**
Printemps (mars, avril, mai)	**1,9**	1,3	0,4	**0,4**
Été (juin, juillet, août)	1,2	0,9	0,3	[illegible]
Automne (septembre, octobre, novembre)	1,2	0,8	0,2	0,2

	PÉRIODES QUINQUENNALES			
	1886-90	1891-95	1896-1900	1901-1905
Proportion générale par groupes de villes, pour 10.000 habitants.				
I. — Paris	**5,5**	**3,4**	**3,2**	**2,0**
II. — Villes de 100,000 à 518,000 habitants	4,7	3,1	2,5	1,6
III. — — de 30,000 à 100,000 —	4,7	2,6	2,2	1,6
IV. — — de 20,000 à 30,000 —	4,5	2,2	1,8	1,1
V. — — de 10,000 à 20,000 —	3,2	1,8	1,6	0,9
VI. — — de 5,000 à 10,000 —	(*) 4,3	2,2	1,6	1,3
Ensemble	4,5	2,6	2,2	1,5

(*) 2 ans (1889-90)

Proportions pour l'ensemble des villes de plus de 30.000 habitants.

A. — *Pour 10,000 individus de chaque groupe d'âges.*

	1886-90	1891-95	1896-1900	1901-1905
De 0 à 1 an	**97,1**	**57,6**	**49,1**	**27,8**
De 1 à 19 ans	13,5	7,6	6,7	4,3
De 20 à 39 —	0,2	0,1	0,1	0,1
De 40 à 59 —	0,0	0,0	0,0	0,0
De 60 ans et au-dessus	0,0	0,0	0,0	0,0

B. — *Pour 100 décès de toutes causes.*

	1886-90	1891-95	1896-1900	1901-1905
De 0 à 1 an	3,0	2,1	2,0	1,6
De 1 à 19 ans	**9,1**	**6,0**	**6,5**	**4,9**
De 20 à 39 —	0,2	0,1	0,1	0,06
De 40 à 59 —	0,0	0,0	0,0	0,0
De 60 ans et au-dessus	0,0	0,0	0,0	0,0

	PÉRIODES QUINQUENNALES			
	1886-90	1891-95	1896-1900	1901-1905
Proportion générale par groupes de villes, pour 10.000 habitants.				
I. — Paris	0,9	0,4	0,2	0,5
II. — Villes de 100.000 à 518.000 habitants	**4,3**	**2,4**	**1,5**	**2,6**
III. — — de 30.000 à 100.000 —	3,5	1,2	0,6	0,9
IV. — — de 20.000 à 30.000 —	2,1	1,1	0,6	0,6
V. — — de 10.000 à 20.000 —	2,6	1,2	0,4	0,5
VI. — — de 5.000 à 10.000	(*) 2,1	0,7	0,3	0,4
Ensemble	2,5	1,1	0,6	1,0

(*) 2 ans (1889-90).

Proportions pour l'ensemble des villes de plus de 30.000 habitants.

A — *Pour 10,000 individus de chaque groupes d'âges.*

	1886-90	1891-95	1896-1900	1901-1905
De 0 à 1 an	**29,1**	**15,5**	**8,1**	**12,1**
De 1 à 19 ans	3,3	1,7	1,1	1,7
De 20 à 39	1,6	0,9	0,5	1,0
De 40 à 59	1,3	0,8	0,4	0,9
De 60 ans et au-dessus	0,8	0,6	0,3	0,7

B — *Pour 100 décès de toutes causes.*

	1886-90	1891-95	1896-1900	1901-1905
De 0 à 1 an	0,9	0,6	0,3	0,7
De 1 à 19 ans	**2,2**	**1,4**	**1,1**	**1,9**
De 20 à 39 —	1,5	0,9	0,5	1,2
De 40 à 59 —	0,6	0,4	0,2	0,5
De 60 ans et au-dessus	0,1	0,1	0,0	0,1

	PÉRIODES QUINQUENNALES			
	1886-90	1891-95	1896-1900	1901-1905
Proportion générale par groupes de villes, pour 10.000 habitants.				
I. — Paris	**1,0**	**0,7**	**0,6**	**0,4**
II. — Villes de 100.000 à 518.000 habitants	0,6	0,5	0,4	0,3
III. — — de 30.000 à 100.000 —	0,7	0,6	0,5	0,3
IV. — — de 20.000 à 30.000 —	0,8	0,5	0,4	0,3
V. — — de 10.000 à 20.000 —	0,7	0,5	0,4	0,3
VI. — — de 5.000 à 10.000 —	(*) 0,6	0,4	0,5	0,3
Ensemble	0,7	0,5	0,5	0,3

(*) 2 ans (1889-90).

Proportions pour l'ensemble des villes de plus de 30.000 habitants.

A. — Pour 10.000 individus de chaque groupe d'âges.

	1886-90	1891-95	1896-1900	1901-1905
De 0 à 1 an	**4.6**	**2,3**	**1,6**	**1,5**
De 1 à 19 ans	1,8	1,5	1,2	0,9
De 20 à 39 ans	0,3	0,3	0,3	0,1
De 40 à 59 ans	0,1	0,0	0,0	0,0
De 60 ans et au dessus	0,0	0,0	0,0	0,0

B. — Pour 100 décès de toutes causes.

	1886-90	1891-95	1896-1900	1901-1905
De 0 à 1 an	0,1	0,1	0,06	0,1
De 1 à 19 ans	**1,2**	**1,2**	**1,2**	**1,0**
De 20 à 39 ans	0,3	0,3	0,3	0,2
De 40 à 59 ans	0,0	0,0	0,0	0,0
De 60 ans et au-dessus	0,0	0,0	0,0	0,0

	PÉRIODES QUINQUENNALES			
	1886-90	1891-95	1896-1900	1901-1905

Proportion générale par groupes de villes, pour 10.000 habitants.

	1886-90	1891-95	1896-1900	1901-1905
I. — Paris	1,9	1,5	1,2	1.3
II. — Villes de 100,000 à 518,000 habitants.	1,7	1,4	1,0	1,0
III. — — de 30,000 à 100,000 —	1,5	1,2	1,1	0,9
IV. — — de 20,000 à 30,000 —	1,9	1,1	0,8	0,7
V. — de 10,000 à 20,000 —	1,4	1,1	0,7	0,8
VI. — — de 5,000 à 10,000 —	(*) 2,4	1,7	1,5	1,1
Ensemble	1,8	1,4	1,1	1,0

(*) 2 ans (1889-90).

Proportions pour l'ensemble des villes de plus de 30.000 habitants.

A — *Pour 10.000 individus de chaque groupe d'âges.*

	1886-90	1891-95	1896-1900	1901-1905
De 0 à 1 an	56,2	44,9	36,8	28,2
De 1 à 19 ans	3,1	2,6	2,0	2,0
De 20 à 39 —	0,0	0,0	0,0	0,0
De 40 à 59 —	0,0	0,0	0,0	0,0
De 60 ans et au-dessus	0,0	0,0	0,0	0,0

B — *Pour 100 décès de toutes causes.*

	1886-90	1891-95	1896-1900	1901-1905
De 0 à 1 an	1,8	1,6	1,5	1,6
De 1 à 19 ans	2,1	2,1	2,0	2,3
De 20 à 39 —	0,0	0,0	0,0	0,0
De 40 à 59 —	0,0	0,0	0,0	0,0
De 60 ans et au-dessus	0,0	0,0	0,0	0,0

(Fièvre typhoïde, Diphtérie, Rougeole, Variole, Scarlatine, Coqueluche).

	Périodes quinquennales			
	1886-90	1891-95	1896-1900	1901-1905
Proportion générale par groupes de villes, pour 10.000 habitants.				
I. — Paris	20,6	12,7	8,4	7,1
II. — Villes de 100.000 à 518.000 habitants	**24,2**	**17,0**	**10,4**	**9,4**
III. — — de 30.000 à 100.000 —	21,9	13,3	9,4	7,2
IV. — — de 20.000 à 30.000 —	19,9	13,0	7,7	5,7
V. — — de 10.000 à 20.000 —	18,1	11,5	7,0	5,2
VI. — — de 5.000 à 10.000 —	(*) 17,1	11,9	7,3	5,8
Ensemble	20,3	13,3	8,5	6,9

(*) 2 ans (1889-90).

Proportions pour l'ensemble des villes de plus de 30.000 habitants.

A — *Pour 10.000 individus de chaque groupe d'âges.*

	1886-90	1891-95	1896-1900	1901-1905
De 0 à 1 an	**239,7**	**147,0**	**106,9**	**79,1**
De 1 à 19 ans	48,6	31,7	19,0	15,4
De 20 à 39 —	9,1	6,0	5,0	4,1
De 40 à 59 —	4,1	2,7	1,8	2,0
De 60 ans et au-dessus	3,3	1,9	1,1	1,3

B — *Pour 100 décès de toutes causes.*

	1886-90	1891-95	1896-1900	1901-1905
De 0 à 1 an	7,5	5,3	4,4	4,6
De 1 à 19 ans	**32,6**	**25,0**	**18,6**	**17,5**
De 20 à 39 —	8,6	6,0	5,3	4,7
De 40 à 59 —	2,0	1,3	0,9	1,0
De 60 ans et au-dessus	0,4	0,2	0,1	0,2

DÉCÈS PAR TUBERCULOSE DES DIVERS ORGANES
et spécialement par tuberculose des poumons (T. P.).

	PÉRIODES QUINQUENNALES							
	1887-90	T. P.	1891-95	T. P.	1896-1900	T. P.	1901-1905	T. P.
Proportion générale par groupes de villes, pour 10.000 habitants.								
I. — Paris	**49,1**	43,7	**48,4**	40,9	**46,9**	37,9	**45,6**	39,0
II. — Villes de 100.000 à 518.000 habitants	36,0	30,4	35,4	28,1	34,3	27,7	33,6	28,7
III. — — de 30.000 à 100.000 —	30,4	23,7	31,2	23,2	31,8	24,5	32,5	26,4
IV. — — de 20.000 à 30.000 —	27,4	20,2	28,5	20,7	27,8	19,9	30,3	25,3
V. — — de 10.000 à 20.000 —	25,3	19,2	27,1	19,2	25,5	18,2	26,0	20,9
VI. — — de 5.000 à 10.000 —	(*)19,9	15,3	23,5	16,7	24,0	17,0	23,3	18,5
Ensemble	31,9	26,1	33,0	25,5	32,5	24,9	32,5	27,0
Proportions pour l'ensemble des villes de plus de 30.000 habitants.								
A. — Pour 10.000 individus de chaque groupe d'âges.								
De 0 à 1 an	**54,3**	18,2	**65,8**	17,8	**61,0**	14,8	**49,4**	16,2
De 1 à 19 ans	23,4	15,1	25,6	14,7	24,1	13,1	22,3	13,2
De 20 à 39 —	48,7	44,5	45,8	40,4	45,0	39,5	44,0	40,2
De 40 à 59 —	46,0	41,8	46,0	40,3	46,4	40,4	47,7	43,6
De 60 ans et au-dessus	26,4	21,6	25,7	20,9	26,3	21,4	27,8	24,0
B. — Pour 100 décès de toutes causes.								
De 0 à 1 an	1,7	0,6	2,4	0,6	2,5	0,6	2,8	0,9
De 1 à 19 ans	15,7	10,1	20,2	11,5	23,6	12,8	25,4	15,0
De 20 à 39 —	**46,0**	42,0	**45,6**	40,2	**47,7**	41,9	**49,7**	45,5
De 40 à 59	22,1	20,1	21,9	19,2	23,2	20,2	24,4	22,3
De 60 ans et au-dessus	3,4	2,8	3,2	2,6	3,4	2,8	3,6	3,1
C. — Mortalité due à la tuberculose pulmonaire par périodes saisonnières. (Proportion pour 10.000 habitants).								
Hiver (décembre, janvier, février)		9,0		8,0		7,6		7,9
Printemps (mars, avril, mai)		9,1		8,7		8,4		8,8
Été (juin, juillet, août)		7,4		7,1		7,0		7,4
Automne (septembre, octobre, novembre)		7,5		7,2		7,1		7,1

(*) 2 ans (1889-90).

DÉCÈS PAR BRONCHITE

Bronchite aiguë (B.A.) — Bronchite chronique (B.C.)

		Périodes quinquennales							
		1887-90		1891-95		1896-1900		1901-1905	
		B.A.	B.C.	B.A.	B.C.	B.A.	B.C.	B.A.	B.C.
Proportion générale par groupes de villes, pour 10.000 habitants.									
I. — Paris	B.A. / B.C.	6,5	8,6	4,8	6,9	2.9	4.6	2,0	3.8
II. — Villes de 100.000 à 518.000 habitants	B.A. / B.C.	8,4	9,7	7,2	9,1	5.7	6.8	4,3	5.5
III. — — de 30.000 à 100.000 —	B.A. / B.C.	7,5	11,6	6,5	10,5	4,6	7,8	3,7	6.7
IV. — — de 20.000 à 30.000 —	B.A. / B.C.	7,6	8,6	7,0	9,9	4.5	8,2	3,9	6.0
V. — — de 10.000 à 20.000 —	B.A. / B.C.	6.5	9,2	6.1	9,7	4,1	8.2	3,9	7.0
VI. — — de 5.000 à 10.000 —	B.A. / B.C.	»	»	5.7	8,7	4.3	7,4	4.4	[illegible]
Ensemble	B.A. / B.C.	7,3	9,6	6,1	9,0	4,3	7.0	3,7	[illegible]
Proportions pour l'ensemble des villes de plus de 30.000 habitants.									
A — *Pour 10.000 individus de chaque groupe d'âges.*									
De 0 à 1 an	B.A. / B.C.	205,2	16,8	168,4	10,5	122,2	7,5	75,5	4.8
De 1 à 19 ans	B.A. / B.C.	7,6	2,2	6.1	1,5	4.2	1.0	2,9	0.8
De 20 à 39 ans	B.A. / B.C.	1,2	3,3	0.9	2,6	0,7	2,0	0,6	1.7
De 40 à 59 ans	B.A. / B.C.	3,0	10,0	2,5	8,8	1,7	6,7	1,4	5.5
De 60 ans et au-dessus	B.A. / B.C.	14,7	61,6	12,7	59,2	8,3	42,2	8,0	35.5
B — *Pour 100 décès de toutes causes.*									
De 0 à 1 an	B.A. / B.C.	6,5	0,5	6,0	0,4	5,1	0,3	4,3	0,3
De 1 à 19 ans	B.A. / B.C.	5,1	1,5	4.8	1,2	4,1	0,9	3,3	0,9
De 20 à 39 ans	B.A. / B.C.	1,1	3,1	0.9	2,6	0,7	2,1	0,6	1.9
De 40 à 59 ans	B.A. / B.C.	1,4	4,8	1,2	4,2	0,9	3,3	0,7	2.8
De 60 ans et au-dessus	B.A. / B.C.	1,9	7,9	1.6	7,4	1,1	5,5	1,0	4,6

	PÉRIODES QUINQUENNALES			
	1887-90	1891-95	1896-1900	1901-1905
Proportion générale par groupes de villes, pour 10.000 habitants.				
I. — Paris	19,6	18,9	15,6	22,6
II. — Villes de 100.000 à 518.000 habitants	**25,2**	**24,5**	**23,8**	**28,3**
III. — — de 30.000 à 100.000 —	20,8	21,7	17,9	20,5
IV. — — de 20.000 à 30.000 —	21,0	24,4	19,9	21,6
V. — — de 10.000 à 20.000 —	19,1	20,9	17,2	19,9
VI. — — de 5.000 à 10.000 —	(*) 15,1	17,9	15,4	18,3
Ensemble	20,0	21,1	18,2	22,0

(*) 2 ans (1889-90).

Proportions pour l'ensemble des villes de plus de 30.000 habitants.

A. — *Pour 10.000 individus de chaque groupe d'âges.*

	1887-90	1891-95	1896-1900	1901-1905
De 0 à 1 an	**229,7**	**231,7**	**224,2**	**191,9**
De 1 à 19 ans	15,1	14,4	13,9	12,8
De 20 à 39 ans	5,8	5,3	4,3	5,3
De 40 à 59 ans	18,2	17,4	14,4	19,4
De 60 ans et au-dessus	88,9	93,0	78,0	117,2

B. — *Pour 100 décès de toutes causes.*

	1887-90	1891-95	1896-1900	1901-1905
De 0 à 1 an	7,2	8,3	9,3	11,1
De 1 à 19 ans	10,1	11,4	**13,6**	14,6
De 20 à 39 ans	5,4	5,2	4,6	6,0
De 40 à 59 ans	8,7	8,2	7,2	10,0
De 60 ans et au-dessus	**11,4**	**11,6**	10,1	**15,2**

(1) Pour les trois premières périodes la même rubrique comprend la « pneumonie » « et la broncho-pneumonie ». Pour la 4e la nomenclature internationale ayant réuni la broncho-pneumonie et les autres « affections de l'appareil respiratoire » les décès dus à ces dernières affections viennent s'ajouter aux deux précédentes et expliquent les augmentations constatées.

	PÉRIODES QUINQUENNALES			
	1887-90	1891-95	1896-1900	1901-1905
Proportion générale par groupes de villes, pour 10.000 habitants.				
I. — Paris	**11,4**	**11,3**	**11,6**	10,9
II. Villes de 100.000 à 518.000 habitants	8,7	10,2	11,2	**11,5**
III. — de 30.000 à 100.000 —	6,4	8,8	10,0	9,8
IV. — — de 20.000 à 30.000 —	7,3	8,8	9,1	8,6
V. — — de 10.000 à 20.000 —	7,1	8,4	8,8	8,1
VI. — — de 5.000 à 10.000 —	»	(*) 6,9	7,2	6,3
ENSEMBLE	8,4	9,1	9,8	9,3

(*) 4 ans (1892-95).

Proportions pour l'ensemble des villes de plus de 30.000 habitants.

A — *Pour 10.000 individus de chaque groupe d'âges.*

	1887-90	1891-95	1896-1900	1901-1905
De 0 à 1 an	1,7	1,7	0,8	0,6
De 1 à 19 ans	0,4	0,4	0,3	0,2
De 20 à 39 —	2,3	2,5	2,5	2,0
De 40 à 59 —	16,9	19,3	20,7	19,6
De 60 ans et au-dessus	**45,4**	**52,1**	**58,6**	**60,5**

B — *Pour 100 décès de toutes causes.*

	1887-90	1891-95	1896-1900	1901-1905
De 0 à 1 an	0,0	0,06	0,03	0,04
De 1 à 19 ans	0,3	0,3	0,3	0,3
De 20 à 39 —	2,2	2,5	2,6	2,3
De 40 à 59 —	**8,1**	**9,2**	**10,4**	**10,0**
De 60 ans et au-dessus	5,8	6,5	7,6	7,8

	PÉRIODES QUINQUENNALES			
	1887-90	1891-95	1896-1900	1901-1905
Proportion générale par groupes de villes, pour 10.000 habitants.				
I. — Paris	11,9	12,7	12,3	11,8
II. — Villes de 100,000 à 518,000 habitants	**15,1**	15,0	15,6	**16,3**
III. — — de 30,000 à 100,000 —	13,4	14,3	14,7	15,5
IV. — — de 20,000 à 30,000 —	13,9	**15,1**	**16,2**	15,7
V. — — de 10,000 à 20,000 —	13,3	14,2	14,0	15,0
VI. — — de 5,000 à 10,000 —	»	(*) 12,7	13,0	13,1
Ensemble	13,6	13,9	14,2	14,5

(*) 4 ans (1892-95).

Proportions pour l'ensemble des villes de plus de 30.000 habitants.

A — *Pour 10.000 individus de chaque groupe d'âges.*

	1887-90	1891-95	1896-1900	1901-1905
De 0 à 1 an	4,4	6,1	8,3	6,5
De 1 à 19 ans	1,6	1,8	1,8	1,6
De 20 à 39 —	3,4	3,5	3,5	3,3
De 40 à 59 —	19,1	18,6	18,3	17,9
De 60 ans et au-dessus	**83,6**	**87,6**	**90,8**	**97,3**

B — *Pour 100 décès de toutes causes.*

	1887-90	1891-95	1896-1900	1901-1905
De 0 à 1 an	0,1	0,2	0,3	0,4
De 1 à 19 ans	1,1	1,4	1,7	1,8
De 20 à 39 —	3,2	3,5	3,7	3,7
De 40 à 59 —	9,2	8,8	9,2	9,2
De 60 ans et au-dessus	**10,7**	**10,9**	**11,8**	**12,6**

DÉCÈS DE 0 A 1 AN

DANS LES VILLES DE PLUS DE 30.000 HABITANTS

	PÉRIODES QUINQUENNALES			
	1887-90	1891-95	1896-1900	1901-1905
Mortalité générale par groupes de villes. *Proportion pour 1.000 enfants du groupe d'âge.*				
I. - Paris	299,02	254,47	201,19	156,67
II. - - Villes de 100.000 à 518.000 habitants	**350,67**	**309,13**	**276,10**	**188,30**
III. - Villes de 30.000 à 100.000 habitants	302,63	270,46	243,42	171,42
Ensemble	317,26	278,16	241,25	173,41
Mortalité par causes principales pour l'ensemble des villes. *A. — Pour 1.000 enfants du groupe d'âge.*				
Diarrhée, gastro-entérite	**112,10**	**105,55**	**96.95**	**64,33**
Pneumonie	22,97	23,17	22,42	19,19
Bronchite aiguë	20,52	16,84	12,22	7,55
Bronchite chronique	1,68	1,05	0,75	0,47
Tuberculose pulmonaire	1,82	1,78	1,48	1,62
Autres tuberculoses	3,61	4,80	4,62	3,32
Rougeole	0,71	5,76	4,91	2,79
Coqueluche	5,62	4,49	3,68	2,82
Diphtérie	4,94	2,51	0,96	0,88
Variole	2,91	1,55	0,81	1,21
B. — Pour 100 décès de toutes causes.				
Diarrhée, gastro-entérite	**35,3**	**37,9**	**40,2**	**37,1**
Pneumonie	7,2	8,3	9,3	11,1
Bronchite aiguë	6,5	6,0	5,1	4,3
Maladies épidémiques	7,5	5,3	4,4	4,6
Tuberculose	1,7	2,4	2,5	2,8
Répartition de la mortalité par saisons. *Proportion pour 1.000 enfants du groupe d'âge.*				
Hiver (D.J.F.) — Mortalité générale	74,89	65,39	53,58	40,65
Hiver (D.J.F.) — par diarrhée	16,20	14,27	11,76	8,57
Printemps (M.A.M.) — Mortalité générale	76,44	65,29	52,81	40,30
Printemps (M.A.M.) — par diarrhée	18,06	17,22	12,99	9,60
Été (J.J.A.) — Mortalité générale	**93,62**	**86.63**	**82,84**	**54,66**
Été (J.J.A.) — par diarrhée	**46,39**	**45,72**	**47,77**	**28,84**
Automne (S.O.N.) — Mortalité générale	71,71	62,12	52,11	37,81
Automne (S.O.N.) — par diarrhée	31,45	28,49	[illegible]	[illegible]

MELUN. IMPRIMERIE ADMINISTRATIVE. — M 549 *B*, n° 129

www.ingramcontent.com/pod-product-compliance
Lightning Source LLC
LaVergne TN
LVHW021849170726
843503LV00003B/1133
* 9 7 8 2 3 2 9 7 7 2 0 4 2 *